# 中西医结合肿瘤学

## INTEGRATED CHINESE AND WESTERN MEDICINE IN ONCOLOGY

（第二版）

张子理　金　宇　主编

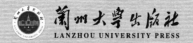

兰州大学出版社
LANZHOU UNIVERSITY PRESS

**图书在版编目（ＣＩＰ）数据**

中西医结合肿瘤学 / 张子理，金宇主编. -- 2版
. -- 兰州：兰州大学出版社，2018.12
　ISBN 978-7-311-05526-4

　Ⅰ．①中… Ⅱ．①张… ②金… Ⅲ．①肿瘤－中西医
结合疗法 Ⅳ．①R730.59

中国版本图书馆CIP数据核字(2018)第302691号

责任编辑　张国梁　马媛聪
封面设计　王曦莹

书　　名　中西医结合肿瘤学（第二版）
作　　者　张子理　金　宇　主编
出版发行　兰州大学出版社　（地址:兰州市天水南路222号　730000）
电　　话　0931-8912613(总编办公室)　0931-8617156(营销中心)
　　　　　0931-8914298(读者服务部)
网　　址　http://press.lzu.edu.cn
电子信箱　press@lzu.edu.cn
印　　刷　北京虎彩文化传播有限公司
开　　本　787 mm×1092 mm　1/16
印　　张　21.5(插页4)
字　　数　402千
版　　次　2018年12月第2版
印　　次　2018年12月第1次印刷
书　　号　ISBN 978-7-311-05526-4
定　　价　66.00元

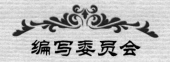

## 编写委员会

# 前　言

　　恶性肿瘤是严重危害人类健康的重大疾病，其发病率和死亡率呈逐年上升趋势。近年来，随着科学技术的发展，恶性肿瘤的临床与基础研究取得了长足的进步，人类对恶性肿瘤的认识逐步深入，有关恶性肿瘤的病因、诊断、治疗以及预后等方面的新理念、新观点、新方法、新技术不断涌现，有些已经应用于临床，较大幅度地提高了恶性肿瘤的治愈率。手术、放疗、化疗以及近年来快速发展的分子靶向药物等现代抗肿瘤治疗的主要手段，相互配合，使更多的肿瘤患者有了根治的希望。目前，放疗对部分恶性肿瘤的疗效已经接近手术治疗的效果，化学药物治疗也有了质的改变，微创手术的开展使手术的安全和耐受性明显提高。而且随着肿瘤分子发病机制的阐明，靶向治疗药物等生物学及免疫学治疗在临床的逐步使用，已经改变了肿瘤的治疗策略。但放疗、化疗及靶向治疗等在获得疗效的同时，对机体的生理功能也带来了严重的不良影响，导致人体免疫系统、骨髓造血系统、消化系统功能以及心肝肾等重要脏器的功能损伤。

　　随着中医药事业的快速发展，中医药治疗作为中国传统特色疗法，在恶性肿瘤的综合治疗中发挥着越来越大的作用，已成为我国肿瘤治疗体系的重要组成部分，在辨证论治、扶正与祛邪相结合的理论指导下，与其他治癌手段综合应用，应用现代科技，辨证与辨病结合、局部与整体结合、扶正与祛邪结合，中西医相辅相成，尽力让癌症患者接受最适当的规范化治疗，在临床中逐步形成了一定的特色和优势。据初步统计，有70%～80%的肿瘤患者接受过不同程度的中医药治疗。特别是近年来，通过中医学者和中西医学者的不懈努力，中医药治疗恶性肿瘤的研究已从单一的验方研究、个案报道逐步走向科学化、规范化的大规模临床研究，从简单的中药抗肿瘤实验研究进入中医药抑制肿瘤的分子生物学机制研究。可以说，中医药在肿瘤研究方面取得了巨大的成绩，中医药在保护人体正常生理功能、增加现代抗肿瘤疗法的敏感性、减轻或改善肿瘤患者临床症状、提高肿瘤患者免疫功能、预防肿瘤复发与转移、延长患者生存期、提高患者生存质量等方面发挥了重要作用。中西医结合治疗肿瘤的研究已经从简单的临床研究逐步走向科学化、规范化、系统化。由于中、西医各自理论体系和临床实践的差异，对肿瘤的治疗具有其各自的特点和长处，所以将西医治疗手段和中医中药治疗有机地结合起来，正确地选用治疗方法，可以使二者优势互补，提高肿瘤的临床疗效。对于从事肿瘤医疗和研究的同道来讲，如何有机结合地运用中、西医的不同理论体系，将临床与基础研究的新成果、新技术应用到临床，解决实际问题，体现治疗的规范化与个体化，实行中西医的辨证和辨病结合是目前中西医结合肿瘤临床治疗的重要课题之一。

本书系统地论述了肿瘤的病因、病机、诊断、治疗、护理。介绍了常见肿瘤的诊断及中西医治疗，突出了中医辨证与西医辨病相结合的特点。本书结构完整，层次分明，内容全面，相信本书的出版对于从事中医、中西医结合肿瘤临床与基础研究的相关人员来说，是一部极具参考价值的工具书。本书在编写过程中参考和引用了大量的国内外专著和资料，由于篇幅所限不能全部列出，希望各位同仁海涵。

由于时间仓促，加之我们的水平有限，书中难免会有错误与不足，不妥之处敬请各位同仁和读者予以指正。

《中西医结合肿瘤学》编委会

2018年10月

# 目 录

# 第一章　绪论

## 第一节　肿瘤的基本概念

### 一、定义

肿瘤是机体在各种致瘤因素作用下，局部组织细胞异常增生而形成的新生物，常表现为局部肿块。肿瘤细胞具有异常的形态、代谢和功能。它生长旺盛，常呈持续性生长。

### 二、分类

根据肿瘤对人体的危害程度将其分成良性肿瘤和恶性肿瘤。良性肿瘤，如子宫肌瘤、乳房腺瘤等。恶性肿瘤，包括"癌"与"肉瘤"等。来源于上皮组织的恶性肿瘤叫"癌"，如肺癌、宫颈癌；来源于间叶组织（包括结缔组织和肌肉）的恶性肿瘤叫"肉瘤"，如血管肉瘤、骨肉瘤。

### 三、良性肿瘤与恶性肿瘤的鉴别

良性肿瘤与恶性肿瘤的区别，一般如下：

1.组织分化程度

良性肿瘤分化好，异型性小，与原有组织的形态相似；恶性肿瘤分化不好，异型性大，与原有组织的形态差别大。

2.核分裂象

良性肿瘤核分裂象无或稀少，不见病理核分裂象；恶性肿瘤核分裂象多见，并可见病理核分裂象。

3.生长速度

良性肿瘤生长缓慢；恶性肿瘤生长较快。

4.生长方式

良性肿瘤多见膨胀性和外生性生长，膨胀性生长常有包膜形成，与周围组织一般分界清楚，故通常可推动；恶性肿瘤为浸润性和外生性生长，浸润性生长无包膜形成，与周围组织一般分界不清楚，故通常不能推动。

**5.继发改变**

良性肿瘤很少发生坏死和出血；恶性肿瘤常发生坏死、出血和溃疡。

**6.转移**

良性肿瘤不转移；恶性肿瘤常有转移。

**7.复发**

良性肿瘤手术后很少复发；恶性肿瘤手术等治疗后经常复发。

**8.对机体的影响**

良性肿瘤较小，主要引起局部压迫或阻塞，如发生在重要器官也可引起严重后果；恶性肿瘤较大，除压迫、阻塞外，还可以破坏原发处和转移处的组织，引起坏死出血合并感染，甚至造成恶病质。其中，浸润和转移是恶性肿瘤的最主要特征。

### 四、肿瘤生长的生物学

局部浸润和远处转移是恶性肿瘤最重要的特点，并且是恶性肿瘤致人死亡的主要原因。

肿瘤是由一个转化细胞不断增生繁衍而成的，一个典型的恶性肿瘤的自然生长史可以分为几个阶段：一个细胞的恶性转化→转化细胞的克隆性增生→局部浸润远处转移。在此过程中，恶性转化细胞的内在特点（如肿瘤的生长分数）和宿主对肿瘤细胞及其产物的反应（如肿瘤血管形成）共同影响肿瘤的生长和演进。

**1.肿瘤生长的动力学**

肿瘤的生长速度与以下三个因素有关：

（1）倍增时间：肿瘤群体的细胞周期也分为 $G_0$、$G_1$、S、$G_2$ 和 M 期。多数恶性肿瘤细胞的倍增时间并不比正常细胞更快，而是与正常细胞相似或比正常细胞更慢。

（2）生长分数：指肿瘤细胞群体中处于增殖阶段（S期+$G_2$期）的细胞的比例。恶性转化初期，生长分数较高，但是随着肿瘤的持续增长，多数肿瘤细胞处于 $G_0$ 期，即使是生长迅速的肿瘤生长分数也只有20%。

（3）肿瘤细胞的生长与丢失：营养供应不足、坏死脱落、机体抗肿瘤反应等因素会使肿瘤细胞丢失，肿瘤细胞的生成与丢失共同影响着肿瘤能否进行性生长及其生长速度。

**2.肿瘤的生长方式**

肿瘤可以呈膨胀性生长、外生性生长和浸润性生长。

（1）膨胀性生长：是大多数良性肿瘤所表现的生长方式，肿瘤生长缓慢，不侵袭周围组织，往往呈结节状，有完整的包膜，与周围组织分界明显，对周围的器官、组织主要起挤压或阻塞的作用。一般均不明显破坏器官的结构和功能。因为其与周围组织分界清楚，手术容易摘除，摘除后不易复发。

（2）外生性生长：发生在体表、体腔表面或管道器官（如消化道、泌尿生殖道）表面的肿瘤，常向表面生长，形成突起的乳头状、息肉状、菜花状的肿物，良性、恶性肿瘤都可呈外生性生长。但恶性肿瘤在外生性生长的同时，其基底部也呈浸润性生长，且外生性生长的恶性肿瘤由于生长迅速、血供不足，容易发生坏死脱落而形成底部高低不平、边缘隆起的恶性溃疡。

（3）浸润性生长：为大多数恶性肿瘤的生长方式。由于肿瘤生长迅速，侵入周围组织间隙、淋巴管、血管，如树根之长入泥土，浸润并破坏周围组织，肿瘤往往没有包膜或包膜不完整，与周围组织分界不明显。临床触诊时，肿瘤固定不活动，手术切除这种肿瘤时，为防止复发，切除范围应该比肉眼所见范围大，因为这些部位也可能有肿瘤细胞的浸润。

3.肿瘤的扩散

具有浸润性生长的恶性肿瘤，不仅可以在原发部位生长、蔓延（直接蔓延），而且可以通过各种途径扩散到身体其他部位（转移）。

（1）直接蔓延：瘤细胞沿组织间隙、淋巴管、血管或神经束浸润，破坏邻近正常组织、器官，并继续生长，称为直接蔓延。例如晚期子宫颈癌可蔓延至直肠和膀胱，晚期乳腺癌可以穿过胸肌和胸腔甚至达肺。

（2）转移：瘤细胞从原发部位侵入淋巴管、血管、体腔，迁移到他处而继续生长，形成与原发瘤同样类型的肿瘤，这个过程称为转移。良性肿瘤不转移，只有恶性肿瘤才转移，常见的转移途径有以下几种：①淋巴道转移。上皮组织的恶性肿瘤多经淋巴道转移。②血道转移。各种恶性肿瘤均可发生，尤多见于肉癌、肾癌、肝癌、甲状腺滤泡性癌及绒毛膜癌。③种植性转移。常见于腹腔器官的癌瘤。

4.恶性肿瘤的浸润和转移机制

（1）局部浸润：浸润能力强的瘤细胞亚克隆的出现和肿瘤内血管形成对肿瘤的局部浸润都起重要作用。局部浸润的步骤：由细胞黏附分子介导的肿瘤细胞之间的黏附力减少；瘤细胞与基底膜紧密附着；细胞外基质降解。在癌细胞和基底膜紧密接触4～8小时后，细胞外基质的主要成分如LN、FN、蛋白多糖和胶原纤维可被癌细胞分泌的蛋白溶解酶溶解，使基底膜产生局部的缺损。癌细胞以阿米巴运动通过溶解的基底膜缺损处。癌细胞穿过基底膜后重复上述步骤溶解间质性的结缔组织，在间质中移动。到达血管壁时，再以同样的方式穿过血管的基底膜进入血管。

（2）血行播散：单个癌细胞进入血管后，一般绝大多数被机体的免疫细胞所消灭，但被血小板凝集成团的瘤细胞团则不易被消灭，可以通过上述途径穿过血管内皮和基底膜，形成新的转移灶。

转移的发生并不是随机的，而是具有明显的器官倾向性。血行转移的位置和器官分布，在某些肿瘤具有特殊的亲和性，如肺癌易转移到肾上腺和脑，甲状腺癌、肾癌和前列腺癌易转移到骨，乳腺癌常转移到肝、肺、骨。产生这种现象的原因还不清楚，可能是这些器官的血管内皮上有能与进入血循环的癌细胞表面的黏附分子特异性结合的配体，或由于这些器官能够释放吸引癌细胞的化学物质。

**五、肿瘤性增生与非肿瘤性增生的区别**

肿瘤细胞增生一般是单克隆性的。瘤细胞具有异常的形态、代谢和功能，并在不同程度上失去了分化成熟的能力。肿瘤生长旺盛，并具有相对的自主性，即使致瘤因素已不存在，仍能持续性生长，提示肿瘤细胞的遗传异常可以传给子代细胞。每个肿瘤细胞都含有引起其异常生长的基因组的改变。肿瘤性增生不仅与机体不协调，而且有害。

非肿瘤性增生一般是多克隆性的。增生的细胞具有正常的形态、代谢和功能，能分化成熟，并能在一定程度上恢复原来正常组织的结构和功能。非肿瘤性增生有一定的限度，增生的原因一旦消除后就不再继续。非肿瘤性增生或者反应性增生有的属于正常新陈代谢所需的细胞更新；有的是针对一定刺激或损伤的防御性、修复性反应，对机体有利。

**六、肿瘤的分级与分期**

1.肿瘤的分级

Ⅰ级为分化良好，属低度恶性；Ⅱ级为分化中等，属中度恶性；Ⅲ级为分化很差，属高度恶性。

2.肿瘤的分期

根据原发肿瘤的大小、浸润深度、范围以及是否累及邻近器官、有无淋巴结转移、有无血源性或其他远处转移确定肿瘤发展的程期或早晚。国际上广泛采用TNM分期系统。T是指肿瘤的原发灶，随着肿瘤的增大依次用了$T_1 \sim T_4$来表示；N指局部淋巴结受累及，淋巴结未累及是用$N_0$表示，随着淋巴结受累及的程度和范围的扩大，依次用$N_1 \sim N_3$表示；M指远处转移，无远处转移者用$M_0$表示，有远处转移用$M_1$表示。

**七、肿瘤的异型性**

肿瘤组织在细胞形态和组织结构上，都与其来源的正常组织有不同程度的差异，这种差异称为异型性。异型性的大小可用肿瘤组织分化成熟的程度来表示。分化在胚胎学中指原始幼稚细胞在胚胎发育过程中，向不同方向演化趋于成熟的程度。病理学将此术语引用过来，指肿瘤细胞与其发生部位成熟细胞的相似程度。肿瘤细胞异型性小，表示它和正常来源组织相似，分化程度高，则恶性程度低。反之，肿瘤细胞异型性大，和正常来源组织相似性小，肿瘤细胞分化程度低，往往其恶性程度高。异型性是判断良、恶性肿瘤的重要组织学依据。间变在现代病理学中指肿瘤细胞缺乏分化的状态，由未分化细胞构成的恶性肿瘤称间变性肿瘤，间变性肿瘤多为高度恶性的肿瘤。

1.肿瘤组织结构的异型性

肿瘤组织结构的异型性是指肿瘤实质和间质的关系紊乱，失去相应正常组织的结构和层次。良性肿瘤组织结构与其来源组织相似，较易判断其起源。例如肠腺瘤的腺体较丰富，腺腔可扩张，腺腔大小不一，但瘤细胞排列整齐。恶性肿瘤的组织结构异型性明显，细胞排列紊乱，失去正常的层次和结构。如肠腺癌的腺体大小不一，形态十分不规则，甚至不形成腺腔，排列紊乱，腺上皮细胞排列紧密或呈多层。

2.肿瘤细胞的异型性

良性肿瘤细胞异型性小，与其来源的正常细胞相似，有时单从细胞学上无法同其来源的正常细胞相区别，其异型性主要表现在组织学方面。

恶性肿瘤的瘤细胞具明显的异型性，表现为：

（1）肿瘤细胞的多形性：表现为瘤细胞大小不一，形态不规则，甚至出现胞体特大的瘤巨细胞。少数分化差的肿瘤细胞较相应组织的正常细胞小，圆形，且大小较一致。

（2）核的多形性：细胞核大小不一，形态不规则，甚至出现多核、巨核、畸形核瘤细胞。肿瘤细胞核明显增大，因而使核/浆比例增大，从正常的1:（4～6）增至1:（1.5～2）甚至1:1。核染色质呈粗大颗粒状，分布不均，常靠近核膜分布，使核膜增厚。核仁肥大，数目增多。核分裂象多见，并可出现病理性核分裂，即多极性、不对称性、顿挫型核分裂。恶性肿瘤细胞核多形性与染色体呈多倍体或非整倍体有关。以上这些改变均有助于病理诊断。

（3）胞质的改变：恶性肿瘤细胞的胞质一般由于分化低而减少，但有时也可以增多。由于胞质内核蛋白体增多，故多呈嗜碱性染色。有些肿瘤细胞内尚可出现黏液、糖原、脂质、色素等肿瘤分泌与代谢产物，并可作为肿瘤鉴别诊断的依据。

3.肿瘤超微结构的异型性

肿瘤细胞同正常细胞之间或良、恶性肿瘤细胞间未发现有质的差别，而仅有量的差别。主要有以下几个特点：

（1）同型性：即肿瘤细胞与其来源的正常组织的细胞在超微结构上有相似之处。如鳞状细胞癌有张力原纤维、桥粒，从而有助于诊断。

（2）低分化性：恶性肿瘤细胞分化程度较低，甚至未分化，如有些横纹肌肉瘤分化低，光镜下不见横纹，电镜下可见原始肌节，从而得以确诊。

（3）异型性：瘤细胞特别是恶性肿瘤细胞的胞核、细胞器显示一定程度的畸形。一般而言，瘤细胞分化越低，细胞器越简单，包括线粒体、内质网、高尔基体、张力微丝等数量减少，发育不良。如鳞癌细胞之间桥粒减少，使瘤细胞易脱落、浸润。又如瘤细胞线粒体呈球形，而非杆状，线粒体嵴呈纵向平行排列，说明其无氧酵解供能的特点。

总的说来，鉴别肿瘤的良、恶性主要靠光学显微镜，而电镜则在鉴别肿瘤的类型和组织来源中发挥重要作用。

### 八、肿瘤细胞的代谢特点

同正常细胞相比，肿瘤细胞的核酸合成代谢明显增强，分解代谢减弱，有利于细胞的分裂和增殖。其糖代谢在有氧或无氧条件下，均以糖酵解过程占优势，该特性可能与线粒体功能障碍有关。肿瘤的蛋白质合成、分解与代谢均增强，合成代谢又超过分解代谢，并可夺取正常组织营养，这是造成恶病质的重要原因之一。肿瘤还可合成肿瘤蛋白，作为肿瘤特异抗原和相关抗原，引起机体免疫反应。有的肿瘤蛋白与胚胎组织有共同抗原性，称为肿瘤胚胎性抗原，如肝细胞癌能合成胎儿肝细胞所产生的甲种胎儿蛋白（AFP），又如大肠癌可产生癌胚抗原（CEA），临床上检测这些抗原有助于诊断相应的肿瘤和判断疗效。肿瘤的酶代谢活性多数无改变，少数情况表现酶活性增高，如前列腺癌患者酸性磷酸酶（ACP）增高，肝癌、骨肉瘤患者碱性磷酸酶（AKP）活性增高，临床血清学检查可作为辅助诊断。在一些细胞分化原始幼稚者，其酶变化特点主要表现为特殊功能酶接近或完全消失，从而导致酶谱的一致性，同胚胎细胞的酶谱相似。

（张子理　秦国峰）

# 第二节　恶性肿瘤的流行病学特点

恶性肿瘤是严重危害人类生命健康的多发病和难治病。据 WHO 调查资料显示，2000年全球超过750万人死于恶性肿瘤，占全部死亡人数的12%，在发展中国家占9%，在发达国家占21%。专家预测：到2020年，全球人口将达80亿人，而恶性肿瘤患者将达到2000万人，在发展中国家癌症总数将增加73%，发达国家为29%。目前我国约有500万名肿瘤患者，每年约新增200万人，死亡130万～170万人。恶性肿瘤发病率不断攀升，逐渐上升至全国大城市居民死因排序的第一位，平均每4～5名死者中就有1名死于恶性肿瘤。

### 一、恶性肿瘤对人类生存构成严重威胁

恶性肿瘤的发生发展涉及多种复杂因素，其不同阶段呈现不同的复杂性矛盾，环境和遗传因素交互作用，给科研及临床均带来重大挑战。通过临床流行病学及基础医学研究，揭示人类恶性肿瘤发生是环境危险因子与遗传因素交互作用的结果，纯遗传病因只占10%。

#### （一）世界恶性肿瘤流行趋势

世界上恶性肿瘤的发病率、死亡率，各个国家的报道各有不同。据有关方面的报道数据来看，发达国家以肺癌、结直肠癌、乳腺癌为主，肿瘤的死亡率在居民的常见死亡原因中占第一位；而发展中国家则仍以胃癌、肝癌、食管癌为常见，为引起居民死亡常见原因的第二位。2000年来，全世界肺癌的发病则有增加的趋势。

美国是全球最早实行肿瘤登记报告的国家，有比较好的肿瘤发病、死亡报告体系。其恶性肿瘤流行趋势变化引人注目。据报告，美国从20世纪90年代开始，恶性肿瘤发病及死亡率均呈下降趋势，2001年开始美国恶性肿瘤死亡总例数亦开始下降。2011年的《NCCN指南》就指出，目前的各种恶性肿瘤发病率、死亡率也较之以前有非常明显的变化。

**表1　2011年NCCN临床实践指南各大疾病的流行病学情况**

| 肿瘤名称 | 年份 | 新诊断病例 | | 死亡人数 | 备注 |
|---|---|---|---|---|---|
| | | 男 | 女 | | |
| 非小细胞肺癌 | 2010 | 116750 | 105770 | 157300 | 在美国，肺癌是癌症死亡最主要的原因。只有15%的患者在确诊肺癌后能生存5年或以上。吸烟是肺癌的最主要危险因素，被动吸烟的危险因素也在增加。氡气是引起肺癌的第2病因。 |
| 直肠癌 | 2010 | 22620 | 17050 | 51370 | 在美国，结直肠癌发病率占所有癌症的第4位，而死亡率为第二位，大约有1/3的患者有家族聚集性倾向。在过去30年，结直肠癌的死亡率有下降趋势。下降原因可能是筛查的普及提高了早期诊断率及治疗手段的进步。 |
| 结肠癌 | 2009 | 106100 | | | |
| 乳腺癌 | 2010 | - | 209060 | 40230 | 乳腺癌是美国妇女最常见的恶性肿瘤，是仅次于肺癌的第2位癌症死亡原因。在过去的几十年里，在美国乳腺癌的发病率逐渐上升，而死亡率却在逐渐下降，得益于乳腺癌的早期诊断和有效治疗。 |

**续表1**

| 肿瘤名称 | 年份 | 新诊断病例 男 | 新诊断病例 女 | 死亡人数 | 备注 |
|---|---|---|---|---|---|
| 非霍奇金淋巴瘤 | 2008 | 66120 | | 19160 | NHL居男性和女性新发肿瘤病例的第5位，占新发肿瘤病例的4%～5%和肿瘤相关死亡的3%。NHL也居男性肿瘤死亡原因的第9位及女性肿瘤死亡原因的第6位。 |
| 宫颈癌 | 2010 | | 12200 | 4200 | 宫颈癌是世界范围内女性最常见的第3大肿瘤，78%的病例发生于发展中国家，成为当地女性肿瘤致死的第2位原因。 |
| | 2002 全球 | – | 493200 | 273500 | |
| 卵巢癌 | 2010 | – | 21900 | 13900 | 卵巢癌的发病率随着年龄增大而上升，在80～89岁达到发病高峰，发病率达57/10万。诊断时的中位年龄约为63岁，其中大约70%的患者初诊时已是晚期，能获得治愈的上皮性卵巢癌的患者不到40%。 |
| 肾癌 | 2009 | 57760 | | 12980 | 肾癌约占所有恶性肿瘤的2%～3%，约占肾脏肿瘤的90%以上，诊断时的中位年龄为65岁，过去65年中，肾癌的发病率以每年2%的速度增长。 |
| 头颈部肿瘤 | 2010 | 49260 | | 11480 | 占美国新发肿瘤病例的3%，饮酒和吸烟是口腔、口咽、喉咽及喉部癌症的共同病因。 |
| 胃癌 | 2009 | 21130 | | 10620 | 第二次世界大战以来，全世界胃癌的发病率有所下降，目前世界范围内胃癌的发病率排在常见肿瘤的第4位，而在北美胃癌为最少见的肿瘤之一。 |
| 胰腺癌 | 2010 | – | | 36800 | 胰腺癌排名为美国男性及女性因癌症死亡原因的第4位。该病发病的高峰为70～80岁。尽管发病率两性中基本相等，美国非洲裔似乎比白人有更高的发病率。吸烟、糖尿病、饮酒和慢性胰腺炎与胰腺癌的发病有一定的原因。 |

（二）中国恶性肿瘤流行趋势

我国人口约占全世界的20%，是最大的发展中国家。近年来肿瘤的发病率也有了新的变化。我国一些主要城市如上海、北京等地的癌症流行模式，出现与西方发达国家癌谱相类似的发展趋势，即肺癌、乳腺癌和肠癌的发病率和死亡率显著上升；而一些消化道肿瘤如食管癌、胃癌等则呈下降趋势；而广大农村地区仍保持着发展中国家的特色，主要以胃癌、食管癌、肝癌等消化道肿瘤为主，肺癌也有增长的趋势。总体来说癌症发病率位于心血管疾病之后，而死亡率则占居民死亡原因的19%，居常见死亡原因的首位，已经接近发达国家。但我国恶性肿瘤的发病率、死亡率又有自己的特点。

1959年，我国在河南省林县设立最早的肿瘤登记处，以后其他省市地区也逐步开展肿瘤登记工作，截至2002年10月，我国大陆所有省、自治区、直辖市中有20个开展了肿瘤登记工作，其报告也逐渐得到重视，但仍存在不全面之处。资料显示，中华人民共和国成立以后，特别是改革开放以来，我国恶性肿瘤的发病率有了质的变化。20世纪90年代初我国每年死于恶性肿瘤病例数约130万，发病估计为160万，居死因第2位，到2006年就上升到第1位。恶性肿瘤粗死亡率20世纪70年代为83.65/105，90年代为108.26/105，上升29.42%；调整死亡率70年代为84.58/105，90年代为94.36/105，上升11.56%。其中调整死亡率上升幅度最大的是肺癌，上升111.85%；调整死亡率下降幅度最大的是宫颈癌下降达69%。

表2　不同时期肿瘤在我国居民常见死亡原因的顺序

| 年代 | 北京市 | 全国 |
|------|--------|------|
| 1950 | 11 | - |
| 1964 | 4 | 5 |
| 1976 | 2 | 3 |
| 1999 | 1 | 2 |
| 2005 | 1 | 2 |
| 2006 | 1 | 1 |

1.地区发病率不平衡

我国地大物博，人口众多，但各个地区发展不平衡，肿瘤的发病情况，各个地区也大不相同。我国一直是世界范围内原发性肝癌的高发区，沿海地区高于内地，目前的发病人数约34.7万人，约占全球总发病人数的55%；死亡约32.3万人，约占全球总死亡人数的45%。食管癌、胃癌在我国广大农村地区也不少见，而在大城市结直肠癌的发病率与死亡率已经超过了胃癌，这与饮食习惯的改变有很大的关系。

2.恶性肿瘤谱变化

根据统计，国内肿瘤死亡率排序，20世纪70年代以胃癌、食管癌、肝癌、肺癌、宫颈癌占前5位，而90年代则以胃癌、肝癌、肺癌、食管癌、结直肠癌为前5位。目前在我国处于前10位的恶性肿瘤依次为肺癌、肝癌、食管癌、胃癌、鼻咽癌、白血病、直肠癌、结肠癌、女性乳腺癌及子宫癌，其中前五大肿瘤的死亡数占恶性肿瘤总死亡数的77.02%，死亡率平均每年上升5.56%。

从1985到2005年，20年来广东地区大肠癌收治率增加102.0%，平均每年上升5.1%；发病中位年龄从50.2岁上升至58.6岁，上升了8.4岁；男女比例逐渐下降，从1.50下降到1.35；发病部位直肠癌比例从64.8%下降到49.7%，右半结肠癌比例则从18.0%上升到28.7%；组织学类型中，中高分化者所占的比例从70.1%上升到80.6%，低未分化者比例则从29.9%下降到19.4%；诊断Dukes A期的大肠癌比例从3.2%上升到9.8%。

在大城市，肺癌的发病率越来越高，广州市2000—2002年肺癌初发病率和死亡率分别为51.8/10万（其中男性68.8/10万，女性33.7/10万）和45.4/10万（其中男性60.6/10万，女性29.2/10万）。男性肺癌的发病率居所有恶性肿瘤之首，女性居第2位。男女肺癌的死亡率均居所有恶性肿瘤的第1位。无论男性或女性，肺癌发病率达到平均发病水平的年龄均为45～50岁，已经接近发达国家水平。

3.恶性肿瘤发病率与死亡率人群分布变化

研究数据显示，20岁以前，恶性肿瘤的发病率和死亡率基本上在10.0/10万以下；从25岁开始，随着年龄增加而上升；而60～80岁各年龄组，20世纪明显高于19世纪，且随着年龄的增长差距也越来越大。50岁以后，恶性肿瘤的发病率与死亡率已经逐渐接近发达国家，这可能与我国经济实力的提高、生活条件的改善、人群逐步迈入老年化社会等因素有关。

4.平均5年生存率仍然很低

近20年来，我国在恶性肿瘤的防治上取得了很大的进展，出现了许多新技术、新方法，特别是近年来中医药在恶性肿瘤的治疗方面发展很快。但从全国来看，恶性肿瘤患者的平均5年生存率仍然很低，仍徘徊在20%～30%。2000年10月由国家卫生部、中华医学会、中国抗癌协会联合主办和召开了以"我国肿瘤防治现状及对新世纪的展望"为主题的"2000年全国肿瘤学术大会"，其中由北京大学肿瘤临床学院、北京肿瘤医院联合做的大会报告《我国肿瘤防治的回顾与展望》一文中这样写道："尽管我国的恶性肿瘤治疗取得了很大进展，但发展并不平衡，总体治疗水平还很低。据上海、北京两地居民1982—1992年期间常见肿瘤的

5年生存率统计，肝癌仅3%，肺癌及食道癌均在10%左右，胃癌稍高但也低于20%，结、直肠癌不到40%，乳腺癌70%。因此在肿瘤基因治疗尚未取得突破前，现阶段大力推广常见肿瘤的诊治规范，使每一位患者能享受到最佳方案的治疗，提高我国的恶性肿瘤治疗总体水平，实属当务之急。"

**5.累积死亡率高（0～64岁）**

全球平均累积死亡率为10%，中国大城市累积死亡率为20%，高发区及农村为25%～50%。但各个疾病发展不相一致。与国内其他大城市相比，广州市区有较高的鼻咽癌发病率与死亡率。广州市2000—2002年鼻咽癌粗发病率为18.1/10万，其中男性24.0/10万，女性11.7/10万，居所有恶性肿瘤发病率的第3位。鼻咽癌粗死亡率为7.6/10万，其中男性11.0/10万，女性4.0/10万。鼻咽癌的发病率和死亡率均随年龄增长而上升。

城市恶性肿瘤死亡率幅度增长最大的是肺癌，在全部恶性肿瘤中占的位次，由原来的第4位逐渐上升至第1位，其次是肝癌，再次为结、直肠癌，肛门癌，白血病和女性乳腺癌。

农村恶性肿瘤上升幅度最大并高于城市的也是肺癌，但在全部恶性肿瘤死亡位次未变，仍为第4位，发病率上升幅度较大的还有肝癌、胃癌、白血病和食管癌。

**6.中国恶性肿瘤所致经济损失巨大**

世界银行测算：1990年我国因恶性肿瘤造成的失能调整生命年占总失能调整生命年的9.2%，高于脑血管6.3%、心血管2.1%。全国因恶性肿瘤损失的失能调整生命年为185.1万人/年，经济损失高达1432.3亿元。用于诊治恶性肿瘤的医疗费用远高于其他慢性病，增长数目惊人。2000年我国用于恶性肿瘤患者医疗费约800亿元，占卫生总费用20%。到2007年用于恶性肿瘤患者医疗费平均约为62691元/例，全国约接近1600亿元，占总医药费用的39%～42%。但是相比恶性肿瘤发病率的增高，这个投入远远不够。

**（三）恶性肿瘤的危险因素**

**1.行为及生活方式**

**（1）吸烟**

肺癌发病率与吸烟有关，吸烟者的发病率为85.2/10万，而不吸烟者仅为14.7/10万。据Hammond等44个月的调查发现，每天吸烟半包到1包，1包到2包及2包以上者鳞癌死亡率比不吸烟者的分别增高8.4、18和21倍。吸烟者又因为接触石棉、镍、铬、镉等，由于协同作用以致肺癌发病率更高。

据150多次流行病学调查报告均证实吸卷烟可致肺癌。从1939—1963年间经过30多次临床病例对照，7次大规模的定群调查证实吸烟与肺癌发病有剂量-反应关系。一般认为吸卷烟可以提高10倍以上肺癌死亡率。吸烟年龄越早，数量越多，发生肺癌的机会越大，其间有明显相关。戒烟后肺癌危险度渐趋下降，5年后可保持在比一般人略高的水平。吸卷烟除导致肺癌外还可导致口腔、咽、喉、食管、胰腺、膀胱等多种癌症。

（2）饮酒

饮酒与口腔癌、咽癌、喉癌、直肠癌有关。长期饮酒可导致肝硬化，继而可能导致肝癌。饮酒又吸烟者可增加某些呼吸道和消化道恶性肿瘤的危险性。

（3）饮食

有人估计，发达国家男性癌症的30%～40%，女性癌症的60%可能与饮食有关。饮食致癌的可能途径、方式大约有以下几种：

①天然食物或食品添加剂中存在致癌物：如亚硝胺有强致癌作用，并不一定要长期慢性作用，而只需一次足够的"冲击量"即可诱发恶性肿瘤。亚硝胺前身（亚硝酸盐和二级胺）以稳定形式广泛存在于自然界中，特别在植物中亚硝酸盐很易由硝酸盐形成。过多使用硝酸盐肥料与土壤中缺钼都易造成植物中硝酸盐的积累。储存的蔬菜、水果中易存在高浓度的亚硝酸。

②食用色素中具致癌性的有二甲氨基偶氮苯（致肝、胆管、皮肤、膀胱癌）、邻氨基偶氮甲苯（致肝、肺、膀胱癌、肉瘤）、碱基菊烃（致肝癌、白血病、网状细胞肉瘤）等；香料及调味剂中具致癌作用的有黄樟素（致肝、肺、食管癌）、单宁酸（致肝癌、肉瘤）及甘素（即N-苯乙基脲致肝癌）。

③食物受致癌物污染：黄曲霉菌污染米、麦、高粱、玉米、花生、大豆，产生黄曲霉毒素（Aflatoxins，简称AF）。毒素有12种，其中AFB1致癌作用最强，在低剂量长时期作用下，几乎可使全部动物致癌。AF在紫外线及可见光照射下仅能部分分解；加热100℃，2小时后，只能减毒30%；180～185℃3小时可大部被破坏。15磅压力下120℃4小时方降至对肝脏无害的微量。

其他污染食物的致癌物还有展青霉素、黄米霉素、杂色曲霉素、环氯霉素、厌黄霉素等，它们的致癌力不及AF，如杂色曲霉素仅为AF的1/10，但其分布较AF广。由于它们一般都极为稳定，不易为高温破坏，故危险性大，不可忽视。

④食物加工或烹调过程中产生致癌物：烟熏、炙烤及高温烹煮食物时由于蛋白质热解，特别在烧焦的鱼、肉中可产生有致突变和致癌性的多环有机化合物。据估算，50 g熏肠所含致癌物苯并芘的量相当于一包香烟烟雾中所含的量，或等于大工业中心居民在4～5昼夜期间所吸入污染空气中的数量。一盒油浸熏制鱼的苯并芘量相当于60包香烟或一年内所吸入空气中致癌物的数量。油被连续和重复加热及添加到未加热的油中都会促进致癌物及辅癌物生成。因此，多次或长时间使用过热油脂都有引起恶性肿瘤的危险。

⑤食物成分在胃肠道内形成致癌物：当胃肠道中细菌多时，细菌的代谢作用与硝酸盐的还原能力均加强（细菌的硝酸盐还原酶适于在中性环境中发挥作用），故胃酸减少或缺乏时，胃内亚硝酸盐浓度高，出现适于亚硝胺形成的胃内环境。

⑥营养缺乏时的间接致癌作用：食品粗糙，长期缺铁，营养不足时发生食管癌和胃癌的危险性增加。硒的平均摄入量、血硒水平、饮食中硒浓度均与发生恶性肿瘤的危险性呈负相关。长期缺碘或碘过多与甲状腺癌的发生有关。

⑦过多营养的间接致癌作用：食物热量过高、纤维素过少，特别是脂肪总摄入量过高，可使乳腺癌、结肠癌、前列腺癌发病率增加。动物实验表明，高脂肪膳食又缺乏胆碱、叶酸、维生素 $B_1$ 及蛋氨酸时，可增强各种化学致癌物的致癌性。

2.环境理化因素

（1）环境化学物

世界卫生组织指出，人类恶性肿瘤的90%与环境因素有关，其中最主要的是与环境中化学因素有关。据美国《化学文摘》登记的化学品已达50多万种，进入人类环境的有96000多种，每年新增加的化学物还有近千种，目前已证实可使动物致癌的有100多种，通过流行病学调查证实对人类有致癌作用的达30多种。

大城市空气污染物苯并芘与肺癌的密切关系。按一般浓度水平30～40 mug/m³ 推算，约有10%肺癌病例可由大气污染（包括与吸烟有联合作用）所引起。有的学者提出大气中苯并芘含量每增加一个单位（0.1 ug/m³），肺癌死亡率将增加5%。

（2）电离辐射

电离辐射诱发人类癌症问题自16世纪以来一直受到人们关注。1945年8月原子弹在日本广岛和长崎爆炸后的幸存者中，白血病发病率明显增高，1950—1954年达到高峰，而且距爆炸中心越近，接受辐射剂量越大者，白血病发病率越高。又如1925—1943年美国放射科医生的白血病死亡率较一般医生高10倍以上。

电离辐射可引起人类多种癌症，如急性和慢性细胞白血病、其他类型急性白血病、多发性骨髓瘤、恶性淋巴瘤、骨肉瘤、皮肤癌、肺癌、甲状腺癌、乳腺癌、胃癌、胰腺癌、肝癌、喉癌、脑瘤、神经母细胞瘤、肾脏细胞瘤及鼻窦癌等。

3.社会心理因素

（1）感情生活

独特的感情生活史可导致癌症的发生。美国学者劳伦斯·莱什研究了500多名癌症病人的生活史，发现76%的病人具有同一类型的独特生活史。我国学者研究也发现家庭的不幸事件、工作学习紧张过度、人际关系不协调等这些独特的生活史大多影响或决定了病人以后的精神状态并可导致癌症的发生。儿童时期父母早亡、离异、不和睦、长期分离，成年后再遭挫折、丧偶、事业失败、理想破灭、难以宣泄的悲哀和持续紧张压力引致绝望都是导致癌症的重要社会心理因素。生活中的巨大精神刺激引起的恶劣情绪往往是癌细胞的"激活剂"。

（2）精神刺激

巨大的精神冲击发生在癌症发病前1年左右。据1902—1957年55年间75篇有关肿瘤病因及发病率研究报告发现，影响癌症发病的重大生活事件一般都先于癌症起病前6～8个月。另据乳腺癌患者的大量观察也证实了生离死别的忧郁、悲伤和焦虑多出现在发生癌症前1年左右。

（3）性格特征

个体的性格特征与恶性肿瘤有一定关系。据研究，发现具有C型个性特征者患恶性肿瘤者较多。C型个性特征表现为性格内向、怪僻，时而小心翼翼，时而情绪冲动，多愁善感，要求的目标忽高忽低。我国学者研究发现具有下列性格特点者易患癌症：①多愁善感，精神抑郁者；②易躁易怒，忍耐性差者；③沉默寡言，对事物态度冷淡者；④性格孤僻，脾气古怪者。长期处于孤独、矛盾、失望、压抑状态，是促进恶性肿瘤生长的重要因素。

4.药物因素

国际癌症研究中心（IARC）宣布的30种致癌物中已包括有被确认的致癌药物，目前已证实可诱发恶性肿瘤的药物有多种。

表3　已证实对人类有致癌作用的药物

| 药物 | 致癌作用 |
| --- | --- |
| 二乙基己烯雌酚（DES） | 第二代阴道癌、子宫颈癌 |
| 雄激素、睾酮 | 肝细胞癌 |
| 偶合雌激素 | 子宫颈癌 |
| 砷剂 | 皮肤癌（鳞癌） |
| 萘氮芥 | 膀胱癌 |
| 烷化剂类 | 急性非淋巴细胞性白血病 |
| 环磷酰胺 | 膀胱癌、白血病、乳腺癌 |
| 免疫抑制剂 | 组织细胞型淋巴瘤 |
| 放射性镭 | 骨肉瘤、鼻窦瘤 |
| 32磷、131碘 | 急性髓细胞性白血病 |
| 二氧化钍造影剂 | 肝血管肉瘤 |

5.职业因素

职业肿瘤在全部恶性肿瘤中仅占1%～5%，男性较高。1979年及1982年IARC对美国家癌症研究所（NIC）提交的368种可疑致癌物进行两次研究确定，仅有35

种具有充分流行病学证据和可靠动物实验资料，可被评为对人类致癌化学物质，其中职业性的共21种。它们是砷化合物、石棉、双氯甲醚与工业品氯甲醚、甲醚、镉的氧化物、铬（铬酸盐生产工业）、赤铁矿采矿（氡）、芥子气、镍（镍精炼）、多环芳烃（烟炱）、沥青焦油、矿物油、煤焦油煤气、4-氨基联苯、金胺制造、联苯胺、β萘胺、氯乙烯、苯、异丙基油、镍和镍化合物、制鞋、家具制造和橡胶工业中某些工种。美国NIC曾列出12种癌症高发职业。

表4　NIC规定的12种癌症多发职业

| 癌症多发职业 | 靶器官 |
| --- | --- |
| 煤矿工 | 胃 |
| 化学工作者 | 肝、淋巴结 |
| 铸造作业者 | 肺 |
| 纤维作业者 | 口腔、咽喉 |
| 报纸印刷工 | 口腔、咽喉 |
| 金属矿工 | 肺 |
| 焦炭副产品操作工 | 大肠、胰腺 |
| 镉制造作业者 | 肺、前列腺 |
| 橡胶工业生产过程<br>轮胎生产<br>轮胎干燥 | 膀胱、脑 |
| 家具工 | 鼻腔、鼻窦 |
| 制鞋（皮鞋）工 | 鼻腔、鼻窦、白血病 |
| 皮革工 | 膀胱 |

我国卫生部、劳动人事部、财政部及中华全国总工会曾于1987年颁布了《职业病范围和职业病患者处理办法的规定》中规定的8种职业性肿瘤，它们是：石棉所致肺癌、间皮瘤；联苯胺所致膀胱癌；苯所致白血病；氯甲醛所致肺癌；砷所致肺癌、皮肤癌、氯乙烯所致肝血管肉瘤；焦炉工肺癌；铬酸盐制造工肺癌。

6.病毒因素

目前认为与人类肿瘤可能有密切关系的是乙型肝炎病毒（原发性肝细胞癌）、EB病毒（Burkitt淋巴瘤、鼻咽癌）和单纯性疱疹病毒Ⅱ型（宫颈癌）。宿主的基因组和一些协同因素（化学致癌物、激素、免疫缺陷等）可能在病毒致癌中起到一定的作用，在一定条件下病毒基因组可部分或全部整合到宿主细胞染色体中，从而引致细胞恶变。

（张莉）

# 第三节　现代医学对肿瘤的认识

近年来，随着医药科学研究的迅速发展和卫生水平的提高，感染性疾病得到很好的控制，癌症已上升为当前人类的重要死亡原因。据世界卫生组织发表的《世界癌症报告》报道，全世界每年新增癌症患者达870万，每年癌症死亡病例有690万。根据目前的癌症发病趋势，到2020年全世界癌症发病率将比现在增加50%，全球每年新增癌症患者1500万人。中国有13亿多人口，估计我国每年约有130万人死于恶性肿瘤。目前，恶性肿瘤是中国人民的第二大主要死因。调查分析表明，各类恶性肿瘤均有不同程度的上升趋势。因此癌症已经严重危害到人民身心健康和社会经济的发展，成为患者、家庭和社会的沉重负担。

肿瘤是机体在各种致癌因素作用下，局部组织的细胞异常增生而形成的新生物，常常表现为局部的肿块，我们通常称之为实体瘤。细胞癌变是一个相当长的过程，通常在接触致癌物质多年之后，逐步演变成癌。恶性肿瘤细胞由正常细胞突变而来，但两者往往却有着本质的区别。

随着现代细胞学说和基因学说的发展，人类对癌症的认识达到了一个新的高度。现代医学认为肿瘤是机体在各种致癌因素作用下，局部组织的某一个细胞在基因水平上失去对其生长的正常调控，导致其克隆性异常增生而形成的新生物。一般认为，肿瘤细胞是单克隆性的，即一个肿瘤中的所有瘤细胞均是一个突变的细胞的后代。

肿瘤在本质上是基因病。各种环境的和遗传的致癌因素以协同或序贯的方式引起DNA损害，从而激活原癌基因和/或灭活肿瘤抑制基因，加上凋亡调节基因和/或DNA修复基因的改变，继而引起表达水平的异常，使靶细胞发生转化。被转化的细胞先多呈克隆性的增生，经过一个漫长的多阶段的演进过程，其中一个克隆相对无限制的扩增，通过附加突变，选择性地形成具有不同特点的亚克隆（异质化），从而获得浸润和转移的能力（恶性转化），形成恶性肿瘤。

**一、肿瘤发生的分子生物学基础**

1.癌基因

（1）原癌基因、癌基因及其产物

癌基因是指具有潜在转化细胞能力的基因。细胞癌基因在正常细胞中以非激活的形式存在，称为原癌基因。原癌基因可被多种因素激活。原癌基因编码的蛋白质大都是对正常细胞生长十分重要的细胞生长因子和生长因子受体，如血小板生长因子（PGF）、纤维母细胞生长因子（FGF）、表皮细胞生长因子（EGF）、重要的信号转导蛋白（如酪氨酸激酶）、核调节蛋白（如转录激活蛋白）和细胞周期调节蛋白（如周期素、周期素依赖激酶）等。

（2）原癌基因的激活

原癌基因的激活有两种方式：①发生结构改变（突变），产生具有异常功能的癌蛋白。②基因表达调节的改变（过度表达），产生过量的结构正常的生长促进蛋白。

基因水平的改变继而导致细胞生长刺激信号的过度或持续出现，使细胞发生转化。引起原癌基因突变的DNA结构改变有：点突变、染色体易位、基因扩增。突变的原癌基因编码的蛋白质与原癌基因的正常产物有结构上的不同，并失去正常产物的调节作用。通过以下方式影响其靶细胞：①生长因子增加；②生长因子受体增加；③产生突变的信号转导蛋白；④产生与DNA结合的转录因子。

2.抑癌基因

肿瘤抑制基因的产物能抑制细胞的生长，其功能的丧失可能促进细胞的肿瘤性转化。肿瘤抑制基因的失活多是通过等位基因的两次突变或缺失的方式实现的。常见的肿瘤抑制基因有Rb基因、p53基因、神经纤维瘤病-1基因（NF-1）、结肠腺瘤性息肉基因（DCC）和Wilms瘤基因（WT-1）等。Rb基因的纯合性缺失见于所有的视网膜母细胞瘤及部分骨肉瘤、乳腺癌和小细胞肺癌等肿瘤，Rb基因定位于染色体13q14，Rb基因的两个等位基因必须都发生突变或缺失才能产生肿瘤，因此Rb基因是隐性癌基因。p53基因异常缺失包括纯合性缺失和点突变，超过50%的肿瘤有p53基因的突变。尤其是结肠癌、肺癌、乳腺癌、胰腺癌中突变更为多见。

3.凋亡调节基因和DNA修复调节基因

调节细胞进入程序性细胞死亡的基因及其产物对肿瘤的发生起重要作用，如bcl-2可以抑制凋亡，bax蛋白可以促进凋亡，DNA错配修复基因的缺失使DNA损害不能及时被修复，积累起来造成原癌基因和肿瘤抑制基因的突变，形成肿瘤，如遗传性非息肉性结肠癌综合征。

4.端粒和肿瘤

端粒随着细胞的复制而缩短，没有端粒酶的修复，体细胞只能复制50次。肿瘤细胞端粒存在某种不会缩短的机制，几乎能够无限制地复制。实验表明，绝大多数的恶性肿瘤细胞都含有一定程度的端粒酶活性。

5.多步癌变的分子基础

恶性肿瘤的形成是一个长期的多因素形成的分阶段的过程，要使细胞完全恶性转化，需要多个基因的转变，包括几个癌基因的突变和两个或更多肿瘤抑制基因的失活，以及凋亡调节和DNA修复基因的改变。

### 二、环境致癌因素及致癌机制

1. 化学致癌因素

化学致癌物引起人体肿瘤的作用机制很复杂，包括直接作用和间接作用的化学致癌物。少数致癌物质进入人体后可以直接诱发肿瘤，这种物质称为直接致癌物；而大多数化学致癌物进入人体后，需要经过体内代谢活化或生物转化，成为具有致癌活性的最终致癌物，方可引起肿瘤发生，这种物质称为间接致癌物。

2. 物理致癌因素

离子辐射可引起各种癌症。长期的热辐射也有一定的致癌作用，金属元素镍、铬、镉、铍等对人类也有致癌的作用。放射线可能引起的肿瘤有：甲状腺肿瘤、肺癌、骨肿瘤、皮肤癌、多发性骨髓瘤、淋巴瘤等。临床上有一些肿瘤还与创伤有关，骨肉瘤、睾丸肉瘤、脑瘤患者常有创伤史。

3. 生物性致癌因素

生物性致癌因素包括病毒、细菌、寄生虫。

（1）RNA致瘤病毒：通过转导和插入突变将遗传物质整合到宿主细胞DNA中，并使宿主细胞发生转化。存在两种致癌机制：①急性转化病毒；②慢性转化病毒。

（2）DNA致瘤病毒：常见的有人类乳头状瘤病毒（HPV）与人类上皮性肿瘤尤其是子宫颈和肛门生殖器区域的鳞状细胞癌发生密切相关。Epstein Barr病毒（EBV）与伯基特淋巴瘤和鼻咽癌密切相关。流行病学调查乙型肝炎病毒与肝细胞性肝癌有密切的关系。

（3）幽门螺杆菌引起的慢性胃炎与胃低度恶性B细胞性淋巴瘤发生有关。肺结核与肺的疤痕癌有很大的关系。

（4）另一类与肿瘤有关的异物是寄生虫，如血吸虫虫卵长期刺激胆管可导致胆管癌。

### 三、影响肿瘤发生、发展的内在因素及其作用机制

1. 遗传因素

（1）呈常染色体显性遗传的肿瘤如视网膜母细胞瘤、肾母细胞瘤、肾上腺或神经节的神经母细胞瘤。一些癌前疾病，如结肠多发性腺瘤性息肉病、神经纤维瘤病等本身并不是恶性疾病，但恶变率很高。这些肿瘤和癌前病变都属于单基因遗传，以常染色体显性遗传的规律出现。其发病特点为早年（儿童期）发病，肿瘤呈多发性，常累及双侧器官。

（2）呈常染色体隐性遗传的遗传综合征，如Bloom综合征易发生白血病和其他恶性肿瘤；毛细血管扩张共济失调症患者易发生急性白血病和淋巴瘤；着色性干皮病患者经紫外线照射后易患皮肤基底细胞癌和鳞状细胞癌或黑色素瘤。这些肿

瘤易感性高的人群常伴有某种遗传性缺陷，以上三种遗传综合征均累及DNA修复基因。

（3）遗传因素与环境因素在肿瘤发生中起协同作用，而环境因素更为重要。决定这种肿瘤的遗传因素是属于多基因的。目前发现不少肿瘤有家族史，如乳腺癌、胃肠癌、食管癌、肝癌、鼻咽癌等。

2.肿瘤免疫

（1）肿瘤抗原可分为两类：①只存在于肿瘤细胞而不存在于正常细胞的肿瘤特异性抗原。②存在于肿瘤细胞与某些正常细胞的肿瘤相关抗原。

（2）抗肿瘤的免疫效应机制。肿瘤免疫以细胞免疫为主，体液免疫为辅，参加细胞免疫的效应细胞主要是细胞毒性T淋巴细胞（CTL）、自然杀伤细胞（NK）和巨噬细胞。

（3）免疫监视。免疫监视在抗肿瘤的机制中最有力的证据是，在免疫缺陷病患者和接受免疫抑制治疗的患者中，恶性肿瘤的发病率明显增加。CD8+的细胞毒性T细胞在细胞免疫中起重要作用。

3.肿瘤干细胞

肿瘤干细胞是存在于肿瘤组织中的一小部分具有干细胞性质的细胞群体，具有自我更新能力并能产生异质性肿瘤细胞的细胞。肿瘤干细胞是肿瘤形成及其不断生长的根源。随着急性髓样白血病干细胞、乳腺癌干细胞、脑瘤干细胞以及慢性髓系白血病干细胞的相继发现，这一假说引起了研究人员的广泛关注。肿瘤干细胞在很多方面类似于正常组织中的成体干细胞，例如：①具有自我更新和分化潜能；②对组织的形成起决定性作用；③表达多种抗药性蛋白，对许多化疗药物具有抗药性；④使用相同的信号传导通路；⑤表面分子标志非常相似。在肿瘤组织中所起的作用也与成体干细胞在正常组织中起的作用相似。只是肿瘤干细胞的分裂活动是不受控制的，它可以无限制扩增自身细胞以及子代细胞的数量，所以，肿瘤呈现不可控制的生长和转移趋势，在新的环境下形成与原发肿瘤类型完全相同的肿瘤组织。

4.血管形成和抗肿瘤血管生成

诱导血管的生成能力是恶性肿瘤的生长、浸润与转移的前提之一。肿瘤细胞本身和浸润到肿瘤组织内及其周围的炎细胞（主要是巨噬细胞）能产生一类血管生成因子，如血管内皮细胞生长因子（VEGF）和碱性成纤维细胞生长因子（b-FGF）。这些血管生成因子促进血管内皮细胞分裂和毛细血管出芽生长。新生的毛细血管既为肿瘤生长提供营养，又为肿瘤转移提供了有利条件。这使得人们重新思考新的肿瘤药物治疗策略，就是要从全局出发，不仅针对肿瘤细胞，更要针对肿瘤微环境，尤其是肿瘤血管生成，全方位地打击肿瘤，最大限度地控制和杀灭肿瘤。与仅作用于肿瘤细胞增殖的化疗药物不同，通过与VEGF特异性结合，阻止其与受体相互作用，发挥对肿瘤血管的多种作用：使现有的肿瘤血管退化，从而切断肿瘤细胞生长所需氧气及其他营养物质；使存活的肿瘤血管正常化，降低肿瘤组织间压，改善化疗药物向肿瘤组织内的传送，提高化疗效果；抑制肿瘤新生血管生成，从而持续抑制肿瘤细胞的生长和转移。

（1）血管内皮生长因子受体（VEGFR）抑制药

如BEVACIZUMAB（Avastin）是一种VEGFR的单克隆抗体，在ECOG进行的一线化疗±Avastin治疗晚期、初治的非鳞癌NSCLC的Ⅲ期临床试验（ECOG 4599）中，Avastin联合TC对比单纯化疗方案治疗的434例中，联合组有效率为27.2%、单纯化疗组为10%。无进展生存期分别为6.4个月和4.5个月；中位生存期分别为12.5个月和10.2个月。

（2）血管内皮抑制素

血管内皮抑制素是迄今发现的抗瘤谱广、不良反应较低的内源性肿瘤血管生长抑制因子。发现近10年来，研究报道其对65种人类或鼠的肿瘤有明显抑制作用。血管内皮抑制素能强烈抑制由bFGF诱发的血管生成，特异地抑制血管内皮细胞的增生，是目前新一代抗肿瘤药物的代表。其中，重组人血管内皮抑素（YH-16）是我国自主研制的国家一类抗肿瘤新药。

（3）沙利度胺

沙利度胺也可下调VEGF和TNF，发挥抗血管生成效果。在临床试验中显示对肾癌、前列腺癌、肝癌和骨肉瘤等有效，但对肺癌的疗效如何仍需大宗病例试验的结果证实。

（4）TNP-470

TNP-470是一种半合成的烟曲霉素的衍生物，对血管内皮细胞有特异性的抑制作用。动物实验表明，对多种肿瘤有抑制作用，并能延长动物的存活期。在该药的Ⅰ期临床试验中，显示其对宫颈癌、胃癌、前列腺癌、乳腺癌和肺癌等实体瘤有抗肿瘤活性。

（5）多靶点酶抑制药

索拉菲尼、舒尼替尼和范得他尼的共同特点都是可以抑制多个肿瘤细胞的信号传导通路（如EGFR通路、RAS-RAF-MEK-ERK通路等），并且其中至少有一条与新生血管生成密切相关的通路，如VEGFR-2、VEGFR-3、PI、GFR-P等，发挥抗血管生成作用。

（6）抗血管生成中药

国内这方面的研究已经起步，也已发现了一些令人兴奋的结果，如人参皂苷R93可通过下调肿瘤的VEGF表达抑制其新生血管生成；染料木黄酮可下调

VEGF、bFGF等多种促血管形成因子；姜黄素可诱导血管内皮细胞凋亡并抑制基质金属蛋白酶的活性；青蒿琥酯可抑制血管内皮细胞增殖、迁移和小管形成等。

（张子理　张世武）

# 第四节　中医对肿瘤的认识

### 一、中医文献有关肿瘤的记载

（一）中医对肿瘤的认识阶段

商周至隋唐时期，为中医对恶性肿瘤认识的初始阶段，资料散见于各经典著作中。

3500多年前的殷商时代，当时甲骨文上已将"瘤"作为肿瘤的病名。"瘤"字由"疒"和"留"组成，体现了对肿瘤"留聚不去"而致病的认识。这是中医最早记载肿瘤的文献。

《周礼》一书中记载有与治疗肿瘤一类疾病有关的专科医生，称为"疡医"。"疡医掌肿疡……之齐。"说明公元前11世纪对肿瘤已有了认识。至今，日本、朝鲜仍将肿瘤称之为"肿疡"。当时就有很多治疗方法，其中内治"以五毒攻之，以五气养之，以五药疗之，以五味调之"。外治则用"祝药……杀之齐"。"祝"的意思为用药外敷，"杀"的意思是用药腐蚀恶肉。可见，在当时医家就主张内治与外治相结合的治疗方法。

《山海经》收集了120余种植物、动物和矿物类药物。从这些药物的治病范围看，有治恶疮、瘿瘤、痈疽、噎食等从现代观点看来与肿瘤有关的疾病，开启了中医肿瘤用药的先河。

中医经典著作《黄帝内经》中所论述的"昔瘤""肠覃""石瘕""症瘕""膈中""下膈"等病症的描述，就与现代医学中某些肿瘤的症状类似，如"噎膈不通，饮食不下"，类似于现代医学中的食管、贲门肿瘤所造成的梗阻症状。"石瘕生于胞中……状如怀子，月事不以时下，皆生于女子"，这些记载与女子子宫内肿瘤相似。"肠覃者……如怀子之状……按之则坚"，与腹腔内某些肿瘤相似。在这本著作中对肿瘤病因也有一定的认识，如《黄帝内经·灵枢·九针》云："四时八风之客于经络之中，为瘤者也。"体现了外邪侵袭可致瘤。《黄帝内经·素问·异法方宜论》云："美其食……其病皆痈疡。"体现了饮食失调可致瘤。《黄帝内经·灵枢·百病始生》云："内伤于忧怒，则气上逆，气上逆则六输不通，温气不行，凝血蕴里不散，津液涩渗，著而不去，而积皆成也。"体现了情志失常可致瘤。《黄帝内经》提倡"谨守病机""治病求本"的治疗原则，针对肿瘤是全身性、综合性、复杂性疾病具有很好的执简驭繁作用。

《吕氏春秋·尽数》则认为肿瘤的成因与水土不适有关，"轻水所，多秃与瘿人"。"秃"指的是脱发，"瘿人"指的是甲状腺肿大，包括甲状腺的肿瘤在内；又云"大酸，大热，大怒，大忧，大湿……则生害矣"。可见当时已经认识到居住环境、饮食、情绪与肿瘤发生的关系。

《难经》继承和发展了《黄帝内经》的理论，对某些肿瘤的临床表现也进行了明确的阐述，还提出了对良、恶性肿瘤的鉴别和预后判断。《难经》曰："积者，阴也，故沉而伏，五脏所生，其始发有常处，其痛不离积部，肿块上下有所始终，左右有所穷处，死不治。聚者，阳气也，阳浮而动，六腑所生，其始发无根本，其痛无常处，可移动，虽困可治。"当时医家的阐述与现代肿瘤学所描述的症状多有一致之处，对常见肿瘤的诊断已有了一定认识。如"三阳结谓之膈""膈塞闭绝，上下不通"，与食管、贲门部肿瘤造成的梗阻相一致。"饮食不下，膈塞不通，邪在胃脘"，"朝食暮吐，暮食朝吐，宿谷不化……其病难治"，与胃癌的症状相一致。"在肠胃之时，贲响腹胀……飧泄……糜留而不去……传舍于肠胃之外……稽留而不去，息而成积"。这种便秘、腹泻交替伴腹部肿块的症状与大肠癌及其他肿瘤腹部转移时所出现的症状一致。

东汉张仲景对肿瘤的鉴别诊断及预后有了进一步认识。他认为："积者，脏病也，终不移；聚者，腑病也，发作有时，展转痛移，为可治。"在《金匮要略·妇人杂病篇》中指出："妇人之病……令阴掣痛……或引腰脊……膝胫烦疼……久则羸瘦……三十六病，千变万端。"其对妇人下腹疼痛的描述，与现今临床上由恶性肿瘤在盆腔内产生了广泛转移与浸润而引起的腰部和下肢酸痛的临床症状相似，特别是"久病羸瘦"，很符合恶性肿瘤晚期所引起的恶病质的情况。

汉代著名医家华佗在《中藏经》中指出："夫痈疽疮肿之所作也，皆五脏六腑蓄毒不流则生矣，非独因荣卫壅塞而发者也。"发展了《黄帝内经》的肿瘤病因理论，认为肿瘤的起因还因脏腑的"蓄毒"所生。

葛洪用海藻"疗颈下结囊……成瘿者"，并应用当时所盛行的炼丹术，他发明的"红升丹""白降丹"之类的药物，对体表、黏膜等部位肿瘤的外治法起到了很大的推动作用。

隋代巢元方所著《诸病源候论》不但分门分类记载了许多肿瘤疾病和所属的症状，如"症瘕""积聚""食噎""反胃""瘿瘤"等病症，而且还论述了这些病症的病因病机。如将"噎膈"按其病因分为气、忧、食、劳、思五噎和忧、恚、气、寒、热五膈，为后世医家鉴别噎与膈奠定了基础，并提出了用脉证法来鉴别肿瘤及预后。还阐述"乳石痈"的皮肤表现是"肿结皮强，如牛领之皮"，这是因为乳腺癌组织侵犯皮下组织和淋巴管后，淋巴管被癌栓堵塞，淋巴回流受阻，使乳腺皮肤粗糙，出现"橘皮样"改变。《诸病源候论》除了比较详细和明确地记载了许多肿瘤分类疾病的病因、病机和症状外，还提出了"缝亦有法"的外科手术方法，这在肿瘤治疗学上有重要的意义。

唐代孙思邈的《千金要方》和《千金翼方》，首先对"瘤"进行了分类，有"瘿瘤""骨瘤""脂瘤""石瘤""肉瘤""脓瘤"和"血瘤"等7种，并告诫后世医家："凡肉瘤勿疗，疗则杀人，慎之，慎之。"在《千金要方》和王焘的《外台秘要》中均记载了诸多治疗肿瘤的方药，并且有许多是虫类药物，如蜈蚣、全蝎、僵蚕等，为后世使用虫类药物治疗肿瘤提供了借鉴，特别是用羊甲状腺治疗瘿瘤的病例，开创了内分泌治疗肿瘤的先河。稍后的医家还用动物胎盘治疗乳腺肿瘤，并用手术方法割除疣赘。

唐太宗时所编著的《晋书》载有用外科手术治疗眼部"大瘤疾"的病例："初，景帝目有瘤疾，使医割之。"在玉妥宁玛·云登贡布编著的藏医学经典《四部医典》中也记载灸刺、粉药治疗"瘿瘤"，并取得了较好的效果。目前对于大多数恶性肿瘤的根治性治疗仍以手术为首选。

（二）中医肿瘤学形成阶段

宋元时期，是中医肿瘤学逐步形成的阶段，并形成了不同的学术流派。

宋元时期科学技术及生产力较以前有很大的发展，特别是通过金元四大家的医学流派间的学术争鸣，进一步促进了医学的发展，也加深了人们对肿瘤疾病发生与发展的认识。如宋代重新校准的《圣济总录》进一步阐述"瘤之为义，留滞而不去也，气血流行不失其常，则形体和平，无或余赘，及郁结壅塞，则乘虚投隙，瘤所以生"，提出了肿瘤发生的内因是由于气血流行失常，郁结壅滞，形成余赘所致。

宋代的《卫济宝书》中，第一次使用了"癌"字，并做了描述："癌疾初发，却无头绪，只是内热痛，过一七或二七，忽然紫赤微肿，渐不疼痛，迤逦软熟紫赤色，只是不破……"杨士瀛在《仁斋直指方论》中将癌症的某些症状描述成："上高下深，岩穴之状，颗颗累垂……毒根深藏，方孔透里……"明确指出了恶性肿瘤的病情严重，预后差。李迅在《集验背疽方》提出："内发者不热，不肿，不痛，为脏腑深部疾患，则较难治。"明确指出恶性肿瘤治疗上的困难。陈自明在《外科精要》提出体表的"疮疡"，并不是单纯的局部病变，而是关系到人体脏腑气血寒热虚实的变化，所以治疗"疮疡"不能单纯注重局部的攻毒，而是从脏腑气血全局的变化来考虑，重视整体治疗。

宋元时期的医家论述乳癌时均用"岩"字。宋代窦汉卿《疮疡经验全书》对乳癌的描述是"捻捻之内如山岩，故名之。早治则生，迟则内溃肉烂见五脏而死。"明确指出恶性乳腺肿瘤预后较差。

宋代陈无择在《三因极·病证方论》除了将病因进行归纳外，并对某些瘤的症状进行了描述，提出了一些治疗的方法与药物。元朝齐德之在《外科精义》中共记载了十余种肿瘤名称，如"骨瘤""脂瘤""肉瘤""血瘤""气瘤""赤瘤""虫瘤""疮瘤""石疽""丹瘤"等。

金元四大家的学术思想丰富了肿瘤的中医治法。如寒凉学派的刘完素认为火热致病，当用寒凉药物治疗热证。临床上有一些肿瘤发展到一定的阶段会出现火热的症状，用清热解毒法治疗有效。张从正接受了刘完素的学术思想，认为"夫病一物，非人体素有之也，或从外而来，或由内生，皆邪气也"。提出了"邪去正自安"的论点。治疗肿瘤上，"风痰宿食，在膈或上脘，涌而出之"或"寒湿固冷，热客下焦，在下之病，可泄而出之"。根据邪气性质、病变部位及具体症状的不同，吐下而治之，"不可畏攻而养病"，强调了驱邪的重要性。如在治疗"噎膈"之证，根据《黄帝内经》"三阳结谓之膈"之论，认为乃大肠、小肠、膀胱三阳热结，"大肠热结则后不圊，小肠热结则血脉燥，膀胱热结则津液涸……故噎食不下"，在治疗上主用舟车丸攻之，再以瓜蒂散扬之。张从正善用汗吐下三法祛除肿瘤实邪，可顾护正气于内不再被伤，这一思想至今对肿瘤的治疗上具有指导意义。他指出："积之成之，或因暴怒喜悲思恐之气。"明确指出精神因素与肿瘤发病的关系。李东垣倡导"养正积自消"，指出肿瘤的治疗应以扶正为主，正气复，邪自消。由于恶性肿瘤的恶性消耗，在中晚期常常出现"恶病质"表现，李东垣提出的"补脾胃"及"扶正固本"治法，不但提高了患者的生存质量，还可显著延长患者的生存时间，达到"治病救人"的目的。朱丹溪提出了从"痰"论治肿瘤，"凡人身上中下有块者多是痰也"，"痰之为物，随气升降，无处不到"，"凡人身中有结核者不痛不仁，不作脓者，皆痰注也"。并进一步指出治痰必求其本："治痰法，实脾土，燥脾湿，是其治本也。""善治痰者，不治痰而治气，气顺则一身之津液随气而顺矣。"治疗过程中，反对过用峻利药，"治痰用利药过多，致脾气虚，则痰易生而多"。朱丹溪以二陈汤为治疗痰邪的基本方，他认为"二陈汤……一身之痰都管治，如要下行，加引下药，在上加引上药"。并且根据痰的不同性质和部位加用不同的药物，对后世医家具有指导意义。

（三）中医肿瘤学成熟阶段

明清时期，是中医肿瘤学的成熟阶段，肿瘤学理论日臻完善。

明清时代中医肿瘤学已逐步成熟，对各种肿瘤的成因、病理机制的认识进一步加深，对其临床症状观察更趋细致，辨证更趋精确，治疗更趋具体而丰富；对肿瘤的发生、发展与预后及体质、年龄的关系也都有比较详细的论述。

明代医家始用癌字来称恶性肿瘤。申斗垣著《外科启玄》中记载："初起时不寒热疼痛，紫黑色不破，里面先自黑烂……十全一二，皮黑者难治必死。"这就是关于"论癌发"的记述。汪机著《外科理例》中有专门讨论肿瘤类疾病的《辨瘤》《论恶肉》《乳癌》等篇，在治疗上主张"调理气血，先固根本，不轻用寒凉攻下之剂"。薛己在《外科枢要》中对"筋瘤""血瘤""肉瘤""气瘤"和"骨瘤"的外在表现做了描述，并进一步解释了疮、疡、痈、疽的七恶五善。明代王肯堂《证治准绳》一书就有《瘿瘤疣痣》《恶疮》《肿疡》《乳癌》《积聚》《噎膈》《反胃》《关格》等篇，对腹部的肿块的鉴别是"胀在腹，痞在中，胀有形，痞无形"等。对"瘿瘤"的治疗提出"按之推移得多者，可用取法去之，如推之不动不可取也"。表明了对于良性、恶性肿瘤的治疗有不同方法。

对肿瘤的病因有了更进一步的阐述，许多论述与现代肿瘤流行病学几乎一致。如明代叶文龄《医学统旨》认为噎膈、反胃是由于"酒米面炙……难化之物，滞于胃中，伤损肠胃"所致。清代喻昌《医门法律》指出："过饮滚酒，多成膈证，人皆知之。"明代王肯堂认为乳癌是由于"忧怒郁遏"所导致。陈实功云"乳岩由于忧思郁结……所愿不遂……结聚成结。"王洪绪在《乳岩治法篇》中认为乳岩是由"哀哭忧愁患难惊恐所致"，而虞天明又云："此疾多生于忧、郁、积、忿……"，"情思如意，则可治愈"。明代陈实功认为："唇岩……因食煎炒"所致，而现代研究证实唇癌的发病与机械损伤、高温灼伤有关。

明代的申斗垣曰："癌发，四十岁以上"，表明了癌症发病与年龄相关。到了清代的赵献可，在其《医贯》中更是明确提出了年龄与恶性肿瘤的关系，如噎膈病，提出"惟男子年高者……少无噎膈"。

明清时代，肿瘤治疗手段更加丰富。针对肿瘤的正虚，恰当运用补法；邪实方面，许多医家认识到肿瘤的形成与气滞、痰湿、瘀血、毒邪有关，是"积聚之病"，提出运用攻、消、散等法以治之。明代李时珍《本草纲目》介绍了治疗"瘿瘤"的药物有130种，并根据病机进行分类，如将治疗噎膈的药物分为利气化痰和开结消积两类，将治疗反胃的药物分为温中开结、和胃润燥两类。综合论治积聚则根据血聚、气聚、食滞、痰积等不同病因病机，按活血、行气、消食、祛痰分类用药。除采用内服药物治疗外，还用外敷药、手术切除、烧灼术等方法治疗，如用商陆捣盐外敷以治疗石疽，用大蟾蜍敷贴治疗恶核。陈实功用烧灼止血法治疗唇癌："割治后，急用金银烙铁，在艾火内烧红，烫之。"申斗垣则是"用利刀割去之，外以太乙膏贴敷"。对于外突明显，而根部细小的肿瘤，除采用割除方法外，或采用药线结扎法，这种方法被称之为缚瘤法。

楼英在《医学纲目》中，对肿瘤提出了比较合理的治疗原则与思路，临证要"先分别气血、表里、上下、脏腑之分野，以知受病之所在；次察病虚实、寒热之邪以治之。"申斗垣的《外科启玄》不但有讨论肿瘤的专篇，还图文并茂地介绍了肿瘤的症状与体征以及内服、外敷、针刺、灸烙、熏、刀割等治疗方法。清代张锡纯在《医学衷中参西录》中详细记载了食管癌与贲门癌的病因病机及治疗的理法方药，强调在治疗中要补中逐瘀，这是肿瘤治疗中"扶正培本"的具体应用。

认识到恶性肿瘤的不良预后，许多医家十分重视本类疾病的早期诊断与治疗。清代祁坤在《外科大成》中详细介绍了"瘿瘤"的诊治方法，并且提出"失荣""舌疳""乳岩""肾岩翻花"为疡科中的"四绝证"。高秉钧则对这"四绝证"所表现的症状做了进一步的描述，并将"四绝证"及与其相似的病证进行了鉴别，在预后方面提出了"四绝证"不可治，而与"四绝证"相似的其他证为可治。但对于"四绝证"也决非不治疗，提出了"若犯之者，宜戒七情，适心志，更以养气血，解郁结之药，常常服之，庶可绵延岁月，否则促之命期已"。对"乳岩"若出现"溃烂，深如岩者……此时五脏俱衰……凡犯此者，百人百死……不必勉治"，"肾岩翻花……若至已成后，百无一生，必非药力之所能为矣"。对"舌疳……此证治虽多，百无一生，纵施药饵，不过苟延岁月而已"。从中也可以看出对于"四绝证"提倡及早治疗，迟则杯水车薪，难以为继。

明清医家通过观察患者的症状、体征，推断病情的发展规律并判断其预后。如明代申斗垣《外科启玄》指出：肿硬如石，穿膜黑腐和窜肿多处是肿疡的危证，患者预后不良。若患者出现神昏愦，目睛正视难，喘生鼻煽动，咽喉若燎烟，身浮肿而滑泻，疮疡形陷又坚，疮色紫黑，流脓血水或脓清臭秽多是肿瘤的恶证。恶证的判断与现代医学对肿瘤恶性、恶病质以及预后不良等阐述相吻合。

明代张介宾《景岳全书》中提出："瘤……即大，最畏其破，非成脓者，必不可开，开则牵连诸经，漏竭血气，最难收拾，无一可治"。他在其著作中还提出："反胃者，食犹能入，入而反出……以阳虚不能化也，可温可补，其治犹易……益火之源，以助化功。噎膈者，隔塞不通，食不得下……治有两难。"明确地将噎膈与反胃在症状、病机和治则、治法上区别开来。到了清代的张璐则依据噎膈的症状，按寒热虚实辨证，用药上除了辨证用药外，药物主要多用果汁、蔬菜汁、药汁等，并将药物制成膏剂。这种方法切中了噎膈阴虚内热的主要病机，充分运用甘凉柔润、富含汁液的食物或药味，以"育阴软坚"，并且在噎膈造成"食不得下"时，甘润汁液更能为患者接受，以补充其机体所需的能量，体现"治病留人"。

明代陈实功在《外科正宗》中最早提到"粉瘤""发瘤"与"失荣"。他描述"失荣"为："初起微肿，皮色不变，日久渐大，坚硬如石，推之不移，半载一年，方生阴痛，气血渐衰，形容瘦削，破烂紫斑，渗流血水，或肿泛如莲，秽气熏蒸，昼夜不歇，平生疙瘩，愈久愈大，愈溃愈坚，犯此俱为不治。"这是对恶性肿瘤中晚期，出现恶病质比较详细的记载。他认为"内之证或不及于外，外之证则必根于内"，所以强调治疗肿瘤不能仅仅治疗表面的病灶，要内外治疗并重，治内求本应以调理脾胃为要，他自创了和荣散坚丸、阿魏化坚膏等效方良剂。值得指出的是，他已认识到这种病不能治愈，但是这些方药是"缓命药也"，提高患者生存期及生存质量。因此他对那些恶性肿瘤晚期患者，并没有完全放弃治疗，而是积极地用药"缓命"。他在书中还对乳腺癌的症状特点及预后做了详细的描述，并配有插图。

清代王洪绪在《外科证治全生集》不但有论述肿瘤的专篇，还特别强调肿瘤的治疗"以消为贵，以托为畏"。清代吴谦的《外科心法》介绍了茧唇、锐疽、上石疽、失荣、中石疽、黑疗、舌疳、喉瘤、乳癌、脏毒、下石疽等病的理法方药及图解。这些病与现代医学所介绍的唇癌、恶性淋巴瘤、颈部恶性肿瘤、鼻咽癌的晚期、腹股沟淋巴瘤的转移、外耳道的黑色素瘤、舌癌、乳癌、直肠癌、膝部骨关节肿瘤的症状和体征相类似。

诸多医家将中医的整体观应用于肿瘤的诊断和治疗。许多肿瘤在临床上既有显著的局部表现，又具有气血阴阳失衡的全身证候。因此在诊治过程中，既重视癌瘤在体表的局部矛盾，又重视患者机体的内在变化；既重视外治及手术对病灶的消除，又重视内在调理对机体抗病能力的提高。

（四）中医肿瘤学发展阶段

近现代，中医肿瘤学不断发展，形成较为完整的学科理论体系，并逐渐与现代医学研究相结合，互相渗透。

中医肿瘤学是中医药学一个重要的分支，近几十年来中医学、西医学、生物学和其他学科的发展促进了它的发展，形成一个新兴的学科，其内容涵盖了肿瘤的起因、发病、诊断、治则、治法、康复、抗癌方药的筛选及其作用机制等多个方面，尤其是中医肿瘤临床治疗学的研究发展非常快，并且在很多方面取得可喜的成果。中医肿瘤学、西医肿瘤学相互渗透，并逐步形成新的学科分支——中西医结合肿瘤学，不断促进了肿瘤学临床的发展。

近几十年来，中医肿瘤学经历了理论的再探索与创新飞跃的过程。众多医家对历代中医治疗肿瘤的经验进行了总结，并用流行病学、统计学及现代实验研究学等方法研究恶性肿瘤的病因病机、中医药抗肿瘤的作用机理等，大量的文章和著作问世，彰显了中医药诊治恶性肿瘤的效验和价值，对中医肿瘤学的发展起到了巨大的推动作用。当代著名的中医肿瘤学专著很多，如余桂清《历代中医肿瘤案论选粹》；郁仁存《中医肿瘤学》（上、下册）；周岱瀚《临床中医肿瘤学》《中医肿瘤学》《肿瘤治验集要》《常用抗肿瘤中草药》；周岱瀚、林丽珠《中医肿瘤食疗学》；刘嘉湘《实用中医肿瘤手册》；张代钊《中西医结合治疗癌症》《中西医结合治疗癌症有效病历选》《中西结合治疗放化疗毒副反应》；李佩文《中西医临床肿瘤学》《癌症的中西医最新对策》《实用临床抗肿瘤中药》；刘伟胜、徐凯《肿瘤科专病中医临床诊治）；林洪生《中医药防治肿瘤》《肿瘤中成药临床应用手册》；张宗岐《临床肿瘤综合治疗大全》；何裕民《现代中医肿瘤学》；张培彤《老年恶性肿瘤》；徐振晔《中医治疗恶性肿瘤》；林丽珠《鼻咽癌的中西医结合治疗对策》；杨宇飞《肿瘤患者中医药治疗与调养》；杨金坤《现代中医肿瘤学》等专著，为广大中医学者系统研究学习中医肿瘤学提供重要参考。各大中医院校开设了中医肿瘤学课程，招收肿瘤学的硕士及博士研究生，授予肿瘤学硕士、博士学位，进一步推动中医肿瘤学、中西医结合肿瘤学的发展。

诊断方面，中医肿瘤学不断吸收现代技术，并应用于临床实际，使其诊断技术日益丰富。许多早期的恶性肿瘤通过现代诊断技术，被早期发现，早期治疗，恶性肿瘤的预后有了更进一步的提高。临床中医肿瘤学在积极利用这些诊断技术的同时，也充分发挥自身的整体观及辨证论治的优势，同时注重传统"望、闻、问、切"四诊方法在肿瘤诊治中的全面应用。

恶性肿瘤患者临床见症及矛盾繁多，晚期患者更是变证丛生，中医在注重辨证论治的基础上，结合辨病使用某些有抗癌作用的中药，有利于提高临床疗效。现代对中药的研究及应用正向纵向发展，已从单独在临床上使用、观察疗效发展到研究中医药治疗原则、方法、作用机理；药理方面，从抗肿瘤复方的使用到单味药物的筛选，以及到提取抗肿瘤中药的有效单体均有深入研究。现代研究从不同的角度和层次阐明抗癌中药的作用机理，更利于临床有效运用并减少毒副作用的出现。

中医药治疗恶性肿瘤可归纳为祛邪与扶正两大治则。祛邪方面包含了清热解毒、活血化瘀、除痰散结、消瘤破积、外治抗癌等治法，多有较好的临床疗效。现代研究对其药理作用进行阐明，如从长春花、三尖杉、喜树、青黛、汉防己中分别提取长春碱类、三尖杉碱类、喜树碱类、靛玉红、粉防己碱等，皆为疗效较肯定和药理研究较深入的抗癌药。有些药物不但有抗肿瘤的效果，还能提高机体免疫功能，如白花蛇舌草、山豆根、汉防己、穿心莲等，有提高单核巨噬细胞或白细胞的功能，或提高淋巴细胞的功能，用白花蛇舌草、半枝莲、山豆根等药物组成的复方与化学药物同用，初步见到能增强化学药物的治疗效果；汉防己、青黛等配合放射治疗有协同作用；某些清热解毒药尚能影响机体内分泌系统，如白花蛇舌草可能增强肾上腺皮质功能，而肾上腺皮质激素能提高化学药物的治疗效果。清热解毒类药物多有较广的抗菌谱，有消炎、退热、散肿、排毒或中和毒素的作用，有的还能抑制病毒。通过观察感染瘤株及未感染瘤株的生长情况和进行动物试验，发现炎症和感染是促使肿瘤扩散恶化的条件之一，由于这类药物能控制肿瘤周围炎症和其他感染，在一定程度上亦可能有助于控制肿瘤的发展。清热解毒药对肿瘤细胞还有直接的杀灭作用，对肿瘤引起的发热也有较好疗效。

总之，从殷商时代至今的上下几千年，我国古代劳动人民在长期与疾病的抗争中，积累和总结了许多诊断及防治肿瘤的经验、方法及有效方药。新中国成立后，传统中医药与现代医药学相结合，中医肿瘤学迈进了一个新的发展阶段，中医、西医互相促进，并逐渐形成新的学科分支——中西医结合肿瘤学。广大医学家对中医药这块古老而芬芳的瑰宝进行挖掘和研究，并将之发扬光大，总结出许多行之有效的方法和药物，很好地指导了中医临床实践。

**二、古代中医对肿瘤病名的记载**

从浩瀚的中医文献中可以看到有关人体肿瘤的记述，包含在各种中医病名之中，有的描述与现代医学的某一种癌症极其相似，但缺乏系统的分类，亦无良性、恶性的具体区分，只能根据其具体症候的描述、病情发生发展的过程来分析。现代医学命名原则是根据组织发生来源与良性、恶性而定。良性肿瘤一般发生肿瘤的组织名称加上"瘤"字来命名，如脂肪组织发生的叫脂肪瘤，血管组织发生的叫血管瘤等。

中医对良性肿瘤的命名冠以形态或所谓疾病性质来命名，如脂肪瘤称脂瘤，海绵状血管瘤称血瘤，甲状腺癌分别称为"气瘿""瘿瘤"等，良性乳腺增生或乳腺腺瘤称乳核等。一般情况下，中医对体表的良性肿瘤与恶性肿瘤的描述比较详细而具体，可以区别开来；但对内脏或深部组织的良性肿瘤，则常以所出现的压迫症状为主症，与恶性肿瘤引起的症候相提并论，如噎膈（食管、贲门梗阻）、反胃（胃窦或幽门梗阻）就包括良性与恶性在内。

古代中医对恶性肿瘤的命名亦大多以肿瘤所出现的症状、体征为主加以命名，所以无法与现代肿瘤病名相对照，只能从文献描述的具体病情和病程来分析，其中对一些疾病的描述与某些肿瘤极其相似，举例如下：

1.相当于恶性肿瘤

（1）茧唇：唇癌。宋代《妇人大全良方》中描写："肿起白皮，皱裂如蚕茧，名曰茧唇。"《医宗金鉴》说茧唇是"初起如豆粒，渐长若蚕茧，坚硬疼痛，妨碍饮食……若溃后如翻花，时津地水者属逆"。《疡医大全》更指出它在形态上的多样性，如杨梅、疙瘩、灵芝、菌形，并指出唇痛与热食、烟熏火烤等慢性刺激对嘴唇的作用有关。

（2）舌菌：舌癌。《医宗金鉴》中描述甚详："其证最恶，初如豆，次如菌，头大蒂小，又名舌菌。疼痛红烂无皮，朝轻暮重……若失于调治，以致肿，突如泛莲，或有状如鸡冠，舌本短缩，不能伸舒，妨碍饮食言语，时津臭涎……久之延及项颌，肿如结核，坚硬脊痛，皮色如常，顶软一点，色黯木红，破后时津臭水，腐如烂棉，其证虽破，坚硬肿痛，仍前不退，此为绵溃，甚至透舌穿腮，汤水漏出……自古治法虽多，然此症百无一生，纵施药饵，不过苟延岁月而已。"描述了舌癌的临床表现和病程经过，并提到它的转移情况及不良预后。在古代条件下"百无一生"，但今天，如果病属早期，是可治愈的；即使病非早期，经过中医西医结合治疗，也能取得很好的疗效。

（3）乳岩：又称乳癌、乳发、妒乳、乳石痈。早在7世纪初巢元方《诸病源候论》中记载："石痈者……其肿结确实，至牢有根，核皮相亲，不甚热，微痛……铆如石。""石痈之候，微强不甚大，不赤微痛热，但结核如石。""乳中结聚成核，微强不甚大，硬着石状。"这些记载颇似乳腺癌，所谓"有根"是指局部浸润固定，无移动性；"核皮相亲"是指肿物与皮肤粘连，它还提到："肿结皮强，如牛领之皮。"这与现代描写乳腺癌橘皮样改变类似。至唐代，对乳腺湿疹样癌已有描述，称为"妒乳"。孙思邈说："妇人女子乳头生小浅热疮，痒搔之，黄汁出，浸淫为长，百种治疗不瘥者，动经年月，名为妒乳。"宋代以后医学家对乳腺癌的记述更为详细，宋代窦汉卿《疮疡经验全书》中对乳岩的描述很生动："若未破可疗，已破难治，捻之内如山岩，故名之；早治得生，迟则内溃肉烂见五脏而死"，说明从实践中已知肿瘤要早期治疗。明代陈实功《外科正宗》述："经络痞涩，聚结成核，初如豆大，渐若棋子，半年一年，二载三载，不痛不痒，渐渐而大，始生疼痛，痛则无解。日后肿如堆栗，或如覆碗，色紫气秽……疼痛连心，出血作臭，其时五脏俱衰，四大不救，名曰乳岩，凡犯此者，百人百必死。"以上记叙可以看出，中医学对于乳腺肿瘤的认识相当深入。由于乳癌的肿块高低不平，坚硬如石，像山岩一样，所以古人称之为乳岩。

古代文献中还记载有男性乳癌，如王洪绪著《外科全生集》中提到："乳岩……男女皆有此症。"朱丹溪曾记叙一男性乳癌病例的晚期溃烂之状。

（4）失荣：此名见于明代。《外科正宗》指出："其患多生于肩之上，初起微肿，皮色不变，日久渐大，坚硬如石，推之不移。按之不动，半载一年方生隐痛，气血渐衰，形容瘦削，破烂紫斑，渗流血水。或肿泛如莲，秽气熏蒸，昼夜不歇。平生疙瘩，愈久愈大。越溃越坚，犯此俱为不治。"清代《医宗金鉴》说："失荣证生于耳之前后及肩项，其证初起，状如痰核，推之不移，坚硬如石，皮色如常，日渐长大……日久难愈，形色渐衰，肌肉瘦削，愈溃愈硬，形色紫斑，瘤烂浸淫，浸流血水，疮口开大，胬肉高实，形似翻花瘤症。"说明失荣多发在颈部及锁骨上区，恶性程度高，很像恶性淋巴瘤或转移癌。清代《类证治裁》一书中记载："结核经年不红不疼，坚而难移，久而肿痛者为痰核，各生于颈、肘、腋等处。"

（5）石疽：《医宗金鉴》中云"痰疽肿硬如石，久不作脓者是也。""生于颈项两旁，形如桃李，皮色如常，坚硬如石……此症初小渐大，难消难溃，皮顽之症也。"此极像是颈部的淋巴结转移癌或恶性淋巴瘤。

（6）翻花痔：又名锁肛痔，多数系肛管癌肿之类。历代多有记述，但以明清外科学家之论较为确切，尤其清初祁坤《外科大成》所载相当全面："房有三不医，为翻花痔、锁肛痔、脏痛痔也。虽强治之，恐未能全效。""锁肛痔，肛门内外，如竹节锁紧，形如海蜇，里急后重，粪便细而且带扁，时流臭水，此无法治。"文字虽然简略，但对直肠癌、肛门癌症候之记述却很清楚。

（7）交肠：在一些古代医案病例中，描述了阴道膀胱瘘和阴道直肠瘘，称之为"交肠"，如元代朱丹溪提到一妇人忽然糟粕出前窍，溲尿出后窍，并预言三月后必死，结果也证实了这一预测。明代楼英编《医学纲目》称："妇人小便中出大粪，名大小肠交也。"说明子宫颈癌晚期，因癌瘤前后浸润、溃烂穿孔，使大便可自阴道、尿道排出，而尿液可流入阴道内排出。

（8）翻花疮：皮肤癌。南宋杨士瀛《仁斋直指方》中论："癌疮，上高下深，垂如瞽眼，其中带青头，上各露一舌，毒孔透里。用生井蛙皮煅存性，蜜水调敷良。"陈实功认为："此疮头大而蒂小，小者如豆，大者如菌，无苦无痛，揩损每流鲜血，久亦虚人。"明周文采《外科集验方》指出："初生如饭粒，渐大而有根，头破血流脓出，肉反如花开之状，故名曰翻花疮。"以上论述，清楚指出了皮肤癌的特点，对其溃疡、易出血之独特形状已有确切论述。

2.相当于恶性肿瘤，也包括良性肿瘤

（1）症瘕积聚：泛指腹腔内肿物，包括胃、肠、肝、胆、胰、脾、盆腔与腹膜后之肿物。

早在葛洪《肘后备急方》中就提出，坚硬的"症"块多半是逐渐生成，等到有症状时，肿物已大而难移，也就难治了。隋代《诸病源候论》记载："症者，由寒温失节，致脏腑之气虚弱，而饮食不消，聚结在内，逐渐生长块段，盘牢不移动者是症也。言其形状可征验也。若积引岁月，人皆柴瘦，腹转大，遂致死。"又说："其病不动者直名为症，若病虽有结瘕而可推移者名曰瘕，瘕者假也，谓虚假可动也。"以上说明症是腹腔逐渐生长的肿块，长大坚硬而不能活动，患者腹大，不能纳食，消瘦，导致死亡。如果是包块能移动者叫瘕，如石瘕等，可能为腹、盆腔良性肿瘤。《灵枢》中记述："石瘕生于胞中，寒气客于子门，子门闭塞，气不得通，恶血当泻不泻，衃以留止，日以益大，状如怀子，月事不以时下，皆生于女子。"说明石瘕是子宫内硬块，逐渐长大，形如妊娠，月经不正常，这与子宫肌瘤甚为相似。

积聚与症瘕性质相同，《灵枢》载肠中积聚时说："皮肤薄而不泽，肉不坚而淖泽，如此则肠胃恶，恶则邪气留止。"所以腹内的种种肿瘤亦可以概括于此。汉代张仲景著《金匮要略》的"血病篇"中有关下血的描述，不少同肠癌的脓血便相仿。《难经》中说："气之所积名曰积，气之所聚名曰聚，故积者五脏所生，聚者六腑所成也。积者阴气也，其始发有常处，其痛不离其部，上下有所始终，左右有所穷处；聚者阳气也，其始发无根本，上下无所留止，其痛无常处。"由上述可见，"积"是固定的，而"聚"是活动的。

（2）五积：古人以为"积者，生于五脏之阴气"。故积有心、肝、脾、肺、肾五种。

脾之积名曰痞气，《难经》中记载："在胃脘覆大如盘，久不愈，令人四肢不收，发黄疸，饮食不为肌肤。"《医学入门》中说："脾积胃脘稍右同痞气，言阳气为湿所湿也，令人黄疸倦怠，饮食不为肌肤。"明朝戴元礼《证治要诀》一书中说："脾积在胃脘，大如覆杯，痞塞不通，背痛心疼，饥减饱见。"这都说明痞气的位置在肝区，有较大的肿块，并引起黄疸、乏力、消瘦、食欲减退等，当属肝脏的肿物，包括肝癌、胆管癌在内。

心之积叫伏梁，肿块的位置自心下至脐，即自剑突下到脐部之间的上腹部。症状有食物减少、呕血、消瘦、疼痛等，且预后不良。如《济生方》中载："伏梁之状起于脐下，其大如臂，上至心下，犹梁之横架于胸膈者，是为心积……其病腹热面赤，口因干心烦，甚则吐血，令人食少肌瘦。"看来可能包括胃癌，肝、胆、胰肿物在内。

肺之积叫息贲，是泛指肺部肿瘤，其中包指肺癌。《黄帝内经》谓："大骨枯槁，大肉陷下，胸中气满，喘息不便，内痛引肩项，身热，脱肉破䐃。""大肉已脱，九候虽调者犹死是也。"宋代《圣济总录》说："肺积息贲气胀满咳嗽，涕唾脓血。"《济生方》中说："息贲之状，在右肋下，覆大如杯，喘息奔溢是为肺积，诊其脉浮而毛，其色白，其病气逆，背痛少气，喜忘目瞑，肤寒，皮中时痛，或如虱喙，或如针刺。"这些症状与晚期肺癌的临床表现和预后是相似的。

肝之积又叫肝壅、肝胀、癖黄。《诸病源候论》载："肝积，脉弦而细；两胁下痛……身无膏泽，喜转筋，爪甲枯黑，春瘥秋剧，色青也。""胁下满痛而身发黄，名为癖黄。"宋代《圣济总录》记载："肝气壅盛，胁下结块，腹内引痛，大小便赤涩，饮食减少。"这与肝癌证候相似。

肾之积曰奔豚，据所述症状与肿瘤关系不大。

（3）噎膈：又称食噎、膈证、关格，其大多属于食管癌、贲门癌。历代文献中有关噎膈证的记载很多。《黄帝内经·灵枢·邪气脏腑病形》提到"膈中"及"下膈"之病名，"脾脉微急，为膈中，食饮人而还出，后沃沫"，说的是饮食进入后又吐出，还吐涎沫，这很像食管癌、贲门癌的表现；又说"下膈者，食晬时乃出"，这种食物进入胃中经过一定时间后再吐出的症状，与幽门梗阻（包括晚期胃窦癌）相似。说明早在两千年前已有食管癌、胃癌的类似记叙，隋代巢元方将噎分为气、忧、食、劳、思五种，在食噎症候中说："饮食人则噎塞不通……胸内痛不得喘息，食不下，是故噎也。"描述了食管的梗阻症状，加上胸内痛不得喘息，说明肿瘤晚期已侵至周围，压迫气管、支气管及神经而产生这些症状。元代朱丹溪明确把噎与膈区别开来："其槁在上，近咽之下，水饮可行，食物难入，名之曰噎。其槁在下，与胃为近，食虽可入，难尽入胃，良久复出，名之曰膈。"（《丹溪心法》）噎者与食管癌的噎食症状相似，而膈者与贲门癌引起的病情相符。明代赵养葵指出："噎膈者，饥欲得食，但噎塞迎逆于咽喉胸膈之间，在胃口之上，未曾入胃，即带痰吐而出。"这明确地说出了病变部位在咽喉与胃之间，即食管的部位，而中下段食管癌患者吐食后，涌痰及分泌物的症状是很多见的。至清代，医学家已明确指出，噎膈是由于食管中有形之物阻扼其间所致。

（4）崩漏带下：月经不正常、不规则流血，多则为崩，少而不断是为漏下。唐代《千金要方》一书中描述："妇人崩中漏下，赤白青黑，腐臭不可近，令人面黑无颜色，皮骨相连，月经失度，往来无常，小腹弦急，或苦绞痛；上至心，两胁肿胀，食不生肌肤，令人偏枯，气息乏力，腰背痛连胁，不能久立，每嗜卧困懒……阴中肿如有疮之状。""所下之物，一日状如膏，二日如黑血，三日如紫汁，四日如赤肉，五日如脓血。"这些描述提到不规则阴道流血，阴道分泌物颜色不同并有恶臭，再加上消瘦、贫血、腰背疼痛等是比较典型的宫颈癌症状。

（5）胃反：又称翻胃、反胃，其可能包括胃癌在内的胃部或幽门梗阻症状。如《金匮要略》载："朝食暮吐，暮食朝吐，宿谷不化，名曰胃反，脉紧而涩，其病难治。"清代医学家进一步指出："幽门干枯，则放出腐化之道路狭隘，故食入反出为翻胃也。"（《医宗金鉴》）当然，这种情况也可能包括良性幽门梗阻（溃疡癌变）或幽门痉挛在内。

（6）肠覃："其始生也，大如鸡卵，稍以益大，至其成如怀子之状，久者离岁，按之则坚，推之则移，月事以时下，此其候也。"（《黄帝内经·灵枢》）指肿物初起时如鸡蛋，渐渐长大，形似怀孕，经年之后，肿物按之硬，但推之能移动，月经按期来潮，这很像卵巢肿瘤。

（7）瘿瘤：瘿即甲状腺肿块，陈无择的《三因方》中将瘿瘤分为五瘿六瘤，五瘿是"坚硬不可移者名曰石瘿，皮色不变者名曰肉瘿，筋脉露结者名曰筋瘿，赤脉交结者名曰血瘿，随忧愁消长者名曰气瘿"。这除包括地方性甲状腺肿及甲状腺功能亢进症以外，还包括甲状腺的良性和恶性肿瘤，其中石瘿坚硬不可移可能是甲状腺癌。六瘤即骨瘤、脂瘤、气瘤、肉瘤、脉瘤、血瘤。并指出五瘿六瘤都不可随便弄破，提出："按之推移得动者，可用取法取之。如推之不动者，不可取也。瘤无大小，不识可否而妄取之，必妨人命。"说明古时比较明确地说到对"形之不动者"，即有固定、有周围浸润粘连等特点的恶性肿瘤不要随便割取，否则易成恶果。当然，在医学发展的今天，一些恶性肿瘤虽已有局部浸润、固定，能手术切除者，仍要积极手术切除。这也说明了医学科学的进步。

3.相当于良性肿瘤

在古代文献中，相当于良性肿瘤的资料更为丰富，本节仅举一些病名，不做具体论述。如舌下囊肿之痰包；外耳道乳头状瘤之耳菌；肉瘤者软若绵，高似馒，皮色不变；脂肪瘤之脂瘤；血管瘤之血瘤；软组织肿瘤之气瘤、筋瘤；皮脂腺囊肿之粉瘤、脂瘤、发瘤，以及疣、痣、息肉、赘等。

**三、现代中医肿瘤病名**

国家技术监督局于1997年在《中华人民共和国国家标准·中药临床诊疗术语·疾病部分》中规定了中医临床930种常见病及其定义。其中记录了30种肿瘤，摘录如下：

1.脑瘤

因痰浊凝结、气血瘀滞于脑部，赘生形成肿块。以部位固定的局限性头痛，颅骨外压痛，并出现脑部受压所致相应的麻木、瘫痪等为主要表现的脑病类疾病。

2.恶核

因气机郁结，或精气亏虚，温毒内伏，瘀痰凝滞所致。以肢体出现无痛性瘰疬肿块、胁下肿块，或有发热等为主要表现的癌病类疾病。

3.肺癌

可能因吸烟、毒气刺激、慢性肺脏疾患等所致。以咳嗽、胸痛、气喘、痰中带血等。

4.食管癌

多因过食粗糙、刺激、质硬、霉变等食物，或食管慢性病变等，使食管长期受到刺激，邪毒郁热内蕴，气血瘀滞，日久而成。以进行性饮食梗塞、咽下疼痛为主要表现，发生于食管的癌病类疾病。

5.胃癌

可能与生活环境、饮食因素、胃的慢性病变刺激等有关，痰浊邪毒瘀血积聚胃脘，日久恶变而成。以进行性胃脘痛、食少、消瘦、便血等为常见症状，发生于胃脘的癌病类疾病。

6.肠癌

可能与过食肥甘、霉变食物，或与大肠慢性病变的长期刺激等有关，日久恶变而成。有大便变形，或加有脓血、下腹痛、触及下腹包块为主要表现，发生于肠道的癌病类疾病。

7.胰癌

可能与长期嗜烟酒、进食霉变食物或肥甘厚腻，以脘腹痛、纳呆、消瘦、黄疸等为主要表现，发生于胰的癌病类疾病。

8.肝癌

继发于肝积、肝着等病之后，或因常食霉变食物，或其他有害毒物损伤等所致。以右胁痛、肝大坚硬、呕恶腹胀、渐现黄疸等为主要表现，发生于肝的癌病类疾病。

9.胆癌

其原因可能与饮食不当，情致刺激，胆腑慢性病变有关。以右上腹痛、黄疸、胆囊肿硬等为主要表现，发生于胆的癌病类疾病。

10.肾癌

可能因外邪侵入，或毒物长久刺激，损伤肾络，伤阴耗气，逐渐恶变而成。以尿血、腰痛、上腹或腰部肿块等为主要表现，发生于肾脏的癌病类疾病。

11.膀胱癌

可能因结石长期刺激，或长期接触有毒物质等所致。以无痛性血尿等为早期临床表现，发生于膀胱的癌病类疾病。

12.子岩

因瘀血、浊气凝聚，日久恶变而成。以肾子（睾丸）出现无痛性、表面不平的坚硬肿块，增长迅速等为主要表现的癌病类疾病。

13.肾岩翻花（阴茎岩）

因肝肾素亏，或忧思郁怒，相火内炽，肝经血燥，火邪郁结，逐渐恶变而成。以阴茎龟头出现丘疹、结节状坚硬物等，溃后如翻花状，有特异恶臭和脓性分泌物等为主要表现，发生于阴茎的癌病类疾病。

14.石瘿

多因情志内伤，肝脾气滞，瘀痰互结，见久恶变而成。以颈前肿块坚硬如石、推之不移、凹凸不平等为主要表现，发生于颈瘿部的癌病类疾病。

15.乳癌

因情志内伤，冲任失调，气滞痰瘀互结而成。以乳房部结块，质地坚硬，高低不一，病久肿块溃烂，脓血污秽恶臭，疼痛日增为主要表现，发生于乳房的癌病类疾病。

16.乳疳

因肝郁化火，湿热蕴结所致。以乳晕部生疮肿，糜烂结痂，经年不愈，或腐去半截乳头，状如莲蓬，痛楚难忍为特征，发生于乳晕的癌病类疾病。

17.翻花疮

因肝虚血燥，邪毒结聚皮肤，逐渐恶变而成。以生疮溃后胬肉突出，其状如菌，生长迅速，损破后流血不止为主要表现的癌病类疾病。

18.石疽

因痰凝湿热蕴结，气血瘀滞，日久坚积不散所致。以肌肤结块坚硬不消，隐痛或不痛为主要表现，发生于肌肤的癌病类疾病。

上石疽：发于耳下、颈部，结块坚硬不痛，表面光滑为主症的石疽。

中石疽：发于一侧胯部，结块坚硬，曲胯拘痛为主症的石疽。

下石疽：发于膝部，结块隐痛，久不化脓为主症的石疽。

19.石瘕

多因气血瘀滞等，使胞宫宫体生瘤而成。以月经周期提前、经期延长、经量增多为主要表现的妇科疾病。

20.肠蕈

多因气滞痰浊停聚卵巢所致。以子宫旁少腹内圆滑柔韧的肿块，一般不影响月经为主要表现的妇科疾病。

21.耳蕈（菌）

因痰火邪毒蕴结，脉络瘀阻，日久而变而成。以耳部见赘生物，质硬、易出血为主要表现的癌病类疾病。

22.耳滞

因湿热痰火上逆，气血瘀滞耳道所致。以耳内赘生蕈状小肉团，不痛、无化脓溃烂为主要表现瘤病类疾病。

23.颃颡岩

因正虚邪实，邪毒结聚颃颡（指咽后壁上的后鼻道），日久逐渐恶变而成。以鼻衄、头痛耳鸣、颈部出现恶核为主要表现，发生于颃颡部位的癌病类疾病。

24.咽喉菌

因气血瘀滞，痰浊邪毒凝结于咽喉，日久逐渐恶变所致。以咽喉疼痛不适、吞咽不利、咽部异物感，或咽喉局部有肿块、表面凹凸不平、其状如菌为主要表现的癌病类疾病。

25.牙岩

因热毒痰火聚结牙龈，逐渐恶变而成。以牙龈赘生肿块，坚硬、出血、溃烂为主要表现的癌病类疾病。

26.唇菌

因痰浊邪毒凝聚于唇，逐渐恶变而成。以口唇肿起，皮白皱裂形如蚕茧，溃烂出血为主要表现的癌病类疾病。

27.舌菌（岩）

因邪毒上攻聚结成块，以舌体赘生肿块如菌，坚硬溃烂为主要表现。因痰血交结，瘀阻成积，逐渐恶变而成的癌病类疾病。

**28.腮岩**

以腮部出现菌状肿块，溃烂翻花，流血水臭秽为主要表现的癌病类疾病。

**29.锁肛痔**

因忧思郁结，饮食不洁，久痢久泻，息肉虫积，邪毒痰湿瘀血积聚肛肠所致。初起为便血流水，渐现大便变形，排便困难、次数增多、里急后重、肛门生肿物坚硬、流脓血臭水为主要表现，发生于肛门直肠的癌病类疾病。

**30.骨瘤**

多因肾气不足，瘀血毒邪凝滞于骨。以肿块坚硬如石、紧贴于骨为特征的瘤病或癌病类疾病。

（张莉）

# 第五节 恶性肿瘤的中医中药治疗

## 一、中医对肿瘤治疗的认识

早在距今约3500多年的商周时代，殷墟甲骨文上已记有"瘤"的病名。该字由"疒"及"留"组成，说明了当时对该病已有"留聚不去"的认识。这是现今中医记载肿瘤最早的文献。当时，古人就已发明用火、砭石、酒、汤液、祝、由等方法治疗"瘤"，内治与外治相结合，至今仍是肿瘤疾病治疗的常用手段。《山海经》收集了120余种植物、动物和矿物类药物。从这些药物的治病范围看，有治恶疮、瘿瘤、痈疽、噎食等从现代观点看来与肿瘤有关的疾病，开启了中医肿瘤用药的先河。

《黄帝内经》也说"虚邪之中人也，……留而不去，则传舍于络脉"。留者，瘤也，日久则传舍或留着于各处，此为中医对转移性肿瘤疾病的最早记载。它记载的"坚者削之""结者散之"等治疗法则，对当今防治肿瘤疾病仍有指导意义。《内经》中所体现的整体观念、辨证论治的理论特点以及"治未病"的预防学思想，是指导后世早期防治、诊疗肿瘤的准则。

肿瘤的辨证施治规范成熟于东汉张仲景的《伤寒杂病论》。张仲景以脏腑经络学说为核心，强调临床应"观其脉证，知犯何逆，随证治之"。书中所载的大量方剂，如鳖甲煎丸、大黄蛰虫丸、抵当丸、抵当汤、麦冬汤、旋覆代赭汤、硝石矾石散等为后人喜用。仲景采用养阴、甘温法治疗"肺痿"（似今之肺癌）；软坚散结、活血祛瘀法治疗"症瘕"（类似肝脏肿物）；益气化痰法治疗"胃反"（似胃癌）；缓中补虚、攻逐瘀血法治疗虚劳等，开创了后世辨证论治肿瘤之先河。唐代孙思邈在《千金要方》中分瘤为瘿瘤、骨瘤、脂瘤、石瘤、肉瘤、脓瘤及血瘤，首载肿瘤专方50余副，方中突出虫类药、毒剧药及攻痰化瘀药的使用，并应用灸法治疗症瘕积聚。金元四大家从各自经验和学术观点出发，分别从攻邪、清热、养正补脾、滋阴化痰等独特角度确立治法，创造性地进行临床实践，使肿瘤治疗学理论向纵深发展，内容更加丰富多彩。

明清时代，肿瘤治疗学得以进一步深入和完善。明代张景岳《景岳全书》将治疗积聚症瘕的药物归纳为攻、消、补、散四大类，采用内外兼施、针药膏并用的方法。明代陈实功在《外科正宗》中对乳腺癌的症状特点与预后，做了详细的描述，并绘有插图。他提出"内之证或不及于外，外之证则必根于内"，强调治疗肿瘤不能仅仅治疗表面的病灶，要内外治疗并重，外科治疗应以调理脾胃为要，善用以毒攻毒法。

新中国成立以来，中医药防治恶性肿瘤的水平得到了前所未有的发展，已逐步形成较为系统的中医肿瘤学科。20世纪50年代，中医药防治恶性肿瘤的个案报道见于文刊，60至70年代，出现有组织的抗癌中药实验研究，进入80年代，随着我国改革开放，经济腾飞，大量各类剂型的中药制剂广泛应用于临床。随着现代医学对肿瘤诊治理论的不断深入，手术、放化疗、生物治疗、分子靶向治疗、中医药治疗等多种治疗模式相结合的理念已为有识之士共识。中医肿瘤治疗将更加注重引入现代先进科学研究技术方法，大力开展中医药防治恶性肿瘤的临床机制研究，充分发挥有效、低毒、"带瘤生存"、整体观等优势，在治疗手段、药物开发、疗效评价等方面形成更为鲜明的特色，造福人类。

近几十年来，中医肿瘤学作为中医药学一个重要的分支，西医学、生物学和其他学科的发展促进了它的发展，形成一个新兴的学科，其内容涵盖了肿瘤的起因、发病、诊断、治则、治法、康复、抗癌方药的筛选及其作用机制等多个方面，在中医肿瘤临床治疗学的研究取得可喜的成果。中医肿瘤学、西医肿瘤学相互渗透，并逐步形成新的学科分支——中西医结合肿瘤学，不断促进了肿瘤学临床的发展。

**二、中医肿瘤治法**

（一）病因病机

根据历代文献论述，结合现代肿瘤流行病学、病因学等的研究成果，恶性肿瘤的病因病机可高度概括为四大类：虚、瘀、痰、毒。

1.虚

中医学的发病理论很重视人体正气，正气即真气，是人体生命机能的总称。中医学认为，人体脏腑功能正常，气血充盈，正气旺盛，病邪就难以侵入，即使邪气入侵，则正气必会起而抗之，疾病（包括肿瘤）就难以发生。

恶性肿瘤为顽疾，因虚致实，且正虚与邪实共处同一脏腑，迁延日久，早期邪实为主，中期正气渐衰而邪气不减，晚期邪气愈盛，而正气愈衰，因病程迁延，故易发生脏腑五行生克乘侮传变。

2.瘀

瘀包括气滞和血瘀。气滞，是指气机流通不畅而郁滞的病理状态；血瘀，是指血液运行迟缓和不通畅的病理状态。气推动着血、津液的运行与脏腑的生理活动，气滞不通则对津液、血、脏腑功能活动都有不良的影响。如气滞不畅，会引起血行也不畅，形成血瘀；气行不畅可使津液运行也不畅，进一步会引起津液停聚，而形成痰、饮或水肿；气行不畅还可使脏腑功能发生障碍。血瘀气滞，不通则痛；血瘀而形成瘀血积聚，发为肿块而成癌瘤。

3.痰

痰湿是指机体失其正常运化而停积于体内的病理产物。脏腑功能运行正常，水谷之精微化成津液。但由于外感六淫，或饮食伤、劳逸伤、七情伤诸因素的影响，使肺、脾、肾等脏腑气化功能失常，水液代谢障碍，以致津液不能得到正常的布散，停滞而成痰饮水湿。痰瘀互结，日久成积，从而形成肿瘤的基础。

4.毒

癌毒包括了一切外源性致癌及内源性致癌因素，其长期累积致癌的特点，中医可称为"伏毒"。癌毒潜伏体内日久，致机体癌变，其性顽烈，易耗散气血，易致痰饮、瘀血等，变生为有形之肿瘤，其性走窜，易循经络流注至远处脏腑、上至脑髓、内至骨骼、外至皮肤等形成流毒。

（二）肿瘤的中医治则

中医治则是指治疗疾病所遵循的基本原则，是在整体观念和辨证论治思想指导下制定的反映中医治疗学的规律和特色的理论知识，是中医学理论体系的重要组成部分之一。肿瘤的治则是治疗肿瘤以阻止其发展并使疾病好转或痊愈所遵循的基本原则，是中医肿瘤学理论体系的重要组成部分。肿瘤疾病的病因病理常常错综复杂，涉及全身气血、经络、脏腑变化，病变过程又有不同时期及轻重缓急之分，故当辨清"病"与"证"，根据病势区分标本，采用不同的治疗原则。肿瘤疾病的常用治则包括治病求本、早治防变、标本缓急、扶正祛邪、调整阴阳、三因制宜等。

1.治病求本

"治病求本"源于《黄帝内红·素问·阴阳应象大论》："黄帝曰，阴阳者，天地之道也，万物之纲纪，变化之父母，生杀之本始，神明之府也，治病必求于本。""求本"实际上就是辨清病因病机，抓住疾病的本质，并针对疾病的本质进行治疗。本与表，具有多种含义，且有相对的特性，如以正邪而言，正气是本，邪气是标；以病因和症状论，病因为本，症状为标；以疾病先后如旧病、原发病为本，新病、继发病为标……治病求本原则是急则治标、缓则治本和标本兼治三部分。肿瘤疾病症状复杂，疾病处于不同阶段具有不同的临床表现，辨明病机，"同病异治""异病同治"体现了治病求本的治疗原则。如胃癌的病机特点属于肝胃不和时，治以舒肝和胃、降逆止痛；属于脾胃虚寒者，治以温中散寒、健脾和胃；属于瘀毒内阻者，治以清热解毒、活血祛瘀。这些治法都是治病求本主导思想的具体体现。

### 2.病证结合论治

辨病与辨证相结合力求抓住肿瘤的临床本质，因此病证结合论治也是治病求本的体现和延伸。此法是在了解肿瘤发生的部位和疾病临床发展特点的基础上，结合中医辨证的整体观，相互补充，全面诊断。在辨证的同时考虑"病"，尤其对肿瘤缓解期或早期术后无症状的病人有重要意义，临床上可在辨证治疗的基础上，根据不同的疾病加入相应的抗瘤中药，如食管癌用山慈姑，肠癌用败酱草，鼻咽癌用石上柏等。病证结合还应重视"同病异证"与"异病同证"，同一癌肿，由于个体体质、疾病发展阶段不同，往往表现出动态变化的症状、体征，如肝癌可出现早期"肝郁气滞"、中期"脾虚血瘀"、晚期"肝肾阴虚"等不同证型，此为"同病异证"；各种肿瘤虽属不同"疾病"，但它们发生发展过程会有相似的临床表现，如食欲减退、消瘦、局部肿块等，均可据中医理论辨为"脾虚""血瘀"等证候，此为"异病同证"。

### 3.治未病

中医学对疾病的预防非常重视，早在《黄帝内经·素问·四气调神大论》云："圣人不治已病治未病，不治已乱治未乱，此之谓也。夫病已成而后药之，乱已成而后治之，譬犹渴而穿井，斗而铸锥，不亦晚乎！"强调了"防患于未然"的原则和预防疾病的重要性。治未病包括未病先防和既病防变两方面的内容。

（1）未病先防

未病先防是指在未病之前，采取各种措施，做好预防工作，以防止疾病的发生。未病先防，包括防止病邪侵害和增强人体正气两方面。在肿瘤预防方面，防止病邪侵害主要包括防止六淫之邪的侵害（如夏日防暑，秋天防燥，冬天防寒）以及防止环境、水源和食物的污染等。对于某些高危人群（如长期吸烟者，或有胃肠癌家族史者），平时经常服食一些具有防癌作用的某些食物或药物（如绿茶、芦笋、猴头菇、猕猴桃、大蒜、胡萝卜、薏苡仁、山药等），可提高机体免疫功能，有助于防癌抗癌。

（2）既病防变

既病防变包括早期的及时治疗和晚期的防止传变两部分。在肿瘤疾病早期及时诊治，把疾病消灭在萌芽阶段，防止肿瘤由轻变重、由局部蔓延到全身。肿瘤病到了晚期，势必累及其他脏腑器官。此时要了解疾病的脏腑病位及其传变趋势，以阻止疾病的传变。关于脏腑传变规律，古人早有认识。如《黄帝内经·素问·玉机真脏论》云："五脏相通，移皆有次；五脏有病，则各传其所胜。"指出五脏有病，其病气分别传至其所胜克之脏。《金匮要略·藏府经络先后病脉证第一》亦云："见肝之病，知肝传脾，当先实脾"。如中晚期的肝癌、肝硬化患者，根据"肝属木，脾属土，木克土"的五行理论，知道在病变过程中，肝病进一步发展可能累及到脾胃，在治疗的时候就要考虑到健脾和胃，使脾胃强健，以避免或减少肝病及脾的情况发生。

4.标本缓急

"标""本"的含义：就邪正而言，正气为本，邪气为标；就病机与症状而言，病机为本，症状是标；就疾病先后言，旧病、原发病为本，新病、继发病是标；就病位而言，脏腑精气病为本，肌表经络病为标。正如《金匮要略》所言："下利清谷不止，身体疼痛者，急当救里；后身体疼痛，清便自调者，急当救表"以及"痼疾加以卒病，当先治其卒病，后乃治其痼疾"。标本缓急原则包括急则治标、缓则治本和标本兼治三部分。

（1）急则治标

适用于邪气较盛或继发病症较急的情况。如直肠癌热盛伤津，关格壅塞，气机阻滞，大便秘结，发为中满的阳明腑实证，从其病因病机分析，内热为本，中满为标。急则治其标以大承气汤急下之，中满得除则大热自愈。再如肝癌、肝硬化合并腹水病人，就原发病与继发病而言，腹水多是在肝病基础上形成，则肝血瘀阻为本，腹水为标，如腹水不重，则宜化瘀为主，兼以利水；但若腹水严重，腹部胀满，呼吸急促，二便不利时，乃至危及生命，则为标急，此时当先治标病之腹水，待腹水减退，病情稳定后，再治其肝病。又如大出血病人，由于大出血会危及生命，故不论何种原因的出血，均应紧急止血以治标，待血止，病情缓和后再治其病本。此外，在先病为本而后病为标的关系中，有时标病虽不危急，但若不先治将影响本病整个治疗方案的实施时，也当先治其标病。如肺癌病人的治疗过程中，病人合并外感（肺部感染），宜先将处理后病（肺部感染），然后再转回来治疗先病（肺癌）。

（2）缓则治本

在病情缓和，病势迁延，暂无急重病状的情况下，应着眼于疾病本质的治疗。因标病产生于本病，本病得治，标病自然也随之而去。如肺癌放射治疗后肿瘤已经稳定，但仍见有咳嗽、气短、乏力、口咽干燥等症，辨证属气阴两虚证，气阴两虚是本，咳嗽是标。此时标病不至于危及生命，故不必急着用单纯止咳法来治标，而应益气养阴治本为主，本病得愈，咳嗽也自然会消除；再如气虚自汗，则气虚不摄为本，出汗为标。单用止汗，难以奏效，此时应补气以治其本，气足则自能收摄汗液。另外，先病宿疾为本，后病新感为标，新感已愈而转治宿疾，也属缓则治本。

（3）标本兼治

当标本并重或标本均不太急时，当标本兼治。如在热性病过程中，阴液受伤而致大便燥结不通，此时邪热内结为本，阴液受伤为标，治当泻热攻下与滋阴通便同用。《黄帝内经》提到：标本俱急时，"间者并行，甚者独行"。如直肠癌患者，因肿瘤压迫出现大便困难，同时又有神疲乏力、不思饮食、头晕心悸等正气亏虚见证，属于"本虚标实"，标本并重。此时两方面均不宜耽搁，故须标本兼治，祛邪抑瘤与扶正补虚同用。

5.扶正祛邪

疾病的演变过程，从邪正关系来说，是正气与邪气双方互相斗争的过程。正邪相搏中双方的盛衰消长决定着疾病的发生、发展与转归，正能胜邪则病退，邪能胜正则病进。通过扶正祛邪，可以改变邪正双方的力量对比，使其有利向痊愈方向转化。扶正指增强体质，提高机体的抗邪及康复能力。适用于各种虚证，即所谓"虚则补之"。祛邪即祛除邪气，消解病邪的侵袭和损害、抑制亢奋有余的病理反应，适用于各种实证，即所谓"实则泻之"。扶正与祛邪两者相互为用，相辅相成，扶正增强了正气，有助于机体祛除病邪，即所谓"正胜邪自去"；祛邪则在邪气被祛的同时，减免了对正气的侵害，即所谓"邪去正自安"。

中医将肿瘤根据病程不同分为三期：①早期，邪盛为主，正气未大衰——祛邪；②中期，虚实夹杂——攻补兼施；③晚期，正虚为主，不任攻伐——扶正、佐以抗癌。所谓"能毒者以厚药，不胜毒者以薄药。"因此运用扶正祛邪治则时要注意几个原则：①攻补应用合理，即扶正用于虚证，祛邪用于实证；②把握先后主次，对虚实错杂证，应根据虚实的主次与缓急，决定扶正祛邪运用的先后与主次；③扶正不留邪，祛邪不伤正。

6.调整阴阳

疾病的发生，其本质是机体阴阳相对平衡遭到破坏，造成体内阴阳偏盛偏衰的结果，为此，调整阴阳的偏盛偏衰，损其有余、补其不足，补偏救弊，恢复阴阳的相对平衡，促进阴平阳秘，是治疗疾病的根本法则之一。调整阴阳的治则主要有如下几类：

（1）损其有余

即"实则泻之"，适用于人体阴阳中任何一方偏盛有余的实证。根据阴阳的偏盛情况，分泻其阳盛和损其阴盛两种类型：

①泻其阳盛：即热者寒之，"阳胜则热"的实热证，据阴阳对立制约原理，宜

用寒凉药物以泻其偏盛之阳热。

②损其阴盛：即寒者热之，"阴胜则寒"的实寒证，宜用温热药物以消解其偏盛之阴寒。

（2）补其不足

即"虚则补之"，适用于人体阴阳中任何一方虚损不足的病证。根据阴阳的虚损情况，又分如下几种类型：

①阴阳互制：包括滋阴抑阳和扶阳抑阴两方面。

滋阴抑阳：唐代王冰所谓"壮水之主，以制阳光"，《黄帝内经·素问·阴阳应象大论》称之为"阳病治阴"。这里的"阳病"指的是阴虚则阳气相对偏亢，治阴即补阴之意。滋阴抑阳适用于阴虚不足以制阳而致阳气相对偏亢的虚热证。

扶阳抑阴：亦即王冰所谓"益火之源，以消荫翳"（《黄帝内经·素问·至真要大论》注语）。《黄帝内经·素问·阴阳应象大论》称之为"阴病治阳"。这里的"阴病"指的是阳虚则阴气相对偏盛，治阳即补阳之意。扶阳抑阴适用于阳虚不足以制阴而致阴气相对偏盛的虚寒证。

②阴阳互济：对于阴阳偏衰的虚热及虚寒证的治疗，可应用阴中求阳与阳中求阴的治法。阴中求阳，即据阴阳互根的原理，补阳时适当佐以补阴药谓之阴中求阳；阳中求阴，即据阴阳互根的原理，补阴时适当佐以补阳药谓之阳中求阴。

③阴阳并补：对阴阳两虚则可采用阴阳并补之法治疗，阳损及阴者，以阳虚为主，则应在补阳的基础上辅以滋阴之品；阴损及阳者，以阴虚为主，则应在滋阴的基础上辅以补阳之品。

④回阳救阴：适用于阴阳亡失者。亡阳者，当回阳以固脱；亡阴者，当救阴以固脱。晚期肿瘤合并出血、休克等并发症危及生命时，常用人参、附子等急救。

7. 三因制宜

人的生理活动、病理变化必然受着诸如时令气候节律、地域环境等因素的影响。患者的性别、年龄、体质等个体差异，也对疾病的发生、发展与转归产生一定的影响。因此，在治疗疾病时，就必须根据这些具体因素做出分析，区别对待，从而制订出适宜的治法与方药，即所谓因时、因地和因人制宜的三因制宜。这与现代医学的个体治疗也是相吻合的。

（1）因时制宜

根据不同的时令气候节律特点，来制订适宜的治法与方药的治疗原则，称为"因时制宜"。因时之"时"一是指自然界的时令气候特点，二是指年、月、日的时间变化规律。《黄帝内经·灵枢·岁露论》说："人与天地相参也，与日月相应也。"因而年月季节、昼夜晨昏时间因素，既可影响自然界不同的气候特点和物候特点，同时对人体的生理活动与病理变化也带来一定影响，因此，就要注意在不同的季节、月令、昼夜时间节律条件下的治疗宜忌。如胃癌脾胃气虚证，治宜健脾益气，在夏秋季节因气候炎热或干燥，其益气药一般选用西洋参、太子参之类，以期在益气的同时兼有养阴润燥作用；而冬春季节则可选用党参、红参等药性偏温者，以加强益气之力而无温燥之虑。

（2）因地制宜

根据不同的地域环境特点，来制定适宜的治法与方药的治疗原则，称为"因地制宜"。如胃癌之气血两虚证，治宜补气养血，可用十全大补汤加减，在南方如重用黄芪、当归、肉桂，往往很多病人会反应服药后有口干口苦等"上火"的感觉，而在北方则较少此类反应。

（3）因人制宜

根据病人的年龄、性别、体质等不同特点，来制定适宜的治法与方药的治疗原则，称为"因人制宜"。如肝癌气滞血瘀证，治法当选活血化瘀，但又有年轻、体质较好和老年、体质较差的患者的区别，对于后者破血逐瘀的三棱、莪术应该慎用或少用。男、女性别不同，生理特点有异，治疗用药时应结合性别而区别对待。如生理上，女子以血为主，有经、带、胎、产的特点，女子又以肝为先天，肝气易郁易结，肝血易虚易滞，治疗上应注意疏肝理气或养血行血。

8.病治异同

同一种疾病，由于病情的发展和病机的变化，以及邪正消长的差异，机体的反应性不同，治疗上应根据其具体情况，运用不同的治法进行治疗，称为同病异治。不同的疾病，在其病情发展的过程中，会出现相同的病机变化或同一性质的症候，可以采用相同的治法治疗，称为异病同治。

**三、中医肿瘤治法**

肿瘤的治法，是治疗肿瘤以阻止其发展并使疾病好转或痊愈的具体治疗方法，是中医肿瘤学理论体系的重要组成部分。是指在一定的治则指导下，针对具体疾病与证候所确立的具体的治疗措施，《黄帝内经》中提到治疗肿瘤的基本治法：虚者补之、劳者温之、结者散之、坚者削之。随着现代中医理论的发展，中医肿瘤学初步形成其治法体系，主要归纳为两大类：扶正类及祛邪类治法。扶正类治法主要有健脾法、养血法、补肾法、养阴法等；祛邪类主要有理气法、活血化瘀、清热解毒、软坚散结、化痰祛湿、以毒攻毒等治法。

（一）扶正培本类治法

扶正类治法是一类以扶持正气，培植本元的中医方药来调节人体阴阳、气血、脏腑、经络以增强体质，提高机体抗邪及病后恢复能力的方法。扶正法适用于各期肿瘤正气虚损患者。对于放、化疗后患者，可提高放、化疗的临床疗效，减轻放、化疗的毒副作用；用于术后患者，可缓解手术对体质的削弱与损伤，提高手术治疗的远期疗效。

1.健脾法

脾主运化乃后天之本，对于癌症患者来讲，健脾益气和调理脾胃是扶正补虚的重要内容，必须时时顾及"胃气"，因为"有胃气则生，无胃气则死"。李东垣在《脾胃论》中指出"脾是元气之本，元气是健康之本"。所以张仲景提出"脾旺不受邪"之说。食欲不振，脾不健运是癌症患者最为普遍的证候，加之癌肿消耗体力，加速机体衰竭，只有脾胃健运，使"生化"之源不竭，才能延长生命、提高生存质量。健脾法能调中补气，适用于脾胃虚弱患者。健脾法包括健脾益气、健脾和胃、健脾化湿等法，常取寓调于健之意。健脾法与补血药同用有补益气血、扶助正气、增强体质的功效。健脾法的常用药物有黄芪、党参、人参、白术、山药、甘草等；四君子汤为其最常用的代表方。

2.养血法

肿瘤属于消耗性疾病，可因脾肾受损导致气血生化乏源，或因癌瘤病灶出血，或因放疗、化疗及手术治疗耗气伤血，因而养血法在临床上较常应用。养血法能够填精生血，适用于体弱血虚患者。由于气血同源、精血同源，所以养血法多与健脾法、补肾法同用以增强补血功效。养血法的常用药物有鸡血藤、当归、熟地、白芍、紫河车、桂圆肉、阿胶等；八珍汤、十全大补汤是其常用代表方。

3.补肾法

肾为先天之本，人体的功能活动有赖于肾气推动，肿瘤患者在晚期阶段常可见到肾之阴阳亏虚，因此补肾法常用来改善患者的虚衰状况，以提高机体抗病能力，促进病体的康复。补肾法包括滋养肾阴、温补肾阳等法。滋养肾阴的常用药物有熟地黄、何首乌、女贞子、旱莲草、枸杞子、桑葚子等；温补肾阳的常用药物有附子、肉桂、鹿茸、菟丝子、补骨脂、淫羊藿、锁阳、肉苁蓉、巴戟天等。根据"阴阳互根"的理论，滋养肾阴药常与温补肾阳药配伍使用，以增强补肾功效。六味地黄丸和肾气丸为补肾法的常用代表方。

4.养阴法

热毒乃肿瘤致病原因之一，日久则耗伤阴津。另外，肿瘤的发展之并发症，如高热等，又易损伤阴液，故阴虚内热为肿瘤常见病理变化。所以养阴法在临床中应用较为广泛。养阴法能够能滋养肺、胃及肝肾，育阴增液，适用于肿瘤患者呈现阴虚证候者，在放射治疗及化学药物治疗中出现火热内灼、耗阴伤津时也常应用本类药物。由于临床上肿瘤患者常出现阴虚与气虚兼见（气阴两虚）、阴虚与热毒兼见（阴虚火旺）的情况，所以益气养阴法和养阴清热法也比较常用。养阴法的常用药物有天门冬、麦冬、沙参、生地、龟板、鳖甲、天花粉、知母、旱莲草、女贞子等；增液汤、麦冬汤和沙参麦冬汤是其常用代表方。如属气阴两虚者则配补气药同用以益气养阴，常用药物有天门冬、人参、生地等；代表方为生脉散。如属阴虚火旺者则配清热药同用以养阴清热，常用药物有鳖甲、知母、生地、秦艽、柴胡、地骨皮等；代表方为青蒿鳖甲汤。

**5.滋阴益气法**

属补法的一种。热毒是肿瘤致病原因之一，日久耗伤阴津，另外，肿瘤患者在放射治疗及化学药物治疗中极易出现火热内灼、耗阴伤津的并发症，也常应用本类治法。经典方如生脉饮、增液汤、麦冬汤、青蒿鳖甲汤等。

**6.健脾养血法**

属补法的一种。脾为后天之本，气血生化之源。健脾养血就是补益正气，正气强壮自然可以抵御外邪，另外肿瘤患者放化疗后引起骨髓抑制、胃肠道反应如贫血、白细胞减少、恶心呕吐等，均适用本法。经典方如十全大补方、四君汤、归脾丸等。

**7.补益肝肾法**

也属补法的一种。肾为先天之本，为骨之余，肝藏血，人体的功能活动有赖于肾气推动、血的滋养，补肝肾药常被佐以用之，以提高机体抗病能力，促进于病体的康复。肿瘤患者出现骨转移骨痛、骨髓抑制等多用此法。经典方如六味地黄汤及肾气丸的化裁方。

**（二）祛邪抗癌类治法**

祛邪类治法是一类通过祛除体内邪毒，达到邪去正复目的的治疗方法，是《黄帝内经》"实则泻之"的运用。祛邪类治法适用于各期肿瘤正气尚未大亏者，可抑制肿瘤的发展，减轻患者的临床症状，延长生存期。

**1.化痰祛湿法**

属消法的一种。痰湿均为人体的病理产物，又是致病原因。广义的"痰"，包括可见（有形）和不可见（无形）的痰，有形之痰是指从口中咳吐而出的痰液，亦包括瘰疬、痰核，而停留在脏腑经络中的痰，影响生化，阻塞气机，变生百病，则为无形之痰。

中医认为，许多肿瘤与痰凝湿聚有关，如元代朱丹溪说："痰之为物，随处升降，无处不到"，"凡人身上、中、下有块者多是痰"。清代高锦庭也说："癌瘤者……及五脏瘀血浊气痰滞而成。"此外，湿毒为患，可浸淫生疮，流脓流水或因肿瘤而出现浮肿、胸水和腹水等。通过化痰祛湿法，不但可减轻症状，某些肿瘤亦可得到有效控制。因此，化痰祛湿法在肿瘤中医治疗中具有一定的重要性，通过现代实验研究及药物筛选，更进一步证明某些化痰、祛湿药物本身就具有抗肿瘤作用，如化痰药半夏、天南星、瓜蒌、山慈姑、天花粉、贝母、白芥子等；清热燥湿药苦参、黄连、黄芩、黄檗；利水渗湿药如茯苓、猪苓、薏苡仁、泽泻、泽漆等；逐水药如甘遂、大戟、芫花等。故结合中医辨证施治原则，合理运用化痰祛湿法，能提高肿瘤的治疗效果。

化痰法常与其他治法合用，与软坚散结法合用，称化痰散结法，用于痰凝块坚者；与理气法合用，称理气化痰法，用于气郁痰凝者；与清热药合用，称清热化痰法，用于痰热证；与温热药合用，称温化寒痰法，用于寒痰凝结之证；与健脾药合用，称健脾化痰法，用于脾虚痰湿证；与活血药合用，称活血化痰法，用于痰瘀互结之证。

2.活血化瘀法

历代医家多指出，症积、石瘕、噎膈及肚腹结块等与瘀血有关。如《医林改错》明确指出："肚腹结块者，必有形之血"。故活血化瘀法是治疗肿瘤的重要治法之一。肿瘤患者在临床上有如下症状者可认为是有瘀血之证：体内或体表肿块经久不消，坚硬如石凸凹不平；唇舌青紫或舌体、舌边及舌下有青紫斑点或经脉怒张；皮肤黯黑，有斑块、粗糙，肌肤甲错；局部疼痛（刺痛），痛有定处，日轻夜重，脉涩等；并有外周微循环障碍。血瘀是肿瘤形成发展的主要病理机制，可出现在各个病理阶段，因而不同时期使用活血化瘀方药对肿瘤的防治有重要临床意义。通过活血化瘀，疏通血脉，破瘀散结等治疗，能达到活血止痛，祛瘀消肿，恢复气血正常运行的目的。活血化瘀法不但能消瘤散结治疗肿瘤，而且对由瘀血引起的发热，瘀血阻络引起的出血，血瘀阻络所致的疼痛等症，分别结合清热活血、活血止血、化瘀止痛等诸法治疗，均能收到一定效果。肿瘤患者由于长期受癌肿侵蚀，机体功能下降，临床以气虚血瘀为表现的并不少见，给予益气培本、活血化瘀相结合的治疗方法，可促进患者机体功能的恢复，提高机体免疫力，增强消瘤散结的功效。但活血化瘀法在改善微循环、增加血管通透性的同时是否会促进肿瘤生长，加速肿瘤转移等问题上仍有诸多争论，因而在临床运用本法应给予足够重视，尤其是用于具有出血倾向的肿瘤如肝癌、白血病等时更应慎重。在肝癌剧烈疼痛时，如过多地使用活血化瘀药，可能促进肝破裂，出现大出血。肺癌病人过多地使用活血化瘀药，可能会造成大咯血等副作用。没有血瘀证的患者如果滥用活血化瘀药或活血破瘀药，不仅会伤及正气，导致免疫力低下，且有可能造成癌细胞的转移。

3.清热解毒法

属清法的一种。清热解毒法具有消炎、杀菌、排毒、退热及增强免疫等作用。由于炎症或感染往往是促使肿瘤恶化和发展的因素之一，清热解毒法则能控制和消除肿瘤及其周围的炎症和水肿，故能在一定程度上减轻症状，阻止肿瘤恶化和发展。清热解毒法是中医治疗肿瘤的主要法则之一。解毒法还包括以毒攻毒，但许多毒性药物的有效剂量与中毒剂量很接近，故应用时应慎重，适可而止。经典方如五味消毒饮、普济消毒饮、蟾蜍散等。

热毒蕴结是恶性肿瘤的主要病因病理之一。热毒内蕴可形成肿瘤，血遇热则凝，津液遇火灼为痰，气血痰浊壅阻经络脏腑，遂结成肿瘤。《黄帝内经·素问·至真要大论》说："诸痛痒疮，皆属于心"；"心主火"。《医宗金鉴》有："痈疽原是火毒生。经络阻塞气血凝"，指出疮、痒、肿、痛均与火毒有关，都由火毒致经络阻塞、气血凝滞所致。《医宗金鉴》论舌疳云："此证由心脾毒火所致"；论失荣证曰："由忧思、恚怒、气郁、血逆与火凝结而成"。可见中医文献中多认为无论内热外热，如果不能及时清除，久留体内，血遇热形成瘀血，津液遇热则炼成痰。热与痰、瘀等相结，内蕴结毒形成热毒。热毒阻塞于经络脏腑，就形成肿瘤。由于肿瘤的机械压迫，致使脏器的管腔、血脉受压或梗阻，造成脏器功能失调及气血循环障碍，则易发生感染，同时晚期肿瘤组织坏死、液化、溃烂而伴发炎症肿瘤细胞的代谢产物被机体吸收，也可见到热郁火毒的症候，常有发热、肿块增大、局部灼热、疼痛、口渴、便秘、舌红苔黄、脉数等症状，此时的病机特点属于热毒蕴积、邪热瘀毒之候，治疗上应采用清热解毒法。现代研究表明，清热解毒法具有消炎、杀菌、排毒、退热及增强免疫等作用。由于炎症或感染往往是促使肿瘤恶化和发展的因素之一，清热解毒法则能控制和消除肿瘤及其周围的炎症和水肿，故能在一定程度上减轻症状，阻止肿瘤恶化和发展。清热解毒法是祛邪治则中的一种常用治法，是中医治疗肿瘤的主要法则之一。常用的清热解毒药有金银花、连翘、半枝莲、白花蛇舌草、半边莲、七叶一枝花、蒲公英、山豆根、紫花地丁、鱼腥草、夏枯草、败酱草、喜树、龙葵、石上柏、苦参、野菊花、穿心莲、青黛等。

清热解毒法虽然属于"攻邪"的治法范畴。根据疾病的不同性质，清热解毒药也常与其他治疗法则和药物相结合，如热邪炽盛、耗损津液时，与养阴生津和滋阴凉血药合用；热盛迫血妄行时，与凉血止血药合用；肿瘤病人体质比较差，还应注意与扶正药物有机配合使用，并要防止过用寒凉损伤人体阳气。另外，根据毒蕴热结的不同部位和不同表现，选择恰当的清热解毒药物，如黄芩清上焦肺热、黄连清中焦胃火、黄檗清下焦热，栀子清三焦热、龙胆草泻肝胆湿热等。结合病情，辨证使用清热解毒药物，可使其在肿瘤治疗中发挥更好的治疗作用。

4.理气开郁法

内伤七情以致肝郁气滞是肿瘤形成的病机之一，《儒门事亲》中有："忧思郁怒，气机不和，日久聚而成积"的论述。因多种原因所致的气滞，可致血瘀，久积成结，许多肿瘤患者会出现气滞、气郁的表现，如肠癌患者有脘腹胀满，肝癌者疼痛嗳气，乳癌者乳房胀痛等，肿瘤病程久者又会加重情绪的抑郁，所以理气开郁法在肿瘤治疗中具有重要价值。在肿瘤治疗过程中，注意调畅气机，合理使用疏肝理气药，往往可以收到较好的疗效。有研究表明，理气中药能有效抑制肿瘤细胞的生长，提高机体免疫力。治疗肿瘤常用的理气开郁方剂有：逍遥散、木香顺气丸等。常用的药物有：柴胡、香附、郁金、陈皮、八月札、延胡索、砂仁、枳壳等。临床上运用理气开郁法时，应根据气滞与其他病机的兼杂，与他类药物配伍运用。如气滞多兼血瘀，可配伍桃仁、红花、赤芍等；气滞可挟痰凝，则配合半夏、南星等；气滞夹有湿阻，应配薏苡仁、茯苓、苍术等化湿。

5.软坚散结法

属消法和下法的范围。历代医家多指出，症积、石瘕、噎膈及肚腹结块等与瘀血有关。软坚化瘀法能缩小肿块、疏通血脉、破瘀散结。但活血化瘀太过不仅会伤及正气，导致免疫力低下，且有可能对具有出血倾向的肿瘤如肝癌、白血病等出现大出血时更应慎重。在肝癌剧烈疼痛时，如过多地使用活血化瘀药，可能促进肝破裂，肺癌病人过多地使用活血化瘀药，可能会造成大咯血等副作用。造成癌细胞的转移。故需根据临床慎重使用。经典方如鳖甲丸、大黄䗪虫丸等。

肿瘤质硬如石者称坚，质软者称结，使硬块消散的治法称为软坚散结法。《黄帝内经》中指出"坚者削之""结者散之""客者除之"。故对肿瘤多用软坚散结法治疗。中药理论认为"咸能软坚"，常用药物有：鳖甲、牡蛎、海藻、昆布、瓦楞子、海浮石、山慈姑、土鳖虫、僵蚕、壁虎、地龙、穿山甲等。散结则常通过治疗产生聚结的原因而达到散的目的，常用消痰散结法治疗痰结，药用瓜蒌、海浮石、浙贝母、白芥子、半夏、南星、皂角刺、山慈姑、黄药子、木鳖子等；理气散结法治疗气结，药物如香附、八月札、乌药、青皮、丁香、沉香、降香、砂仁、枳壳等；温化散结法治疗寒结，药物如附子、干姜、吴茱萸、艾叶、川椒、肉苁蓉等。

6.通腑攻下法

通腑攻下法是通过通便、下积、泻实、逐水等治疗，使机体内邪去正复的一种方法。但通腑攻下法的应用必须要有使用该法的适应证，邪实正气不虚或邪实正气虽虚尚可承受者方可运用。该法当以邪祛为度，中病即止，不可过量以防过伤正气。临床可将通腑攻下法运用于里热积滞实证，水饮内停胸胁及腹腔者。研究表明：承气汤类具有增强免疫功能，促进诱生干扰素，增强白细胞吞噬功能等作用。常用的通腑攻下方剂有：承气汤类，麻子仁丸，十枣汤，葶苈大枣泻肺汤等。常用的药物有：大黄、枳实、厚朴、甘遂、芫花、葶苈子等。

7.以毒攻毒法

癌瘤之成，不论是由于气滞血瘀，或痰凝湿聚，或热毒内蕴，或正气亏虚，久之均能蕴积癌毒，癌毒是肿瘤病理的关键，毒邪深陷，非攻不克。以毒攻毒法就是利用毒性剧烈、药性峻猛的有毒药物来治疗毒邪深痼的疾病的一类治疗方法。清代龙之章善用攻毒药物，他在《蠢子医》中指出："毒症非毒药不行，毒症还须毒药攻";"一切攻伐大毒药,往往用之若食蔗"。

目前,应用于恶性肿瘤临床的以毒攻毒中药有以下三类:动物类有蟾蜍、斑蝥、蛇毒、守宫、全蝎、蜈蚣、土鳖虫、水蛭、蜣螂、蜂房、红娘子等;植物类有生半夏、生南星、鸦胆子、巴豆、藤黄、藜芦、常山、马钱子、钩吻、喜树、甜瓜蒂、生附子、雪上一枝蒿、乌头、八角莲、独角莲、毛茛、商陆、狼毒、雷公藤、甘遂、芫花等;矿物类有砒石、砒霜、雄黄、轻粉、硇砂等。研究表明,这些药物大多对癌细胞具有直接的细胞毒作用。通过临床疗效观察和药理筛选证明,许多攻毒类中药都有较强的抗癌活性,且能从中分离出许多有效成分,有些成分已能人工合成,如斑蝥素、甲基斑蝥胺、华蟾素、长春碱、长春新碱、喜树碱、羟喜树碱、葫芦素等。

中医理论认为,使用毒药治病,有病则病受之,故可以使用毒性峻猛之品来治疗毒邪深痼之肿瘤;但许多毒性药物的有效剂量与中毒剂量很接近,故应用时应慎重,适可而止,《神农本草经》云:"若用毒药疗病,先起如黍粟,病去及止。不去,倍之;不去,十之。取去为度。"《黄帝内经·素问·五常政大论》云:"大毒治病,十去其六;常毒治病,十去其七;小毒治病,十去其八;无毒治病,十去其九";"无使过之,伤其正也"。在使用攻毒药的同时,应照顾正气,合理配伍且注意药物的合理炮制,选择适宜剂型,既可发挥其治癌作用,又可以减少其副作用。

**四、肿瘤的分期论治**

根据病人的全身情况和局部肿瘤变化,恶性肿瘤的临床发展过程,大致可分为三期:

1.初期

起居饮食如常,无明显自觉症状肿块明显或不明显,无转移迹象,舌苔脉象大多正常,此时正盛邪实,可以及时攻毒邪为主,佐以扶正。

2.中期

肿瘤已发展到明显程度,肿块增大,耗精伤气,饮食日久,倦怠无力,形体日见瘦弱,已显正虚邪盛之象,邪正相持,须攻补兼施。

3.晚期

癌症已发展至后期,远处转移,肿瘤坚硬如石,面黄肌瘦,形销骨立,显露恶病质。此时正气亏损,如妄施攻法,徒伤正气,故治则以扶正调理,缓解症状痛苦为主,积极调动病人主观能动作用,以顽强的意志与疾病做斗争,同时大力补虚扶正,增强病人抗病能力,控制病情发展,寓攻于补。

**五、常用治疗肿瘤的中药**

中药在辨证论治的指导下,既可以扶助正气、缩小肿块,也可以减轻放化疗的毒副反应。

（一）中医药对放疗局部反应和损伤的防治

肿瘤放射治疗的原则是在正常组织能够耐受的条件下，最大限度地杀灭肿瘤细胞。尽管放射技术水平不断提高，但由于方法的局限，放疗的细胞毒作用不仅作用于癌细胞，也损害了正常细胞，产生了严重的毒副反应。如果周围正常组织器官所接受的照射剂量超过了它的耐受范围，就可能变为不可逆的，甚至威胁生命的一些临床表现，形成放射损伤。急性放射反应所引起的全身反应主要表现为疲劳、头晕、失眠、食欲下降、恶心、呕吐和骨髓抑制。如果出现轻微反应，对放射治疗无影响。可对症处理，加强营养，给高热量、高蛋白、高维生素饮食，或给予维生素类药物、升白药物和提高免疫功能的药物。如果反应强烈，就要根据具体情况进行治疗：

1.放射性口腔炎

常见的症状是口腔黏膜出现不同程度的红肿、糜烂、溃疡出血；引起唾液分泌量减少、性质改变，如酸碱度、电解质以及酶的变化，从而导致口腔内菌群失调而致口腔炎。治疗一般选用滋阴润燥、清热养阴的中药，如麦冬、玄参、生地、石斛、石膏、黄芩、玉竹、沙参、淡竹叶、马勃、牛蒡子等，也可以口腔含服西瓜霜含片、六神丸、康复新液，用胖大海、金银花、桔梗、蒲公英、麦冬、甘草煮水代茶饮用，配合漱口水漱口、多种维生素口服。

2.放射性肺炎

常见的症状是刺激性干咳，可能有低热盗汗及呼吸困难。治疗一般选用滋阴润肺、止咳生津的中药，如桑白皮、芦根、贝母、沙参、枇杷叶、百合、天花粉、鱼腥草、仙鹤草、瓜蒌、知母、陈皮、法半夏等。

3.放射性肠炎

常见的症状是腹泻、便溏、黏液便、便血、里急后重感，治疗一般选用清热祛湿、收敛止泻、止血的中药，如白头翁、黄檗、黄连、秦皮、诃子、山药、白扁豆、芡实、炒白术、土茯苓、赤石脂、槐花、地榆、马齿苋、薏苡仁等。对放射性肠炎还多采用清肠解毒，收敛止血的中药保留灌肠，如肿节风、晚蚕砂、紫草、败酱草、蒲公英等。

4.放射性皮炎

常见的症状是对皮肤的损伤，皮肤有色素沉着、脱屑、皮肤瘙痒，甚至受损溃破、有渗出液、发烧，治疗一般选用清热润燥，化湿敛疮的中药，如黄檗、苍术、苦参、百部、白鲜皮、地肤子、蛇床子、土茯苓、徐长卿、白及等，对局部皮肤损伤还多用金银花煎水外洗，泽兰、紫草、虎杖煎汤后湿敷患处，芦荟汁外涂抹患处等。

（二）中医药防治化疗引起的胃肠道不良反应

化疗引起的胃肠道不良反应，主要有肝功能异常及口腔溃疡、恶心、呕吐、腹泻等。治疗多选用健脾和胃，消食导滞，降逆止呕的中药，如茯苓、白术、砂仁、木香、竹茹、陈皮、姜半夏、山药、神曲、山楂、炒麦芽、莱菔子、五味子、鳖甲等。

临床还多配合针灸，取穴足三里、三阴交、王不留行压耳穴等治疗化疗后引起的恶心呕吐症状。

（三）中医药防治放、化疗引起的骨髓抑制

放、化疗常可抑制骨髓的造血功能，导致外周血象降低，白细胞减少、贫血、血小板降低、面色苍白，头晕眼花，少气乏力，心悸多梦，舌淡苔白，脉象细弱等证候，治疗多选用益气养血、补肾生精的中药，如党参、熟地、阿胶、当归、何首乌、补骨脂、桑寄生、杜仲、鸡血藤、黄精等。

（四）中医药对化疗药物引起神经毒性的防治

化疗药物引起神经毒性是化疗中常见的不良反应，主要症状有肢体麻木，面部、口周、指端感觉过敏，遇寒则甚，温之则缓解，还有头晕、记忆力下降、痴呆等症状，治疗多选用活血化瘀、温经通络的中药，如当归、川芎、鸡血藤、赤芍、桃仁、红花、巴戟、淫羊藿、路路通等。

（五）中医药对手术后并发症的防治

1.乳腺癌术后上肢水肿

选用利水消肿、活血通络的中药，如猪苓、茯苓皮、泽泻、陈皮、车前草、荆芥、鸡血藤、丝瓜络等。

2.腹部手术后不完全性肠梗阻

选用行气通便的中药，如厚朴、芒硝、大黄、火麻仁、苁蓉等。

（六）中医药对肿瘤并发症的防治

1.骨转移骨痛

选用补肾壮骨的中药，如桑寄生、杜仲、骨碎补、续断、补骨脂、狗脊、伸筋草、宽筋藤等。

2.腹水

选用行气利水消胀的中药，如莱菔子、大腹皮、陈皮、佛手、木香、枳实、厚朴等。

3.胸水

选用泻肺平喘、利水消肿的中药，如葶苈子、桑白皮、莱菔子、甘遂、苏子等。

（金宇　甘洁文）

# 第六节　恶性肿瘤的生物治疗

肿瘤的生物治疗（Biotherapy）是指应用现代生物技术及其产品（小分子化合物、多肽、多糖、蛋白质、细胞、组织、基因等）直接或间接地介导抑瘤或杀瘤效应的治疗方法。生物治疗是在免疫治疗的基础上发展而来，随着治疗手段、方法、应用制剂的不断扩展，免疫治疗的含义已经不能涵盖生物治疗的所有内容，因此人们更普遍接受生物治疗的概念。

20世纪80年代，随着对机体免疫系统和肿瘤细胞生物学与分子生物学的深入了解；DNA重组技术的进展；杂交瘤技术、体外大容量细胞培养、计算机控制的生产工艺和纯化等技术的广泛应用，生物治疗在肿瘤治疗的地位和作用得到确立并应用，而且在方法上出现突破性的进展，如直接针对肿瘤基因的治疗方法、直接针对肿瘤抗原的肿瘤疫苗、抗肿瘤抗原特异性抗体介导的靶向治疗和放射免疫靶向治疗等，使肿瘤的生物治疗更具有目的性、靶向性和有效性，生物治疗成为继手术、化疗、放疗三大支柱疗法之后的又一支柱性的治疗手段。

## 一、肿瘤免疫治疗

肿瘤免疫治疗的基本原理是利用人体的免疫机制，通过主动或被动的方法增强肿瘤患者的免疫功能，达到杀灭肿瘤细胞的目的。肿瘤的免疫治疗包括特异性免疫治疗和非特异性免疫治疗。特异性免疫治疗是指针对肿瘤细胞产生的肿瘤抗原诱导专一的免疫反应所进行的治疗，如肿瘤瘤苗、肿瘤分子疫苗、树突状细胞疫苗等，而非特异性免疫治疗主要是利用一些细胞因子、细菌或微生物等的提取物，如白细胞介素、干扰素、肿瘤坏死因子、胸腺素等，提高机体的整体免疫状态，达到间接抗肿瘤效果。

### （一）免疫刺激剂

免疫激发是免疫反应的初始环节，免疫刺激剂正是通过激发机体的免疫反应在抗癌免疫中发挥重要的作用。免疫刺激剂治疗是最早开展的肿瘤生物治疗方法，免疫刺激剂大部分源自微生物本身或某些成分，临床实践表明，免疫刺激剂对肿瘤有一定疗效，尤其在早期肿瘤和局部性肿瘤患者。但由于肿瘤抗原的隐匿性和肿瘤免疫逃逸等因素的影响，使机体的抗癌免疫力远远达不到抗微生物免疫那么迅速和强烈，虽然其确切的免疫激发原理和环节十分复杂，但一般来说具有以下三个特点：（1）免疫刺激剂起免疫增强作用而非免疫抑制作用；（2）以细胞免疫刺激为主，体液免疫刺激为辅；（3）所有免疫刺激剂本身不具备肿瘤抗原针对性，因此对不同部位、不同组织来源的肿瘤不具备选择性。

对于肿瘤抗原的研究尚处于探索阶段，距临床应用还有相当的差距。除了黑色素瘤，其他大部分肿瘤中能诱导特异性免疫反应的特异性抗原仍未能确定，同时肿瘤相关抗原特异性不高，免疫原性不强，并存在肿瘤的异质性，通常不同个体的同一类肿瘤以及同一肿瘤在不同器官并非表达共同的相关抗原，即使获得了某一肿瘤的特异性疫苗也只能应用于这类肿瘤患者的部分人群。

（二）细胞因子

在生物治疗中应用最多的是细胞因子。细胞因子是由体内的免疫活性细胞或某些基质细胞合成、分泌，能作用于自身细胞或其他细胞，具有调节细胞功能的小分子蛋白或多肽，它们具有以下共同特征：主要通过信号传递方式影响免疫反应，与免疫效应细胞的生长、分化、移动、活化有关；作用于效应的高亲和力受体；多数细胞因子的作用呈现多效性。细胞因子的抗肿瘤机制主要是非特异性的免疫激发作用和直接对肿瘤细胞的作用。目前，已经在临床上应用的细胞因子有干扰素（IFN）、白细胞介素-2（IL-2）、肿瘤坏死因子（TNF）等。

1.干扰素

干扰素是最早进入临床应用的细胞因子，对毛细胞白血病、多发性骨髓瘤、肾癌和淋巴瘤的治疗有效。干扰素抗肿瘤的机制包括：（1）抑制肿瘤细胞的增殖；（2）诱导自然杀伤细胞（NK 细胞）、细胞毒 T 淋巴细胞（CTL）等，并协同 IL-2 增强淋巴因子激活的杀伤细胞（LAK）的活性；（3）诱导肿瘤细胞表达主要组织相容性复合物（MHC）-I 类抗原，增加对杀伤细胞的敏感性。干扰素对多种肿瘤具有良好的疗效。临床上常用的是 IFN -α2a 和 IFN -α2b。

2.白细胞介素-2（IL-2）

IL-2 是 T 淋巴细胞分泌的一种细胞因子，是人体免疫应答的核心物质，其生物学活性主要包括促进和维持 T 淋巴细胞的增殖，并诱导淋巴细胞产生 IFN-γ、TNF-α 等细胞因子，具有增强免疫、抗肿瘤和抗感染等作用。美国 FDA 已批准了 IL-2 在转移性肾癌、恶性黑色素瘤的应用，但 IL-2 对其他恶性肿瘤的治疗效果并不明显。由于 IL-2 的单独应用需要大剂量时才有效，而大剂量 IL-2 有明显的不良反应，限制了其临床应用。为了克服全身应用时的不良反应，局部治疗有时也能取得一定的疗效。例如，采用腹腔灌注 IL-2 的方法治疗卵巢癌，不良反应轻微，有一定的疗效。

3.肿瘤坏死因子（TNF）

TNF 可分为两种：TNF-α、TNF-β，前者由巨噬细胞分泌，后者由淋巴细胞分泌，其生物学特性包括直接杀伤肿瘤细胞；诱导肿瘤细胞凋亡；介导其他活性细胞的抗肿瘤效应；引起肿瘤微血管损伤，继而引起肿瘤缺血坏死。原型 TNF 有较严重的毒副作用，近年来我国科学家对其进行结构改造，降低了毒性，提高了疗效，并且获得批准进入临床应用。TNF静脉或肌肉注射疗效欠佳，可以进行瘤体内注射，与IL-2、INF等其他细胞因子或者化疗药物联合应用可以提高疗效，而且能够减少用药剂量，降低毒副作用。

4.其他细胞因子

如IL-4、IL-6、IL-12已经进入临床研究。相关研究显示IL-18诱生干扰素γ的能力强于IL-12，通过体内的自然杀伤（NK）细胞介导起抗肿瘤作用。IL-21是由辅助性T淋巴细胞（CD$^{4+}$T细胞）分泌，对CD$^{8+}$T淋巴细胞、B淋巴细胞、NK细胞、树突状细胞均有调节作用，具有增强抗肿瘤免疫的作用。

（三）单克隆抗体

1.单克隆抗体治疗

单克隆抗体治疗是利用抗原抗体特异性结合的特点设计的一种治疗方法，因此又被称为生物导弹技术。肿瘤细胞表面有一些特异的肿瘤抗原可作为单克隆抗体攻击的靶点。以往的单克隆抗体采用的鼠源性抗体，具有免疫原性，不能反复使用，疗效差。人鼠嵌合型单克隆抗体达到95%以上的人源化，减少了免疫原性。最近全人源化单克隆抗体的出现，更使单克隆抗体治疗的临床应用获得了巨大的进展。单克隆抗体除了能够阻断抗原蛋白的功能外，还能够借助于补体依赖细胞毒作用和抗体依赖细胞介导的细胞毒作用杀灭肿瘤细胞，尤其是对循环血液中的游离肿瘤细胞。其他针对肿瘤区血管的单克隆抗体，可以封闭血管内皮生长因子，同时通过补体系统和NK细胞发挥抗肿瘤作用。如利妥昔单克隆抗体（Rituximab）、曲妥珠单克隆抗体（Trastuzumab）、贝伐单抗（Bevacizumab）和西妥昔单抗（Cetuximab）等是目前在临床广泛应用的单克隆抗体。

（1）利妥昔单抗（美罗华 Rituxan）

是一种嵌合鼠/人的单克隆抗体，该抗体与纵贯细胞膜的CD20抗原特异性结合。此抗原位于前B和成熟B淋巴细胞，但在造血干细胞，后B细胞，正常血浆细胞，或其他正常组织中不存在。该抗原表达于95%以上的B淋巴细胞型的非何杰氏淋巴瘤。在与抗体结合后，CD20不被内在化或从细胞膜上脱落。CD20不以游离抗原形式在血浆中循环，因此，也就不会与抗体竞争性结合。利妥昔单抗与B淋巴细胞上的CD20结合，并引发B细胞溶解的免疫反应。适用于复发或化疗抵抗性B淋巴细胞型的非何杰金氏淋巴瘤的病人。

（2）曲妥珠单抗（赫赛汀 Herceptin）

是抗Her-2的单克隆抗体，它通过将自己附着在Her-2上来阻止人体表皮生长因子在Her-2上的附着，从而阻断癌细胞的生长，还可以刺激身体自身的免疫细胞去摧毁癌细胞。适用于治疗HER2过度表达的转移性乳腺癌：作为单一药物治疗已接受过一个或多个化疗方案的转移性乳腺癌；与紫杉类药物合用治疗未接受过

第一章 绪论

化疗的转移性乳腺癌。

（3）贝伐单抗（Bevacizumab，Avastin）

是重组的人源化单克隆抗体，可结合血管内皮生长因子（VEGF）并防止其与内皮细胞表面的受体（Flt-1和KDR）结合。在体外血管生成模型上，VEGF与其相应的受体结合可导致内皮细胞增殖和新生血管形成。本品适用于联合IFL的一线化疗方案可显著改善转移性结直肠癌患者的总生存期和无进展生存期；无论KRAS状态，患者均有临床获益。

（4）西妥昔单抗（爱必妥Cetuximab）

可与表达于正常细胞和多种癌细胞表面的EGF受体特异性结合，并竞争性阻断EGF和其他配体，如α转化生长因子（TGF-α）的结合。本品是针对EGF受体的IgG1单克隆抗体，两者特异性结合后，通过对与EGF受体结合的酪氨酸激酶（TK）的抑制作用，阻断细胞内信号转导途径，从而抑制癌细胞的增殖，诱导癌细胞的凋亡，减少基质金属蛋白酶和血管内皮生长因子的产生。本品单用或与伊立替康（Irinotecan）联用于表皮生长因子（EGF）受体过度表达的，对以伊立替康为基础的化疗方案耐药的转移性直肠癌的治疗。KRAS基因负责与表皮生长因子受体（EGFR）途径有关的一个蛋白质的编码。该蛋白质在控制细胞生长、增殖、分化以及患癌风险等方面发挥着作用。含野生型KRAS基因的肿瘤，该蛋白质受到严密的控制、仅在某些条件下被激活，从而允许单克隆抗体爱必妥阻止EGFR途径中的信号。也就是说KRAS基因突变的患者使用爱必妥更容易获益。

2.单克隆抗体携带抗肿瘤物质的导向治疗

单克隆抗体主要通过补体反应及与NK细胞特异性结合起作用，因此抗肿瘤效果有限。为了提高其抗肿瘤效能，另一种方法就是根据抗原抗体特异性结合的特性，利用抗体的导向作用，将携带具有杀伤肿瘤的物质递送到肿瘤部位，并特异性结合到表达相关抗原的肿瘤细胞或肿瘤区域血管内皮细胞，从而获得抗肿瘤效果。能够通过单克隆抗体携带的物质包括细胞毒性药物、生物毒素、酶和放射性核素。近几年来，通过基因工程技术将单克隆抗体与细胞因子或生物毒素进行交联，形成融合蛋白的产品不断问世。这些抗肿瘤物质通过单克隆抗体的靶向作用聚集到肿瘤组织内，达到抗肿瘤目的。另一类是将放射性治疗和免疫治疗结合为一体的放射免疫单克隆抗体，以单抗为载体，携带放射性核素，通过抗体与抗原表达阳性的肿瘤细胞特异性结合，对肿瘤实施体内照射。

（四）过继免疫治疗

过继免疫治疗是目前临床常用的治疗方法，通过将在体外激活的具有抗瘤活性的免疫效应细胞（如LAK、TIL、CIK等）输注给恶性肿瘤患者，在患者体内通过非特异性和特异性免疫的增强而发挥抗肿瘤作用，达到治疗肿瘤的目的。1985

年，Rosenberg教授首先采用LAK细胞治疗肿瘤，成为当时免疫治疗研究的热点，也是迄今为止在临床上应用最为广泛的过继免疫治疗方法之一。其后又推出了肿瘤浸润淋巴细胞（TIL）过继免疫治疗，从手术切除的肿瘤标本或其引流区域淋巴结分离淋巴细胞，经体外激活制成抗肿瘤效应细胞，效果在LAK细胞的基础上得到进一步提高。但由于过继免疫治疗需要大量使用IL-2，其严重的不良反应限制了临床上的推广，加上疗效有限使得过继免疫治疗逐渐降温。细胞因子激活的杀伤细胞（CIK）是以CD3⁺CD56⁺T细胞为主的效应细胞群体，体外实验中CIK细胞对急、慢性髓系白血病的治疗效果已得到肯定，同时CIK也可以与树突状细胞（DC）相互作用增加细胞的抗瘤活性。CD3激活的杀伤细胞（Anti-CD3 Antibody Induced Activated Killer，CD3AK）具有广谱的杀瘤活性，其杀瘤作用主要以颗粒酶/穿孔素途径为主，CD3AK细胞还能产生一些细胞因子对机体起免疫调节作用。利用CD28单抗模拟CD28配体，有效地为T细胞活化提供第二信号，再以CD3单抗激活TCR信号途径，在体外扩增出高效的细胞毒T细胞（CTL），称共激活T细胞（Anti-CD3/Anti-CD28 Monoclonal Antibody-Coactivated T Cells，CoACTs），其增殖能力强于CD3AK细胞并能稳定产生IFN-γ、TNF-α和GM-CSF等细胞因子，体外实验证明对许多肿瘤细胞有杀伤活性。然而CD3AK、CIK和CoACTs等的出现并未能改变过继免疫治疗的现状，从临床治疗效果来看，过继免疫治疗对恶性黑色素瘤、肾癌以及癌性胸腹水的治疗效果比较好，而对其他实体瘤的治疗效果较差。

（五）肿瘤疫苗

肿瘤疫苗是通过将肿瘤的某一抗原组分作用于机体，以激活机体对该抗原或抗原载体的主动免疫功能为基础的免疫治疗，其特异性强，疗效高，是当今肿瘤免疫治疗的发展方向。肿瘤疫苗主要有全细胞疫苗、蛋白分子疫苗、多肽疫苗、重组分子疫苗和树突状细胞（DCs）疫苗等。

1.肿瘤细胞疫苗

早期由于受肿瘤抗原筛检和制备技术的限制，多采用全细胞作为肿瘤疫苗，将自体或具有相同基因的肿瘤细胞经照射后回输，通过这些未知的肿瘤抗原来激活免疫系统。这种瘤苗治疗的反应比较差，仅仅适用于肿瘤患者术后复发的预防，而对于进展期患者的临床研究很少获得良好效果，通常还必须配合免疫佐剂（如卡介苗）以提高治疗效果。尽管如此，细胞瘤苗也有其优越性，就是因为肿瘤细胞内包含了许多目前尚未发现的肿瘤抗原，特别适合那些尚未发现特异性肿瘤抗原或相关抗原的肿瘤类型的治疗。目前，可通过转基因的方式在肿瘤细胞表达肿瘤抗原，导入某些免疫相关因子以提高这些瘤苗的免疫原性，加强抗原提呈。近年来，转基因肿瘤瘤苗研究较多的是转导IL-2、集落刺激因子（CSF）。国内IL-2转导胃癌瘤苗已经获得国家食品药品监督管理局（SFDA）的批准进入临床研究，在预防术后复发方面已经获得了一定的临床效果。

2. 肿瘤分子疫苗

细胞疫苗虽然制备简便，细胞性物质的免疫原性强，但必须通过外科或其他特殊途径获得肿瘤细胞。如已知肿瘤的某些抗原成分，则可在体外通过基因工程的方法制备该抗原或抗原多肽，与不同的佐剂联合应用达到免疫激发的目的。从理论上来讲，肿瘤抗原蛋白疫苗的应用可以提供更多的T淋巴细胞识别位点，但是单纯使用肿瘤抗原蛋白，由于免疫原性较弱，没有同时附加其他免疫刺激因子，并不能激发机体的免疫反应。灵长类动物试验研究证实，最佳的免疫效果需要将肿瘤蛋白与强免疫原性蛋白相交联。弱抗原要诱导出有效的免疫反应，必须联合使用免疫佐剂，提供一个非特异性的信号以激活免疫系统。许多免疫佐剂都有一定的毒性而限制了临床上的应用，所以抗原蛋白疫苗大多是以重组形式出现的。用重组形式增强抗原蛋白免疫原性的方法就是将肿瘤抗原与细胞因子，如 GM-CSF、IL 等重组形成融合蛋白。

3. 树突细胞（Dendritic Cells，DCs）疫苗

对于有效的T淋巴细胞介导的免疫反应，原始T淋巴细胞需要接受来自 APC 的抗原提呈并被致敏。肿瘤细胞表面缺乏 MHC 分子和共刺激分子，无法激活 T 淋巴细胞免疫。肿瘤疫苗引发的免疫反应主要依赖 APC 对抗原的初加工和进一步提呈，这是获得有效免疫反应的关键性步骤。DCs 是到目前为止发现的人体最有效的抗原提呈细胞之一。DCs 在大多数组织内以未成熟状态存在，不能直接刺激T淋巴细胞，但具有特殊的捕获和加工抗原的能力。被捕获的抗原在 DCs 内经过处理、剪切成短肽，然后与 MHC 结合并被有效地提呈至细胞表面。抗原的捕获作为刺激信号促进 DCs 成熟并向局部淋巴结迁移。这些成熟的 DCs 表面还高表达共刺激分子和黏附分子，具有强大的激活T淋巴细胞的功能。因此，树突细胞（DCs）是人体内最有效的抗原提呈细胞，DC 疫苗实际上是肿瘤细胞疫苗的一种替代形式，并可以纠正肿瘤细胞本身抗原提呈因子缺陷引致的免疫耐受。

DC 疫苗最大的优势在于几乎没有毒副作用。根据目前的研究结果，以 DCs 为基础的疫苗是所有方法中比较理想的疫苗，DC 疫苗的缺点是分离和体外培养需要很高的技术要求，离大规模推广应用还有一段距离。通过技术改进简化制备过程，或通过 DC 疫苗的推广应用，首先达到预防术后复发的目的，可以使 1/3 的患者得到根治。不能手术的晚期肿瘤患者通过化疗、放疗或新辅助放化疗减瘤后再联合免疫治疗，可以使致死的恶性肿瘤转变为可控制的"慢性疾病"，将是人类抗癌史上的重大进步。

**二、肿瘤的基因治疗**

1990 年，在美国用 ADA（腺苷酸脱氨酶）基因成功治疗了一位 ADA 基因缺陷

导致严重免疫缺损的4岁女孩，这是世界上第一例基因治疗临床试验，从而掀起了世界各国对基因治疗研究的热潮。经过十几年的发展，基因治疗已取得一定的成效。

基因治疗（Gene Therapy）是用正常基因校正或置换有缺陷的基因的一种治疗方法，即将目的基因导入到靶细胞内并使之表达，从而起到治疗疾病作用的一种方法。目前，基因治疗的概念扩展为凡是采用分子生物学的方法和原理，在核酸水平上开展的疾病治疗方法都可称为基因治疗。

肿瘤基因治疗的形式是导入基因的直接作用和基因表达产物的作用，基因治疗的直接作用限于反义核酸治疗，而绝大多数情况下的基因治疗是通过载体形式，导入并表达某一功能基因，通过该表达产物起治疗作用。

要进行肿瘤的基因治疗还必须解决以下几个关键问题。首先是获得目的基因，确定了目的基因后，可通过传统的方法获取目的基因片段，如采用多聚酶链式反应（PCR法）进行体外扩增。至于一些较短的基因片段可直接采用人工合成的方式获得。其次是载体的选择，目的基因转入后必须能有效在细胞内表达，这就要求选择合适的表达系统。反转录病毒只能转染增殖的细胞，而腺病毒可以转染增殖和非增殖细胞。质粒形式的载体本身不具备感染能力，需借助理化方法导入细胞，导入效率较低，多用于体外细胞实验研究或用于直接的组织内DNA注射。载体还分瞬时表达和永久表达系统。只有当目的基因被转入体内后能够按预期有效地按需表达，才能达到治疗效果。再者是目的基因转入靶细胞的方式，需根据所采用的载体选择使用不同的转导或转染方式将载体导入体细胞内，一般来说，病毒载体通过病毒包装具有较高的感染效率，而质粒需要通过脂质体、阳离子多聚物等提高转染效率。目前常用的肿瘤基因治疗方法有：

1. 自杀基因治疗（Suicide Gene Therapy）

自杀基因实际上是一种前体药物转化酶基因，这些基因不存在于哺乳动物细胞中。肿瘤细胞转染此前体药物转化酶基因后，在肿瘤细胞内表达，并将原来无毒的化疗前体药物代谢转化成细胞毒性产物而达到杀伤宿主细胞的目的，因而成为自杀基因。每种自杀基因系统都包含特定的酶和前体药物。经典的自杀基因系统有：（1）HSV-TK/GCV系统，TK-GCV系统中的tk基因多为单纯疱疹病毒（HSV）和水痘疱疹病毒（VZV）中的胸苷激酶基因。HSV-TK/GCV系统的毒性效应来自于GCV磷酸化，其通过抑制DNA聚合酶的活性，阻断DNA的合成。而后者，VAV-TK激酶能将6-甲氧嘌呤阿拉伯糖苷（ara-M）转化为有细胞毒作用的6-甲氧嘌呤阿糖苷腺苷三磷酸（ara-MTP）而杀伤转染VZV-tk基因的细胞。（2）CD/5-FC系统，胞嘧啶脱氨酶基因（CD）存在于许多细菌和真菌中，而在人及其他哺乳动物中不表达，CD酶可将胞嘧啶脱氨基转变为尿嘧啶。将CD基因转入体内的肿瘤细胞后，再用高剂量的5-FC治疗，CD酶可将5-FC转变为5-FU从而发挥细胞杀伤作用。

自杀基因作用机制除了直接杀伤细胞外，还包括旁观者效应和诱导机体免疫两个方面。旁观者效应指表达自杀基因的细胞周围未转染基因的细胞也被前体药物杀伤的现象，其机制有两种可能：（1）转导自杀基因的肿瘤细胞前体药物代谢产物可直接传递到邻近的细胞，使邻近细胞死亡；（2）转导自杀基因的肿瘤细胞的死亡是一种凋亡，细胞凋亡后凋亡小体能够转移一些毒性产物和自杀基因表达酶本身进入临近的细胞，引起继发性的凋亡。在体内的旁观者效应还涉及免疫系统的参与。

有关自杀基因治疗的临床试验报道甚少。肿瘤常在终止治疗后复发，难以完全消除肿瘤的生长，其主要原因有：（1）无论是HSV-TK/GCV还是CD/5-FC系统只能对处于增殖分裂期（S期）的肿瘤细胞有杀伤作用，而在体内实体瘤中，有相当数量的细胞群体处于非增殖分裂状态。（2）肿瘤细胞生物学的明显异质性使得有些细胞克隆对HSV-TK/GCV系统（或CD/5-FC系统）不敏感，甚至会产生抗性。（3）由于目前基因转移的效率还很低，无法使所有的肿瘤细胞均能被导入相应的目的基因，从而限制了基因治疗疗效。虽然"旁观者效应"，在一定程度上弥补了基因转移效率低的不足，但当肿瘤负荷较大时，"旁观者效应"也难以有效发挥作用。（4）某些肿瘤特异的表达元件活性较低，不足以表达足够的自杀基因产物。最近有关腺病毒介导的双自杀基因（HSV-tk/CD）的研究有望在有效性方面得到进一步提高。

2.肿瘤的基因修饰瘤苗

T淋巴细胞介导的特异免疫反应在杀灭肿瘤细胞中起主要作用，激发此抗肿瘤的细胞毒反应需要以下3种信号的协同作用：MHC分子呈递肿瘤抗原，共刺激分子及扩大信号（细胞因子）。基因修饰肿瘤疫苗的原理是将一些外源基因（通常是一些细胞因子）导入肿瘤细胞中，从而改变细胞的致瘤性和增强免疫原性，有利于被机体的T淋巴细胞识别并激发特异性细胞毒反应。常用的细胞因子有IL-2、IL-4、TNF、IFN-γ、GM-CSF等。基因修饰过的肿瘤细胞作为肿瘤疫苗用于临床，必须经过钴照射灭活其致瘤性，同时能在体内存活一段时间并持续分泌细胞因子、维持细胞表面MHC分子，以发挥主动免疫作用。

3.以DCs为基础的肿瘤基因治疗

DC是目前发现的功能最强的抗原提呈细胞，广泛分布于大脑以外的全身各脏器。DC能摄取、加工抗原，表达高水平MHC分子、共刺激分子、黏附分子，并分泌高水平Th1型细胞因子IL-12，具有很强的抗原递呈能力，可有效激发T淋巴细胞应答。DC疫苗作为一种免疫治疗方法，通过纠正肿瘤患者的免疫缺陷，启动患者自身特异性杀瘤免疫反应，较放、化疗更为安全，有重要的临床应用价值。用肿瘤抗原编码基因、肿瘤mRNA、细胞因子基因等转染DC的方式，使抗原分子及细胞因子在DC内长期表达而获得更好的刺激效果，是近来肿瘤免疫治疗的热点。

4.抑癌基因的治疗

抑癌基因的失活和/或癌基因的激活在肿瘤的发生、发展中起了重要作用，抑癌基因的治疗原理就是通过野生型抑癌基因的转染来恢复机体抑制肿瘤的功能。常用于基因治疗的抑癌基因有p53、p16、p21、APC等，野生型p53的腺病毒Ad-p53的基因治疗和反转录病毒介导BRCA1的基因治疗均已进入了临床试验。BRCA1和BRCA3等基因影响基因组的完整性，主要肿瘤发生的早期产生影响，对晚期肿瘤几乎无影响。

其他一些抑癌基因也可以影响到基因组的稳定性和肿瘤细胞的生存和生长。TP53基因的缺失能够显著提高肿瘤发生的概率。大多数结肠癌存在的APC基因突变也可以影响到基因组的稳定性。通过表达TP53或APC基因可以诱导肿瘤细胞生长抑制和凋亡。他们潜在的治疗价值似乎依赖于急性效应而非维护基因组的稳定性。

抑癌基因治疗的抗肿瘤效应仅局限于转导的细胞，对周围未转导的肿瘤细胞几乎没有效应。这就意味着抑癌基因治疗要求所有的肿瘤细胞都要被感染，这对散在分布的肿瘤而言，是一个巨大的技术障碍。对于此方面而言，病毒载体有一定的优势，如腺病毒介导的TP53基因治疗对周围肿瘤细胞也有抗肿瘤效用。此外，TP53可通过下调血管内皮生长因子（VEGF）的表达，上调一种潜在的血管生成抑制因子——血小板反应蛋白的表达，发挥其抗肿瘤效应。这些结果表明，抑癌基因治疗具有巨大的生物学复杂性，它们的作用原理不能用它们单独直接的肿瘤杀伤效应来解释，存在更深刻的生物学效应。

5.复制型病毒治疗

利用病毒可在细胞内增殖进而裂解细胞的原理治疗肿瘤。随着基因工程学的快速进步和对病毒生物学知识、肿瘤发生发展过程及病毒与肿瘤之间相互作用的深入了解，采用病毒治疗肿瘤已取得了可喜的进步。目前应用于肿瘤治疗的复制型病毒主要包括单纯疱疹病毒和腺病毒。经基因工程改造的突变型单纯疱疹病毒主要针对分裂期细胞，其缺乏编码核苷酸还原酶的基因，能够有效地在分裂期细胞中复制。肿瘤动物模型和恶性神经胶质瘤的Ⅰ期临床试验结果显示，病毒被直接注射进入肿瘤的方法安全和可以耐受，且具有一定的疗效。

复制型腺病毒是肿瘤治疗中研究最为广泛的病毒，具有以下优点：（1）由于具有复制性，因此所需的病毒颗粒较少；（2）能扩展至邻近肿瘤细胞，作用范围较广；（3）复制型腺病毒可产生抗肿瘤免疫反应。近年来对腺病毒生物学的研究取得了突破性的进展，研究出可在肿瘤细胞中选择性复制的腺病毒。主要分为两类：一类利用肿瘤特异表达的调控序列调控E1A序列的表达，从而控制病毒的复制，如甲胎蛋白（AFP）启动子、前列腺特异抗原（PSA）启动子、MUC1启动子等；另一类利用肿瘤细胞生物学特性和E1B55K蛋白，在正常体细胞内，E1B55K腺病毒不能完成复制；而肿瘤细胞内常有p53的异常表达，因此腺病毒可以在肿瘤细胞内选择性复制。目前，大部分的研究集中于动物和细胞试验阶段，仅有少数研究已经进入临床阶段。

6.耐药基因治疗

癌细胞对多种化学药物具有抗性，其耐药性涉及多种机制，其中多药耐药（Multi-Drug Resistance，MDR）是肿瘤细胞免受药物攻击的主要细胞防御机制，多药耐药的形成是化疗失败的主要原因，也是肿瘤化学治疗急需解决的问题之一。MDR基因家族包括MDR1及MDR2，MDR1是有功能耐药基因，MDR2则为无功能耐药基因。

特定的细胞因子可以调节MDR1基因表达，现已发现可以调节MDR1基因表达的细胞因子包括肿瘤坏死因子（TNF）、IFN-α、IFN-γ、IL-1α、IL-2及白细胞调节因子等。可以利用反义寡聚脱氧核糖核苷酸、核酶和反义RNA技术等抑制异常活化的MDR基因，也可将耐药基因MDR1、DHFR和MGMT等转入造血干细胞，获得表达后可使正常骨髓细胞产生对化疗药物的广谱抗药性，从而达到增加化疗药物剂量，提高化疗疗效的目的。多药耐药基因治疗可增加癌细胞对化疗药物的敏感性，具有较强的特异性，为癌症的基因治疗开辟了新的治疗途径。但以反转录病毒为载体转染高剂量的MDR后往往会产生严重的并发症，如诱发白血病等，使其应用在一定程度上受到了限制。

尽管肿瘤基因治疗的实验研究取得了许多可喜的结果，并已有基因转导p53（AV-p53）、基因转导DC（AAV-BA46-DC）、细胞因子IL-2和TNF-α基因转导的TIL等用于各期临床研究，但仍然存在不少技术和伦理上的问题，其临床试验进展相对缓慢，目前肿瘤基因治疗的临床试验多限于某些常规治疗失败的晚期肿瘤患者。现阶段的基因治疗存在载体转导效率低、导入的基因表达率低、基因导入靶向性不佳等问题，因此，还需对以下几方面进行深入研究：（1）研发更好的体内转导系统，使其具备高治疗指数、大容量装载能力、靶向转导以及更有效的基因转导等特性，且细胞毒性低、无免疫原性。（2）对靶细胞中导入基因的表达进行生理样调控，达到持续性表达、可调控性表达和组织特异性表达，并具有稳定、高效的特点。（3）导入基因的安全性研究，确保不因导入外源目的基因而产生新的有害遗传变异，尤其是有关生殖细胞基因治疗的研究。由于生殖细胞中的遗传信息可以传给后代，为防止基因治疗给后代带来可能的损害，改变人类基因信息体，国际上基于伦理方面的考虑严禁基因治疗用于人类生殖细胞。但作为一种全新的医学生物学概念和治疗手段，肿瘤基因治疗将逐步走向临床，并将推动21世纪医学的里程碑性变革。

### 三、肿瘤的干细胞治疗

随着科学技术的发展，相信在肿瘤生物治疗方面将会取得更大的飞跃，新的治疗手段、新的药物将会不断涌现。干细胞治疗是近年的研究热点，随着研究的深入，人们对肿瘤的发生、发展有新的认识，如Notch、Wnt及Hedgehog等细胞信号转导通路在正常干细胞自我更新的调节作用；抗凋亡蛋白BCL-2家族蛋白及膜转运蛋白在干细胞的表达与不同组织来源的干细胞对放疗和化疗耐受能力的影响等，这些研究结果为实体瘤的干细胞治疗提供意义重大的启示。

（张子理　金宇）

# 第七节　肿瘤的内分泌治疗

### 一、概述

肿瘤的内分泌治疗已有100多年的历史，其中乳腺癌的历史最久。据载1896年Bentson采用双侧卵巢切除术治疗3例晚期乳腺癌，其中2例肿瘤明显缩小，1例33岁的患者得到4年的生存期，从此揭开了乳腺癌内分泌治疗的序幕。1971年雌激素受体拮抗剂他莫昔芬的出现，是乳腺癌内分泌治疗的新里程碑。20世纪90年代第三代芳香化酶抑制剂和促性腺激素释放激素类似物戈舍瑞林等药物的研制成功，使乳腺癌内分泌治疗进入新的时代，并成为21世纪乳腺癌治疗的主要手段之一。1941年Huggins和Hodges报告采用睾丸切除术和/或口服己烯雌酚对晚期前列腺癌具有显著疗效，开创了前列腺癌内分泌治疗的先河，1967年Huggins和Hodges因此而获得诺贝尔奖。60年代中期应用大剂量黄体酮治疗晚期子宫内膜癌也获得了满意的疗效。

在使用内分泌治疗恶性肿瘤的早期阶段，人们已意识到激素与肿瘤的发生、发展有密切的关系，但并不了解其中的机制。直至20世纪60年代第一个激素受体——雌激素受体被发现后，才揭示了肿瘤内分泌治疗的机制，为内分泌治疗奠定了理论基础，使肿瘤内分泌治疗逐渐成为激素依赖性肿瘤综合治疗的重要组成部分，并推动了肿瘤综合治疗的发展。以往对激素依赖性肿瘤的内分泌治疗主要采用手术去势的方式，如卵巢切除治疗乳腺癌，睾丸切除治疗前列腺癌，随着各种激素和激素类似物或化学药物的发现及应用，单纯手术去势已被激素阻断的综合治疗方式所代替。

## 二、肿瘤内分泌治疗的分类

（一）按治疗性质分类

### 1.去势治疗

去势治疗是内分泌治疗的基础，曾被称为内分泌治疗的"金标准"。去势治疗包括三种方法：

（1）手术去势：手术切除性腺，如卵巢切除、睾丸切除。

（2）药物去势：采用黄体生成素释放激素类似物（LHRH-agonist）来抑制下丘脑—垂体—性腺（肾上腺）轴的作用，达到降低体内性激素的目的。

（3）放射去势：采用放射线破坏脑垂体或性腺，以抑制性腺功能，从而降低或消除体内性激素水平，达到预期的治疗目的。

### 2.抗激素治疗

用雄激素对抗雌激素，或用雌激素对抗雄激素，或用激素拮抗剂阻断该激素的生物学效应。

### 3.全激素阻断治疗

它是将去势治疗与抗激素治疗联合应用的治疗方法。

（二）按治疗手段分类

### 1.外科内分泌治疗

又称消除性内分泌疗法，是传统的内分泌治疗方法，主要有三种手术方式：

（1）性腺切除术：如卵巢切除术、睾丸切除术。性腺手术切除可迅速降低体内性激素水平，阻断性激素对激素依赖性肿瘤的刺激，抑制肿瘤增生，成为内分泌治疗的基础。

（2）肾上腺切除术：去势后的患者和绝经妇女，虽然消除了卵巢或睾丸的性激素分泌，但肾上腺皮质网状带的性激素合成及分泌增加，所以对去势后患者症状缓解但又复发或加重者，可以考虑行肾上腺切除术。

（3）垂体切除术：垂体切除可使ACTH水平降低，从而减少肾上腺皮质性激素的合成与分泌。

### 2.内科内分泌治疗

又称外加性内分泌疗法，即使用某种激素的抑制剂来减少该激素的合成和/或分泌，或用该激素的拮抗剂与其激素受体竞争性结合，阻碍该激素与靶细胞上的受体结合，从而降低体内该激素水平、阻断其生物学效应，延缓肿瘤生长，促使瘤体缩小，达到治疗的目的。

### 3.化学内分泌治疗

化学内分泌治疗是将化疗与内分泌治疗联合或序贯用药，用内分泌治疗抑制对激素敏感的癌细胞，而对激素不敏感的癌细胞可通过化学药物抑制。但目前对该疗法的应用仍存有争议，因此如何合理地将化疗与内分泌治疗联合应用以提高治疗效果，还有待进一步深入研究。

（三）按治疗目的分类

1.姑息治疗

对晚期或已转移的激素依赖性恶性肿瘤患者，可通过内分泌治疗以延缓肿瘤生长，减轻临床症状，改善生存质量，延长患者生存期。

2.辅助治疗

对已行根治手术或放疗后的激素依赖性恶性肿瘤患者予以内分泌治疗，目的是杀灭残留的癌细胞、提高手术和放疗效果、有效地降低肿瘤复发率和提高患者生存率。

3.新辅助治疗

对于部分激素依赖性恶性肿瘤患者，在手术前或放疗前给予内分泌治疗，可以缩小肿瘤体积，使肿瘤降期，有利于患者接受治愈性治疗，如根治性手术或根治性放疗，从而达到改善患者预后和生存质量的目的。

（四）常用内分泌药物

1.乳腺癌内分泌治疗常用药物

（1）雌激素受体拮抗剂

①他莫昔芬（Tamoxifen，TAM）：是应用最早、最常用的非甾体类雌激素受体拮抗剂。其化学结构与雌激素相似，能与雌二醇竞争性结合雌激素受体，但不激活受体，从而使雌激素活性降低，使乳腺癌细胞停滞在 $G_1$ 期，而抑制肿瘤细胞的增殖。他莫昔芬一直是绝经前后各期乳腺癌雌激素受体阳性患者的首选内分泌治疗药物。推荐剂量每次 10 mg，每日 2 次，术后服药持续 5 年。使用他莫昔芬除了出现类似于绝经期症状，如潮红、肌肉关节酸痛、阴道分泌物增多、乏力和脂肪肝等副作用外，由于他莫昔芬与子宫内膜细胞表面的雌激素受体结合并产生弱雌激素样作用，长期使用可增加子宫内膜癌发生的风险。因此对服药超过 6 个月，尤其是剂量大于 30 mg/d、雌激素受体阳性、绝经后的高危患者，至少每年行 1 次子宫超声检查；如内膜厚度大于 5～8 mm（正常上限 5 mm），应予子宫内膜活检，必要时可配合宫腔镜检查。

④氟维司群（Fulvestrant）：是一个新的甾体类抗雌激素药物，与 ER 的亲和力明显高于 TAM，与 ER 结合后减少 ER 二聚化的发生以及 ER 从细胞质到细胞核的穿梭，还能显著降低细胞膜上 ER 的数量，没有雌激素样作用。因此，被称为"纯"抗雌激素药物。

（2）芳香化酶抑制剂

绝经后妇女的雌激素主要来源于肾上腺分泌的胆固醇转化，芳香化酶是这种转化过程的限速酶。芳香化酶抑制剂（AIs）通过抑制肿瘤细胞内芳香化酶的活性从而减少雌激素的合成，抑制肿瘤细胞的生长。第一代芳香化酶抑制剂是非选择性的，代表药物为非甾体类的氨鲁米特，第二代芳香化酶抑制剂包括非甾体类的法曲唑（Fadrozole）和甾体类的福美坦（Formestane）。第三代芳香化酶抑制剂（Aromatase Inhibitors，AI）包括非甾体类的来曲唑（Letrozole，Femara）、阿那曲唑（Anastrozole，Arimidex）及甾体类的依西美坦（Exemestane，Aromasin），这类药物的作用机制主要是通过抑制芳香化酶的活性，阻断雄激素转化为雌激素。由于绝经后妇女体内雌激素主要来源于雄激素的转化，故尤其适用于绝经后激素依赖性乳腺癌的治疗。与第一、二代芳香化酶抑制剂相比，具有高选择性、高效性、低毒性等优点，疗效亦优于他莫昔芬，可以明显降低乳腺癌复发和转移的风险，且耐受性好，没有子宫内膜癌等远期并发症的风险，因此第三代芳香化酶抑制剂已成为绝经后雌激素受体阳性的转移性乳腺癌患者的一线治疗，也可用于早期乳腺癌的术后辅助治疗。

①来曲唑：是目前活性最高、选择性最强的新一代芳香化酶抑制剂，对受体阳性的绝经后早期乳腺癌患者降低术后复发的作用优于他莫昔芬，且不论任何年龄、任何转移部位；对年龄＞70岁（80%雌激素受体阳性）的患者效果更好。术后口服他莫昔芬5年的绝经后乳腺癌患者，仍可继续使用来曲唑。

②阿那曲唑：也是新一代的非甾类芳香化酶抑制剂。美国FDA已批准阿那曲唑用于绝经后早期乳腺癌的术后辅助治疗。研究表明，对已经接受他莫昔芬治疗2年的绝经后患者，随机分入阿那曲唑或他莫昔芬组完成以后3年的内分泌治疗，中位随访28个月，结果显示，阿那曲唑与他莫昔芬相比，可降低复发风险40%。2007年美国NCCN乳腺癌治疗指南推荐阿那曲唑作为绝经后激素受体阳性的晚期患者的一线内分泌治疗药物。

③依西美坦（Exemestane）：其结构与芳香化酶的自然底物雄烯二酮相似，为芳香化酶的伪底物。该药通过与芳香化酶活性位点不可逆结合而使其失活。依西美坦与他莫昔芬作为一线治疗药物进行比较，其有效率分别为42%和16%，临床获益率分别为58%和31%，TTP分别为8.9个月和5.2个月。有学者认为，对大多数早期乳腺癌的患者，服用他莫昔芬2～3年后改用依西美坦是一项很合适的策略。2006年NCCN乳腺癌治疗指南也推荐对绝经后受体阳性者使用他莫昔芬2年和3年后改用依西美坦3年和2年。

（3）脑垂体黄体生成素释放激素（GnRH）类似物

戈舍瑞林是脑垂体黄体生成素释放激素（GnRH）类似物的代表，此类药物常用于药物去势。卵巢分泌激素受垂体产生的促卵泡激素和促黄体激素调控，后者的产生又受下丘脑的促性腺激素释放激素控制。GnRH类似物可以和垂体的GnRH

受体结合，负反馈抑制下丘脑产生GnRH，同时又直接抑制垂体产生促卵泡激素（FSH）和促黄体激素（LH），使绝经前妇女的雌激素水平下降到绝经后的水平，这就是药物去势，其效果和手术去势相当，但对卵巢功能的抑制作用是可逆的。临床试验显示对绝经前激素受体阳性的高危复发病例，卵巢切除能提高生存率，但由于手术的不良反应以及对患者心理造成的影响，目前临床上已普遍采用药物去势取代手术去势。在绝经前ER阳性晚期乳腺癌的患者中，单用GnRH类似物治疗临床反应率可达33%，联合他莫昔芬后临床反应率可提高到42%。

（4）黄体酮类药物

主要通过负反馈作用抑制尿促卵泡和黄体激素的分泌，减少卵巢雌激素的产生，通过抑制促肾上腺皮质激素的分泌，减少肾上腺皮质中雌激素的产生；与孕激素受体（PR）结合后竞争性抑制雌二醇与ER结合，阻断了雌激素对乳腺癌细胞的作用。常用的药物有甲羟孕酮和甲地孕酮。

2.前列腺癌内分泌治疗常用药物

男性绝大部分雄激素来源于睾丸间质细胞（Leydig细胞），雄激素（睾酮）在Ⅰ型和Ⅱ型$5\alpha$-还原酶（$5\alpha$-Reductase，$5\alpha$-R）作用下还原为双氢睾酮（Dihydrotestosterone，DHT），其生物学活性是睾酮的7倍。肾上腺产生的雄激素主要是脱氢异雄甾酮和雄甾烯二酮，其活性很弱，但在前列腺和前列腺以外的部位，$17\beta$-羟化类固醇脱水酶和$5\alpha$-R代谢成作用更强的DHT。绝大部分前列腺癌细胞为雄激素依赖性，这些细胞表面的雄激素受体与双氢睾酮结合，然后进入细胞核，调控基因表达和细胞生长，因此雄激素撤除可通过凋亡导致雄激素敏感细胞死亡，而雄激素抵抗细胞克隆受到有丝分裂因子刺激时会重新生长并最后导致患者死亡。

（1）雌激素

利用雌激素对抗雄激素的作用，抑制垂体前叶释放促黄体激素（LH）及抑制睾酮的产生，从而抑制前列腺上皮细胞的过度生长，起到治疗前列腺癌的作用。常用的药物是己烯雌酚。应用己烯雌酚同时，应给予辅助阿司匹林对抗血小板聚集，以及给予利尿剂减轻水肿。据欧洲癌症治疗研究组的观察，每日应用1 mg己烯雌酚，虽然不能完全阻断血清睾酮的作用，但在生存率和引起心血管疾病方面的并发症与行双侧睾丸切除者无明显差异。此外，己烯雌酚联合应用雄激素阻断剂在治疗前列腺癌方面也有必要进一步探索。

（2）LHRH类似物治疗

初始LHRH类似物能促进睾酮的释放，随后通过负反馈效应引起睾酮急剧下降，可达到去势水平，对肾上腺雄激素不会产生作用。常用药物为亮丙瑞林，其主要不良反应是阳痿和潮热，而心血管并发症和乳房女性化等症状远低于己烯雌酚。当采用LHRH类似化合物治疗前列腺癌时，初始由于刺激垂体前叶的LHRH受体，LH分泌增加，使睾丸产生更多的睾酮，可使治疗初期的前列腺癌症状进一步加重。所以，在开始应用LHRH类似物时，应同时使用抗雄激素治疗，以消除睾酮增高所致的不利影响。

（3）抗雄激素治疗

雄激素拮抗剂直接同雄激素受体结合，是一种对DHT的竞争性抑制剂。雄激素拮抗剂分成两类，一类是体内有激素活性的类固醇，另一类是体内没有激素活性的非类固醇。①醋酸氯羟甲烯黄体酮（CPA）：是羟孕酮的一种衍生物，直接同雄激素受体结合，抑制DHT的作用，同时，CPA也作为一种孕激素抑制LH和睾酮的分泌；由于CPA具有孕激素作用，所以其不良反应类似于己烯雌酚，如丧失性欲、血栓性静脉炎、水肿、乳房女性化等，但它对心血管方面的不良反应要比己烯雌酚小。②纯雄激素拮抗剂：本身在体内不具有激素作用、可直接同雄激素受体结合、具有很高亲和性和特异性的雄激素拮抗剂称为纯雄激素拮抗剂。目前临床应用研究的主要有3种化合物，即氟他胺（Flutamide）、尼鲁米特（Nilutamide）和康士德（Casodex）。其中，缓退瘤（氟他胺）的缺陷是该药物在竞争性抑制DHT对前列腺癌刺激作用的同时，也竞争性地抑制雄激素对下丘脑的负反馈抑制作用，因此，可引起继发性的下丘脑GnRH及垂体LH分泌的增加，最终可刺激睾丸睾酮分泌的增加，从而抵消氟他胺的部分疗效。其副作用包括引起消化道症状，如恶心、呕吐、腹泻，乳房女性化，长期应用可损害肝功能等。不同的雄激素拮抗药物作用的受体部位可能不同，故对氟他胺耐药的患者，换用其他抗雄激素药物仍然有效。如氟他胺产生抵抗的患者，应用康士德治疗仍有效，同样康士德也会产生耐药性，两者交替使用可延缓耐药性的发生。康士德与雄激素受体的亲和力要比氟他胺强4倍，且对中枢神经的作用较弱，毒性也较低，主要不良反应有乳房胀痛，但对性欲影响很小。

（甘洁文）

# 第八节　中医外治法在肿瘤方面的应用

外治法治疗恶性肿瘤源远流长，已有上千年历史，吴师机在《理瀹骈文》中指出："外治与内治有殊途同归之妙"；"外治之理即内治之理，外治之药即内治之药，所异者法耳"。中医外治疗法在治疗肿瘤中的应用具有简、便、廉、效的特点。随着科学的进步和发展，其治疗方法也越来越多，适应范围也越来越广泛，丰富了肿瘤的治疗手段，为肿瘤治疗做出了一定的贡献。

一、肿瘤外治法的作用机理

1.药物直接的效果

无论应用何种外治法，对肿瘤的疗效首先是选用药物本身的治疗作用，由于药物常直接用于肿瘤部位，因此可以发挥直接杀伤肿瘤细胞的作用。对于一些药物不能直接作用肿瘤，药物的疗效主要依靠透皮或通过黏膜吸收入血，通过血液循环而发挥全身治疗作用的药物，其作用机理因所用药物而有所不同，如有些以毒攻毒的药物往往是通过细胞毒而发挥作用的；有些则是通过引起肿瘤细胞凋亡而发挥作用的；有些是通过抑制肿瘤细胞端粒酶活性起作用的；还有一些可能通过抑制肿瘤血管的形成而发挥作用。近几年来研究还发现有些中药可调节肿瘤基因蛋白的表达，阻断肿瘤的信号传导，而发挥抗肿瘤效应。因此外治法的治疗效果取决于所用药物本身的作用以及是否恰当地应用了辨证施治的原则，药物抗肿瘤作用强，辨证用药得当，效果自然就好，反之则效果差。

2.经络的调节作用

这是外治法有别于内治法的最重要的一个方面，内治法主要通过药物吸收而发挥作抗肿瘤作用，而外治法除了药物的这个途径外，还通过经络的调节作用发挥抗肿瘤的效果。越来越多的研究表明，经络具有外敏性和放大效应，外治的药物敷贴于经穴部位，微小的药量通过刺激穴位形态结构中的肥大细胞，使其释放出多种生物活性物质如组织胺等，提高皮肤表层神经末梢的兴奋性而产生敏感效应；敷贴于穴位的药物还可以通过在激素调节中细胞与细胞之间进行信息传递的受体——环化酶-cAMP-蛋白激酶这样一个生物学的放大作用而产生明显的生物效应。此外，外治法的药物或针灸对体表某一部位的刺激，通过穴位、经络传导感应影响机体神经-体液系统而增强人体自身的调节，同时还可以通过"气-生物能"而改善脏腑器官的生理功能，使机体内环境处于更为协调的状态，充分发挥所谓"正气"的作用而达到抗癌效应。

二、肿瘤外治法的应用范围和适应证

理论上讲，只要中医内治法可以治疗的恶性肿瘤就可以应用外治法治疗，因"外治之理即内治之理，外治之药亦内治之药，所异者法耳"，但随着肿瘤治疗的日益规范，各种疗法包括手术、放疗、化疗、生物免疫疗法及中医中药治疗均有自己的应用范围和适应证，不可能包罗万象。肿瘤外治法亦不例外，它对于一些表浅而无法切除的肿块，或借助仪器设备可以将药物直达肿块，作用可能更直接一些，对于一些深部的肿瘤往往不能"直达病所"，需要通过经络调节发挥治疗作用，而将外治法应用于癌性疼痛及肿瘤的一些并发症则往往可以起到西医疗法所不及的效果。

1. 直接控制肿瘤

将药物敷贴或者直接注射于肿瘤部位可发挥直接抗肿瘤的效果。如治疗宫颈癌，明代《外科正宗》记载有三品一条枪敷贴局部治疗早期子宫颈鳞癌取得良好疗效；用于无法切除的体表或内脏肿瘤或无法切除的转移瘤进行局部敷贴可能对控制肿瘤的发展，改善临床症状，减少患者痛苦有一定的帮助，如肝癌引起腹腔淋巴结转移、胃癌、肠癌引起的腹腔淋巴结转移肿块、肺癌引起的胸壁肿块等均可使用外敷或外贴治疗。随着科学技术的发展，外治法有延伸，一些应用中药的介入疗法亦归之肿瘤外治法，如肝癌的介入治疗，经常用中药羟喜树碱、β-榄香稀、砒霜（三氧化二砷）。

2. 癌性疼痛

外治法治疗癌性疼痛是中医特色之一。西医控制恶性肿瘤的癌性疼痛效果明显，80%以上的癌性疼痛可以得到有效的控制，但由于麻醉类止痛剂的一些不良反应，使一些患者难以耐受，同时由于价格昂贵及患者恐惧成瘾等问题，影响临床应用。多年来，应用中药外治法治疗癌性疼痛取得了一定的疗效，减轻了患者痛苦，但因为止痛强度不够、剂型落后、临床观察缺乏随机对照大样本的资料，只停留在经验总结上，说服力不强，因而未能在临床广泛推广使用。

3. 肿瘤并发症

肿瘤并发症的治疗也是外治法的一大特色，肿瘤并发症很多，目前一些并发症西医治疗效果不满意，而应用中医外治法往往能取得良好的效果。如肿瘤术后伤口感染、皮瓣坏死，应用清热解毒、活血化瘀的中药外洗或外敷，可以大大缩短伤口愈合时间；肿瘤术后引起的吻合口瘘或窦道，治疗十分棘手，应用解毒敛疮的中药液冲洗瘘口或窦道，或做成药捻插入窦道，有助于祛腐排脓，生肌敛疮，促进瘘管或窦道口的愈合；肿瘤术后引起的肠粘连，甚至肠梗阻，应用中药炒热外敷，配合推拿手法及针灸治疗，可缓解疼痛，促进排气排便，利于肠道通畅；癌肿破溃，或放、化疗引起的肿块局部破溃，久不愈合，应用以毒攻毒、去腐生肌，可控制癌细胞生长，利于伤口愈合；化疗引起的静脉炎用双柏散外敷治疗，有明显消肿止痛疗效。对于化疗后引起的恶心呕吐，针刺或局部穴位（内关、攒竹、足三里、太冲等穴位）注射药物，可起到明显的镇吐作用；癌症引起的胸腹水，在腔内注射中药，如羟喜树碱、香菇多糖等，有助于控制胸腹水，明显改善症状。

4. 肿瘤放化疗后的白细胞减少症

中医艾灸具有明显的升高白细胞的作用，治疗肿瘤患者手术后放、化疗的白细胞减少症具有明显疗效，我们采用中医艾灸背俞穴和腹部关元气海穴取得良好疗效。

### 三、肿瘤的常用外治方法

**1. 敷贴法**

将膏药敷贴于肿瘤局部或者肿瘤所在部位的体表，以起到解毒散结、活血化瘀、消毒止痛等作用，如应用蟾蜍镇痛膏外贴肝区治疗肝癌疼痛。

**2. 围敷法**

将新鲜的中草药捣烂，或用干药粉加水、酒、醋、蜂蜜、蛋清、猪胆汁、麻油等调和，直接敷于肿瘤局部；如肿瘤破溃化脓，则围敷在周围，"束其根盘，截其余毒"。

**3. 腐蚀法**

应用药性峻猛、能祛腐拔毒的药物敷于肿瘤表面，以腐蚀瘤体，从而达到使癌毒外泄、瘤体消散或脱落的目的；对于瘤体已经溃破、腐肉糜烂，亦可以用此方法以祛除腐肉，生肌敛疮。常用药物如硇砂、信石、火硝、降丹。

**4. 药捻法**

将腐蚀药加赋型剂制成线香状的药捻，插入细小的疮口中或瘘管、窦道内，以引流祛腐、促使其创口愈合的方法。常用于肿瘤术后并发瘘管或窦道者。

**5. 熏洗法**

用药物煎汤乘其热气进行熏洗、淋洗、浸浴的方法，此方法借助药力的综合作用，可达到促进腠理疏通、气血流畅、改善局部营养和全身机能的目的。适合于肿瘤康复期的巩固治疗。

**6. 熨法**

用炒热的药物布包，熨于疼痛部位或相应的体表，从而起到活血止痛的作用。常用于癌症疼痛，或肿瘤所致的包块等症。

**7. 塞法**

将药物捣烂或研为细末，制成相应的栓剂，塞于阴道、肛门等患处，以起到腐蚀肿瘤、消肿止痛的作用。常用于阴道癌、宫颈癌、直肠癌等有局部病灶者。

**8. 灌肠法**

将中药药液做保留灌肠，以发挥药液在肠道内对肿瘤的抑制作用，常用于肿瘤压迫肠腔或浸润肠管、堵塞肠道引起的肠梗阻或便秘等。

**9. 中药现代外治法**

如中药离子透入法、超声药物透入法、中药介入法、腔内注入药物法等，对于多种肿瘤可起到直接抑制和杀灭作用。

**10. 针灸和气功疗法**

针灸对于改善肿瘤患者的症状，提高生活质量可起到一定的作用，亦常用于减轻化疗引起的骨髓抑制及恶心、呕吐等消化道反应。气功对增强体质，防止癌症的复发转移有重要作用。

11. 艾灸

艾灸对于肿瘤患者放疗或化疗后引起的白细胞减少有一定的提高作用，常用于各种肿瘤放化疗后白细胞减少症。艾灸的主要穴位以背俞穴和气海关元穴为主。

**四、肿瘤外治法存在的问题和对策**

1. 肿瘤外治法存在的问题

肿瘤外治法近年来的研究虽然取得了一些成果，但离我们的愿望还是有较大的差距，主要表现在以下几个方面：①缺少随机、对照研究，资料可信度差。医学目前已经进入循证医学时代，循证医学讲究的就是科学的证据，证据分为五类，最好的、最有说服力的证据就是大样本、随机对照、多中心研究和Meta分析的结果，我们称为一类证据，而不设立对照、个案报道或个人经验介绍则为四、五类证据，不能作为治疗依据。目前肿瘤外治法的研究缺乏一类证据，故资料的可信度差，说服力不强。②疗效评价不遵循统一规范，随意性大。对于恶性肿瘤治疗效果的评价标准，过去一直采用世界卫生组织（WHO）1981年制定的实体瘤疗效评价标准，即用完全缓解（CR）、部分缓解（PR）、稳定（SD）、进展（PD）来评价疗效，经过几十年的临床实践，发现这一评价标准存在许多不足的地方。为此，几个国际研究机构于2000年联合制定一个新的标准，即RECIST标准，现在已经全世界通行，正在逐渐取代WHO标准，目前对肿瘤患者疗效的评价，学术界更注重患者的生活质量和生存期，把它们作为评价的终点指标，其他指标如缓解率、疾病进展时间（TTP）一般只作为中间指标。从目前发表的肿瘤外治的文献看，评价的标准较为混乱，有些则是一些自拟的标准，缺乏统一规范。③组方庞杂，成分复杂，机理不明。多数处方药味用至几十味，最多的近40味，如此大的处方，浪费药材不说，即使从中医组方的要求来说亦是不符合的。综观历代先贤的处方，精练得体，直切病机，有些寥寥几味即可彰显其功，而此类大处方，看是面面俱到，实际药力不专，很难取得实际效果，况且药味过多，即使起效，因成分复杂，亦难以探明其机理。④剂型落后，疗效降低。目前肿瘤的外治剂型多数还是较为原始的剂型，或用散剂，或用敷剂，即使制成膏药或其他剂型，因吸收差，往往难以取得预期的效果。⑤文献挖掘、理论研究和实验研究还很不够。目前对外治的文献尚缺乏系统的整理研究，继承工作不到位，发扬提高就有难度，特别是中医外治理论研究一直无新的突破；涉及外治实验研究的文章则更少，严重影响了外治研究向深度和广度的推进。

2. 促进肿瘤外治研究的对策

（1）加强外治法的理论研究。理论来源于实践，又反过来为指导临床实践服务，外治法亦不例外。由于这一传统方法一直未能引起人们的高度重视，因此目前的理论研究较为肤浅，还没有从深层次上揭示其本质，有待今后进一步深入。

（2）加强临床研究。临床研究是促进学术发展的根本。目前的临床研究还只是停留在一般的资料积累总结上，不少报告缺乏严密性和科学性，往往报道的疗效好，而重复性很差，这就需要每一位临床工作者要有严谨的科学态度，严格按照科研设计有关要求进行临床观察，同时结合药理药化实验研究分析，阐明临床治病用药机理，如此临床研究水平才能走上一个新台阶。

（3）充分吸收现代科研成果，促进肿瘤外治现代化，肿瘤外治法要不断吸收现代科学研究成果，借助现代科学透皮剂，促进药物的渗透与吸收；利用现代科技手段，改革药物剂型。此外，还应引入物理、生物、生化、电生理、微循环等多学科的现代科技手段，进一步阐明外治机理等实际问题。

（4）加强剂型改革，不断提高临床疗效。临床疗效能否提高，药物的基础，剂型是关键。目前用于肿瘤外治的剂型多为一些原始的剂型，不利于药物的吸收，影响临床疗效，研究开发出一些简便、实用、高效的剂型已成为当务之急。近年来透皮吸收理论的发展，实际上已为中药外治剂型的改革奠定了良好的理论基础。用西药芬太尼制成的用于癌性疼痛的现代透皮贴制剂多瑞吉为中药剂型的改革树立了光辉的典范。

（5）认真做好文献整理研究工作。要有组织、有计划地总结散在于历代各家医学著作中的有关肿瘤外治的内容，广泛收集散在于民间的、行之有效的治疗恶性肿瘤的中草药外治方法和药物，加以深入研究，这既有利于丰富肿瘤治疗的手段和方法，亦利于开阔视野，启迪思路，开发研究出一些新的肿瘤外治特效药物。

**五、展望**

肿瘤外治法自远古始创至今经历了形成、发展、充实、成熟、弘扬五个阶段，无不吸收了同时代的科学技术精华，肿瘤外治法既要博收广采前人经验，更要注重当今科学技术发展的紧密结合，创造出一些真真正正行之有效、简便实用的新剂型来。展望未来，前景灿烂。我们相信，随着现代科学技术进步的飞速发展，这一疗法必将会焕发青春，造福于广大肿瘤患者。

（范中农）

# 第九节　恶性肿瘤的护理

## 一、肿瘤患者手术治疗的护理

### （一）术前护理

**1.心理护理**

肿瘤手术破坏性较大，术后影响了某些部位的正常功能及会造成人体形象的改变等，如喉癌手术后导致失语，结肠造瘘术后导致生活不便等，因此大多数患者对手术治疗顾虑较多，此时应多与患者交流，了解患者的心理变化，采取各种方法进行有针对性的、细心的思想工作，使其减轻或消除顾虑，配合手术。如向患者解释手术对挽救生命、防止复发和转移的重要意义，使其对自己的病情、手术方法及手效果能有初步的了解。

**2.手术前的准备工作**

（1）协助医师做好体格检查、常规化验检查及各科的一些特殊检查。

（2）全面了解患者的体质，估计患者对手术的耐受力。

（3）结合病情需要，帮助患者建立良好的卫生习惯。

（4）不同手术部位的特殊准备。胃癌合并幽门梗阻患者，自术前3日起，每晚温盐水洗胃减轻胃黏膜水肿，便于术后切口愈合；大肠手术术前做好肠道准备，术前晚口服甘露醇并大量饮水，或术晨行清洁灌肠；阴道手术或子宫肌瘤合并感染，于术前3～5日行阴道灌洗，以减少术后并发症等。

（5）皮肤的准备。手术前患者应做好全身清洁，如洗头、洗澡、剪指甲，手术野局部剃毛、消毒。备皮范围：原则上是备皮范围大于手术范围，四肢手术备皮范围须超过手术部位的上下两个关节。

（6）术前指导工作。一些术后需要患者配合的护理工作，应于术前做指导，使患者能主动配合按要求去做，以促进恢复，减少并发症的发生。

### （二）术后护理

1.根据麻醉、病种、手术方式做好准备。如安置患者入ICU病室或备有心电监护仪的病室。

2.详细向麻醉师了解麻醉方式，手术情况。麻醉清醒后，根据手术部位取适当卧位，如颈、胸、腹盆等部位手术，均应取半坐卧位，以利引流，四肢手术一般平卧并应抬高患肢等。

3.按麻醉常规测体温、脉搏、呼吸、血压。

4.注意伤口有无渗血、渗液，保持伤口敷料清洁干燥，如有渗血、渗液时及时更换。

5.有各种不同引流管者应妥善固定，防止堵塞或引流管被压、扭曲，保持通畅。每天更换引流袋，记录引流液颜色性质和量。

6.胸科手术患者鼓励病人做深呼吸和咳嗽，以减少肺感染，并鼓励患者多翻身；腹部手术患者情况允许可应早期离床活动，以减少肠粘连发生。

7.注意营养补充及电解质平衡，按医嘱输液。

8.术后的功能恢复和锻炼。患者术后康复锻炼与患者以后的生活质量有密切关系，所以护士必须指导患者进行局部和全身的功能锻炼。其基本原则应循序渐进，持之以恒。如开胸术后应指导患者进行肩关节活动，主要为上举与外展动作，并练习术侧手扶墙抬高和拉绳运动；乳腺癌术后第2～3日即可开始按计划进行训练，要求术后2周内达到术侧手臂能越过头顶摸到对侧耳部，不致影响日后生活自理等。

### 二、肿瘤患者化学治疗的护理

1.根据患者的需求讲解肿瘤及化疗方面的有关知识，引导患者表达其忧虑及疑问，有针对性地向其提供正确的、有价值的信息资料。

2.每天测量体温、脉搏、呼吸、血压至少一次，如有异常及时告知医生，并每周测体重一次以了解患者全身情况及供医生计算化疗药物剂量做参考。

3.根据不同的给药途径，熟悉各种抗癌药物的特性、毒性反应及其处理方法，保证癌症患者得到安全有效的治疗。例如使用铂类药物应该多喝水，或者多补充液体，加快排泄，减轻肾脏毒性等。

4.早晚刷牙，每天予淡盐水或茶叶水漱口数次，保持口腔清洁。

5.化疗药物刺激性较大，在临床使用中可出现不同程度的静脉损伤，采用静脉给药时，应尽量避免使用钢针进行静脉穿刺，可选择中心静脉或静脉留置针给药。在选择静脉留置针时要选用粗直、血流量丰富、无静脉瓣的血管，避免在同一部位多次穿刺，注射完后原则上不做保留。在输入化疗药物前要用生理盐水抽回血来证明静脉是否通畅，确保药物不外渗，再接化疗药物输入；给药过程中不断观察静脉情况，并询问患者有无疼痛和烧灼感；如果输入多种药物时，应该先输入非刺激性和非发疱剂药物，如果都是刺激性和发疱剂药物，应该先输入稀释量较少的药物，两种药物之间要给予生理盐水或葡萄糖注射液。

6.化疗药物静脉外渗的处理：（1）立即停止输入，尽量回抽，设法吸出渗出液；（2）抬高患肢，局部冷敷或冰敷，时间24小时左右（但草酸铂类除外）；（3）外用药物，如中药双柏散冷敷，喜疗妥软膏外涂等；（4）用生理盐水+利多卡因+地塞米松行局部封闭；（5）有局部皮肤破溃时不要涂抹任何膏剂，应采用无菌换药的方法处理，清理创面后也可用高渗生理盐水纱布湿敷，上面覆盖透气的溃疡贴；（6）如果有严重的局部组织损伤或坏死，可请外科会诊，做清创处理。

### 三、肿瘤患者放射性治疗的护理

#### （一）患者放疗前的护理

在放疗前首先应做好患者的思想工作，使患者对放疗有所了解，避免紧张、恐惧情绪，其次改善全身情况，注意营养调配，改善局部情况，避免局部感染。如鼻咽癌患者在放疗时最好做鼻咽部冲洗，食道癌患者放疗时避免吃硬性食物及刺激性食物。

#### （二）患者放疗中的护理

肿瘤患者放疗中常出现疼痛、出血、感染、头昏、食欲不振等症状，应及时对症处理。注意调整治疗方法及剂量，尽量保护不必照射的部位，同时给予镇静剂、维生素 B 类药物。充分摄入水分，从而达到减轻全身反应及避免局部放射损伤的目的。在放疗过程中，注意经常观察血象变化，如白细胞低于 $3.0×10^9/L$，血小板低于 $8.0×10^9/L$，应及时查找原因，或暂停放疗，给予综合治疗。

#### （三）患者放疗后的护理

1.放疗的全身反应

放疗后，肿瘤患者一般在第二周开始出现全身反应，其主要表现为白细胞、血小板降低。血小板降低易导致出血，首先要保持口腔卫生，饭后睡前要刷牙，牙刷应柔软，刷牙不可过猛，防止损伤牙龈黏膜导致出血。其次要及时发现有无皮肤黏膜出血，还要密切观察大小便情况，及时发现消化道、泌尿道是否有出血。监测体温应及时发现有无发热等现象。对体质较弱的患者鼓励做深呼吸，卧床者要协助其翻身、拍背，以预防肺部感染。

2.皮肤反应的护理

照射范围的皮肤（照射野）应保持清洁干燥及避免受机械性刺激，清洁时注意勿用肥皂，也不要用力擦洗照射部位，毛巾要柔软，擦洗时要拧干。凡是潮湿不透风的部位，放疗引起的皮肤反应多较重，如腋窝、腹股沟等部位要经常保持干燥，注意通风。还需保持照射野皮肤的标记清晰，禁止粘贴胶布和涂刺激性药物。患者应穿柔软的衣服，尤其是颈部、肩部和腋下不能过紧，头颈部可用柔软光滑的丝绸巾保护，忌用手抓痒或剥皮。还要避免阳光下曝晒和禁用热水袋。头颈部放疗的患者往往出现咽部疼痛、干燥、进食困难等，此时，应多吃软食。照射时保持鼻咽清洁，采用口腔喷药及鼻咽冲洗，加强头颈部的转动及张口练习。

3.黏膜反应的护理

口腔可用盐水、呋喃西林液漱口。对放射性鼻炎可用复方薄荷油滴鼻。对放射性喉炎可用蒸汽吸入，必要时加抗生素于溶液中。对放射性眼炎可用氯霉眼药水和四环素可的松软膏。对放射性直肠炎，可用合霉素、泼尼松、甘油等混合物保留灌肠。中医药在放疗黏膜保护方面有良好疗效，如桂林西瓜霜、双料喉风散治疗放疗后口腔炎等。

**4.饮食护理**

在放射治疗过程中，食疗应以开胃、增加食欲为主，饮食宜清淡、滋味鲜美、营养丰富。在放射治疗后期，常出现津液亏耗的情况，饮食中要增加养阴生津类的食品，应多食甘寒养阴生津之品，如茅根汁、荸荠汁、梨汁等，而忌香燥、脍炙、辛辣、烟酒等刺激物。

**四、肿瘤患者介入治疗的护理**

（一）介入治疗前的护理

**1.心理护理**

护士应根据其性别、年龄、职业、文化程度、性格、宗教信仰等个体特点，用通俗易懂的语言解释疾病及介入治疗的必要性和重要性，介绍术前准备、术中配合、术后注意点及介入治疗的相对安全性和技术的可行性。消除患者对介入治疗的紧张心理，以配合医生成功实施手术。

**2.营养与饮食**

术前增加营养可以改善患者的贫血、提高机体的抵抗力和耐受力，保证介入治疗的顺利进行，指导患者进高蛋白、高热量、高维生素、低脂肪以及易消化的食物，如新鲜牛奶、豆浆、水果、鸡蛋等。

**3.疼痛的护理**

需介入治疗的肿瘤患者，都有不同程度的疼痛症状。应评估疼痛的病因、诱因、性质、部位、持续时间，动态观察疼痛的变化。协助取舒适卧位，指导患者使用放松技巧，如搓擦、按摩、缓慢有节奏地呼吸、分散注意力等减轻患者的疼痛。必要时使用镇痛剂，如路盖克、美施康定、吗啡、哌替啶等。

**4.术前常规准备**

（1）辅助检查：术前协助做好各项常规检查，如血常规、大小便常规、胸片、肝功能、肾功能及凝血功能检查等。

（2）了解药物过敏史。

（3）皮肤准备：术前一天沐浴，更换清洁衣服，然后根据穿刺部位做相应的皮肤准备。

（4）肠道准备：介入前一天给予易消化饮食，术前4小时禁饮食。

（5）术前训练患者床上排二便。

（6）术前一般准备：术前测量患者体温、脉搏、呼吸、血压，如有异常及时通知医生做好相应处理；术前协助测量身高、体重，以备术中计算药物剂量；根据病情术前遵医嘱用药，以预防感染；进介入室前排空大小便。

（7）术前物品准备：器械与材料——根据疾病的不同，准备不同的器械与材料，如各种导管、导丝、穿刺针等；药物准备——根据不同疾病介入治疗术的需要，准备所需的药物，如溶栓药、止血剂、对比剂等；监护及抢救物品——如心电监护仪、氧气、吸引器等。

（二）介入治疗后的护理

**1.体位与休息**

根据疾病性质、全身状况及麻醉方式，选择利于患者康复及舒适的体位。动脉穿刺者穿刺下肢伸直并制动12小时，静脉穿刺者下肢伸直并制动6～8小时，以利于血管穿刺点收缩闭合，保持血流通畅，防止血栓形成。24小时后可下床活动，应尽量避免下蹲及增加腹压的动作。给患者提供整洁、安静、舒适的治疗及休养环境，保证充足的睡眠。

**2.穿刺部位的观察及护理**

介入治疗结束后，穿刺点压迫15～20分钟后加压包扎，避免剧咳、打喷嚏和用力大便，以免腹压骤增而导致穿刺口出血。密切观察穿刺部位有无渗血、出血及皮下血肿形成。如有渗出及时更换敷料，保持穿刺部位敷料干燥，防止感染。

**3.穿刺侧下肢血循环情况**

密切观察足背动脉搏动是否减弱或消失，皮肤色泽是否苍白及温度是否下降，毛细血管充盈时间是否延长，穿刺侧下肢有无疼痛和感觉障碍。观察足背动脉30～60秒，双足同时触摸，以便对照。血栓形成多在术后1～3小时内出现症状，所以术后24小时要做好观察记录。若趾端苍白，小腿疼痛剧烈，皮温下降，感觉迟钝，则提示有股动脉血栓形成的可能，应及时通知医生进行相应的处理。

**4.生命体征的观察**

介入治疗结束，患者安返病房后，监测患者的心率、心律、血氧饱和度、血压、呼吸及体温。大部分栓塞术患者术后均有不同程度的发热，护士应定时测量体温，并鼓励患者多饮水，以加速肾脏对对比剂、化疗药及毒素的排泄。

**5.营养与饮食**

术后6小时无呕吐者，可进食高热量、高蛋白、高维生素、清淡易消化的流质饮食，根据病情逐渐过渡到半流质或普通饮食，同时应进含纤维素高的饮食，以保持大便通畅。

**五、肿瘤患者常见症状的护理**

（一）恶心、呕吐的护理

恶心、呕吐的动作经过相同的神经传导路线，通常两者会合并产生，但是也可以单独发生。恶心指的是一种在喉咙及会厌的强烈欲望感，试图将胃中物吐出。呕吐则是指横膈肋间肌及腹部肌肉的收缩、呼吸运动停止，胃内容物由口强烈地排出。癌症患者发生恶心和呕吐主要有几个原因：化疗、放疗、手术（麻醉原因）、疾病进展等。以下是针对恶心、呕吐患者的护理。

1.评估

在给予护理措施之前，应先了解患者的病史，通过患者以前的经历来预测或评估患者恶心、呕吐的可能性。另外，也应该详细评估患者是否存在焦虑及其他心理问题。

2.护理措施

（1）针对呕吐的原因予以处理，以预防或减轻呕吐的症状。

（2）应密切观察患者的呕吐时间、呕吐次数、呕吐物的量和性状，记录每日的出入量，观察有无脱水及电解质紊乱的表现；定期测量体重，了解饮食情况及化验指标的变化。

（3）呕吐后协助患者做好口腔护理，予温开水或生理盐水漱口，保持其清洁，避免使用有特殊气味的漱口液，防止刺激舌根及咽后壁而激发呕吐；及时更换脏的衣物及被子，尽可能保持病房安静、整洁，空气新鲜，无异味，无不良刺激；指导患者聆听一些平静、和缓、旋律慢且频率低的音乐，根据病情适当进行打太极拳、散步等运动。

（4）维持呼吸道通畅。

（5）维持适当的营养，维持体液和水电解质的平衡。饮食宜少量清淡、易消化的食物，并注意色、香、味的调配，以刺激患者的食欲。鼓励患者少量多餐，细嚼慢咽，逐渐增加食量，严重呕吐不能进食者，应及时与医生联系，给予静脉输液或使用止呕药物。

（6）心理护理。

（7）利用耳穴压豆、针刺、电针、艾灸、穴位指压等进行治疗。

（二）骨髓抑制的护理

1.评估

骨髓抑制是指骨髓中的血细胞前体的活性下降。化学治疗、放射治疗以及许多其他抗肿瘤治疗方法，都是针对快速分裂的细胞，因而常常导致正常骨髓细胞受抑。

骨髓的抑制程度根据WHO分为0-Ⅳ级：

0级：白细胞≥4.0×$10^9$/L，血红蛋白≥110g/L，血小板≥100×$10^9$/L。

Ⅰ级：白细胞（3.0～3.9）×$10^9$/L，血红蛋白95～100g/L，血小板（75～99）×$10^9$/L。

Ⅱ级：白细胞（2.0～2.9）×$10^9$/L，血红蛋白80～94 g/L，血小板（50～74）×$10^9$/L。

Ⅲ级：白细胞（1.0～1.9）×$10^9$/L，血红蛋白65～79 g/L，血小板（25～49）×$10^9$/L。

Ⅳ级：白细胞（0～1.0）×10⁹/L，血红蛋白<65g/L，血小板<25×10⁹/L。

2.护理措施

（1）心理护理。此时应尽可能多给予主动关心和照顾，常与患者交谈，向其解释放、化疗后常见的毒副作用，消除由于骨髓抑制症状的出现所带来担心病情加剧的心理症结，鼓励其树立战胜疾病的信心，积极配合治疗，使其顺利渡过放、化疗后骨髓抑制的难关。

（2）保护性隔离。患者白细胞少于1.0×10⁹/L时机体防御功能极度低下，极易发生感染。应安排在单人病房进行保护性隔离。入住前房间用紫外线灯消毒1小时，病室内各用具均用消毒液擦拭。患者入住前应洗净全身，更换干净消毒的衣服，戴口罩、帽子。入住后病室每日早晚均用紫外线消毒30分钟。病室内各种用具每日用消毒液擦拭。整理床铺时，用半湿毛巾轻轻打扫。禁止患者一切室外活动，卧床休息，谢绝探视。工作人员入室应换隔离衣，戴口罩、帽子，换拖鞋。工作人员患急性上呼吸道感染和流感禁止入内，以减少患者感染机会。

（3）加强饮食调理。放疗、化疗在杀伤肿瘤细胞的同时，对正常组织也有不同程度的损害。加强营养对促进组织的修复，提高治疗效果，减轻毒、副反应有重要的作用。因此在食品的调配上，注意色、香、味俱佳，少量多餐。加强对患者及家属营养知识宣教，多制订合理的膳食计划，为其提供高热量、高蛋白、高维生素、营养丰富易消化的流质或半流质饮食。禁食生冷、油腻、煎炸食品，多食蔬菜、水果以保持大便通畅，防止便秘，以减少肛周感染的机会。放、化疗期间应鼓励患者多饮水，3000 mL/d，以增加尿量，使因放、化疗所致大量有害物质排出体外。骨髓抑制早餐可食用桂圆红枣粥：桂圆15 g，红枣10枚，粳米100 g，煮粥，有养血安神、补益五脏的功效。

（4）严格无菌操作。进行各种治疗前均需用快速手消毒剂消毒手，严格消毒皮肤。所用用具需用含氯消毒液消毒后给患者使用，输液贴为一次性的。

（5）加强皮肤护理。由于患者白细胞降低，正常情况下的皮肤天然屏障作用就会减弱。患者宜选用全棉柔软内衣，床单保持平整、干燥、清洁。皮肤皱褶处，如腋窝、乳房下、腹股沟、外阴及肛周等，应保持清洁，防止损伤皮肤造成感染，每日便后清洁肛周，并用1：5000的高锰酸钾坐浴，保持局部皮肤清洁、干燥，预防肛周感染。

（6）做好口腔护理。保持口腔清洁，每日进食后用生理盐水漱口，用软牙刷刷牙，勿用牙签剔牙。注意观察口腔情况，防止食物残渣在口腔中发酵繁殖细菌。鼓励患者进食，使患者认识到在容易感染的危险阶段营养支持的重要性。

（7）定期检查血象变化。应隔日查血常规，必要时每日查。待白细胞>2.0×10⁹/L，患者无其他感染症状时，可解除隔离。但要继续观察血象的变化，并注意患者有无发热现象，一般体温超过38℃应暂停治疗，并给予相应处理，预防继发性感染发生。

（8）出血的预防及护理。当血小板低于$50×10^9$/L时，有自发性出血倾向。观察患者皮肤黏膜有无出血点及其分布情况，禁止热敷，尽量减少一些侵入性操作。护理人员进行各项护理操作应按严格无菌消毒原则，动作轻柔，穿刺准确无误，防止反复穿刺造成皮下瘀斑或血肿，给患者注射拔针后要压针眼3~5分钟，静脉注射时止血带不宜过紧，时间不宜太长。及时观察有无内脏的出血，注意观察患者大小便颜色、性质。当患者出现剧烈头痛，喷射性呕吐，烦躁不安时，应及时报告医生，并随时做好抢救治疗的准备。

（9）输血及营养支持疗法。骨髓抑制的患者若有出血倾向应及时输新鲜血浆、血小板。口服鲨肝醇、利血生等促进造血功能恢复。

### 六、不同治疗阶段的心理需要及护理

（一）确诊阶段主要护理措施

1.语言恰当：应在适合的时间、恰当的方式向患者讲清病情，讲解治愈的希望，帮助患者及早摆脱恐惧心理。

2.各种检查前做好卫生知识宣教，消除患者对检查的顾虑。

（二）治疗阶段主要护理措施

在治疗前和治疗过程中，向患者讲解治疗的目的、可能出现的副作用和解决方法，可以解除患者的恐惧和焦虑，顺利地完成治疗计划。通过医务人员的努力和个人的功能锻炼，最大限度地提高患者的生存质量。

（三）康复阶段主要护理措施

1.做好出院指导，使患者离院后，能按照治疗计划、康复计划进行。

2.与患者和家属制定切实可行的康复计划。

3.鼓励患者参加社会活动。

4.向家属宣传家庭护理中的心理护理知识。

5.与患者保持联系，及时询问病情，增加患者的安全感与康复信心。

（四）临终阶段主要护理措施

应当积极主动解决患者疼痛、厌食、躯体移动障碍等问题，不能对患者表现厌烦、冷漠，满足患者的愿望和需求，尊重个人习惯。对于死亡，由于信仰不同，其态度亦不同，护士应尊重患者的信仰，使患者及其家属能得到精神上的满足。

（李清勤　叶晓婉　蔡建株　林丽玲）

# 第二章 乳腺癌

**一、概述**

乳腺癌是乳房腺上皮细胞在多种致癌因子作用下，发生了基因突变，致使细胞增生失控而发生的恶性肿瘤。由于癌细胞的生物行为发生了改变，呈现出无序、无限制的恶性增生。它的组织学表现形式是大量的幼稚化的癌细胞无限增殖和无序状地拥挤成团，挤压并侵蚀破坏周围的正常组织，破坏乳房的正常组织结构。在中医学中属于"乳岩""乳石痈"范畴。20世纪以来乳腺癌的发病率在世界各地均有上升的趋势。在欧洲、北美洲占女性恶性肿瘤发病的第一、第二位。中国于1990年代初有乳腺癌患者20万，每年新发病例约5万。

**二、西医病因病理**

（一）病因

乳腺癌的病因还没有完全明确，绝经前和绝经后雌激素是刺激发生乳腺癌的明显因素；此外，遗传因素、饮食因素、外界理化因素，以及某些乳房良性疾病与乳癌的发生有一定关系。已知的几种诱发乳腺癌的主要因素：

1.年龄

在女性中，发病率随着年龄的增长而上升，在月经初潮前罕见，20岁前亦少见，但20岁以后发病率迅速上升，45～50岁较高，约占全部患者的75%，但呈相对的平坦，绝经后发病率继续上升，到70岁左右达到最高峰。死亡率也随年龄而上升，在25岁以后死亡率逐步上升，直到老年时始终保持上升趋势。

2.遗传因素

妇女中有第一级直亲家族的乳腺癌史者，其乳腺癌的危险性是其他人群的2～3倍。

3.其他乳房疾病

患有一侧乳腺癌，对侧发病较正常人高；患有慢性乳腺囊性增生病，伴乳头状瘤，且病理结构活跃者，可增加乳腺癌的危险性。

4.月经初潮年龄

初潮年龄早于13岁者发病的危险性为年龄大于17岁者的2.2倍。

5.绝经年龄

绝经年龄大于55岁者比小于45岁的危险性增加。

6.第一次怀孕年龄

危险性随着初产年龄的推迟而逐渐增高,初产年龄在35岁以后者的危险性高于无生育史者。

7.哺乳时间

产后未曾哺乳者乳腺癌发病的危险性增高,哺乳总时间与乳腺癌危险性呈负相关。

8.药物

口服避孕药,绝经后补充雌激素,在更年期长期服用雌激素可能增加乳腺癌的危险性。

9.卵巢功能

乳腺受卵巢激素的调节。雌激素是乳腺发育的基本刺激素,亦是乳腺肿瘤发病的先决条件之一。有人认为,雌酮和雌二醇的异常增加与雌三醇的缺乏是乳腺肿瘤的发病原因之一,已得到临床检查的支持与动物实验的证明。而且男性乳腺肿瘤患者少见,约为女性患者的1%,此亦说明可能与男性无卵巢激素有关。

11.饮食习惯

吸烟、饮酒、摄入大量的脂肪可以增加乳腺癌的危险性。

12.放射线作用

有多次X线胸部透视或胸片检查史者,或乳腺区域接受过放射治疗者,其乳腺所受射线剂量较大,而放射电离辐射与乳腺癌的发病亦有关。

13.体重

肥胖可能是绝经期后妇女发生乳腺癌的重要危险因素。

14.精神因素

焦虑、紧张可抑制抗癌瘤的免疫。

(二)病理

2011年WHO将乳腺癌分为非浸润性癌和浸润性癌,前者包括导管原位癌、小叶原位癌和伴导管原位癌的Paget's病,后者包括浸润性小叶癌和浸润性导管癌,少见类型包括髓样癌、硬癌、腺样囊性癌、黏液腺癌、大汗腺样癌、鳞状细胞癌等。

**三、中医病因病机**

中医认为其发生与正气不足和七情内伤关系较为密切。正气内虚,脏腑阴阳失调,是本病的主要基础;七情内伤郁结伤脾、所愿不遂是形成本病的主要病因。肝主疏泄,郁怒伤肝,肝郁气滞;脾主运化,忧思伤脾,运化失常,内生痰湿。无形之气郁与有形之痰浊相互交凝,结滞乳中而生有形之核。肝肾不足,气虚血弱,冲任二脉空虚,气血运行失常,以至冲任失调,气滞血瘀,久则聚痰酿毒，相互搏结于乳中而成癌瘤。乳岩手术耗伤气血，加之化疗药物乃伤正之口，损伤脾胃，气血生化不足；放疗则热毒伤阴。因此乳腺癌是因虚得病，因虚致实，虚以阴虚、气血不足、气阴两虚多见；实以气滞、血瘀、痰凝、毒聚为主，是一种全身属虚、局部邪实的疾病。

## 四、诊断

### （一）病史采集

1.询问与乳癌发生的有关病史，如月经情况、婚育史、哺乳史、既往有无乳腺疾患、有无过多的X线胸透或胸片检查史、有无妇科疾病、有无乳癌家族史。

2.何时发现乳腺肿物，有无疼痛、疼痛与月经期有无关系、生长速度如何。

3.乳头有无溢液或糜烂。

4.腋下有无肿块，何时发现。

5.有无胸痛、咳嗽、骨痛等。

6.乳腺癌相关检查治疗史，如确诊方式，手术方式，病理类型，放化疗史，内分泌治疗史，相关的主要副反应。

### （二）物理检查

1.望诊：首先检查两侧乳腺外形、大小及位置是否对称，皮肤有无橘皮样改变、水肿、破溃及卫星结节，乳头表皮有无糜烂及脱屑。

2.肿块触诊：触诊必须轻柔，用手指平触，如发现肿物，要明确部位、外形、边界、大小、个数、表面状况、硬度与活动度。

3.乳头检查：乳头是否与肿物粘连或固定，有无溢液。

4.腋窝及锁骨上淋巴结检查。

### （三）诊断要点

1.乳腺X线摄影

有干板照相和钼靶X线照相两种方法。常规体位包括双侧内外侧斜位（MLO）及头足位（CC）。对常规体位显示不佳或未包全乳腺实质者，可根据病灶位置选择补充体位。为使病灶显示效果更佳，必要时可开展一些特殊摄影技术，如局部加压摄影、放大摄影或局部加压放大摄影等。

2.B超检查

用于所有疑诊乳腺病变的人群。可同时进行乳腺和腋窝淋巴结的检查。乳腺超声扫描体位常规取仰卧位，扫描范围自腋窝顶部至双乳下界，包括全乳及腋窝。

3.MRI

MRI不作为乳腺癌诊断的常规检查项目。可用于乳腺癌分期评估，确定同侧乳腺肿瘤范围，判断是否存在多灶或多中心性肿瘤。初诊时可用于筛查对侧乳腺肿瘤。同时，有助于评估新辅助治疗前后肿瘤范围、治疗缓解状况，以及是否可以进行保乳治疗。

4.病理学诊断

①脱落细胞学检查：早期管内癌有乳头溢液者，可将液体做涂片细胞学检查，乳头糜烂疑Paget's病者可做刮片或印片检查。

②针吸细胞学检查：可部分代替冰冻切片检查，阳性可确诊，阴性不能除外，应进一步做活组织检查，操作时应注意避免造成肿瘤的播散。

③活组织检查：包括切除及切取活检。除非肿瘤很大，一般均以切除活检为好。最好能同时做冰冻切片检查，如果恶性的则做根治性手术。标本应常规做受体测定。如无冰冻切片检查条件，病理证实后，应在不迟于2周内做手术治疗。

（四）分型

乳腺癌分为非浸润性癌、早期浸润性癌和浸润性癌三大类。

1.非浸润性癌又称原位癌

指癌细胞局限在导管基底膜内的肿瘤。按组织来源又分为：

（1）小叶原位癌：来自乳腺小叶内导管或小叶内末梢导管，约占乳腺癌的1.5%。

（2）导管内癌：来自乳腺中小导管的肿瘤。

2.早期浸润癌

癌组织开始突破基底膜，刚向间质浸润的时期。根据形态不同分为早期浸润性小叶癌和早期浸润性导管癌。

3.浸润性癌

癌组织向间质内广泛浸润，形成各种结构的癌组织和间质相混杂的图像。包括以下几种类型：

（1）浸润性小叶癌：小叶内癌的癌细胞突破基底膜及小叶范围，向间质内浸润，癌细胞常围绕导管呈同心圆结构而形成靶样图像。

（2）浸润性导管癌：导管内癌的癌细胞突破基底膜，向间质内浸润，部分区域内尚可见到导管内癌成分。

（3）单纯癌：是最常见的乳腺癌类型，占80%以上。体积往往较小，形态特点是癌组织中主质和间质的比例相当，其形态复杂、多样，癌细胞常排列成巢、索、腺样或呈片块状。

（4）髓样癌（无淋巴细胞反应者）：镜下特点见癌细胞排列成片块状或巢状，排列紧密，癌巢周围少量纤维组织增生，无淋巴细胞反应。

（5）硬癌：镜下见癌细胞形成小巢状或条索状，细胞异形性显著，核分裂易见，间质多于主质，致密的纤维组织可发生胶原变性、钙化或骨化。

（6）腺癌：癌实质中腺管状结构占1/2以上，癌细胞异形性明显，腺管形状不规则。

（7）浸润性特殊类型乳腺癌：① Paget's病。② 乳头状癌。③ 伴有大量淋巴细胞浸润的髓样癌。⑤腺样囊性癌：直径一般不超过3 cm，无皮肤粘连。⑥黏液腺癌。⑦大汗腺样癌。⑧鳞状细胞癌。

（五）临床分期

1.乳腺癌的TNM国际分期（UICC，2003）

（1）T：原发肿瘤

$T_x$：原发肿瘤大小无法测量；或痰脱落细胞，或支气管冲洗液中找到癌细胞，但影像学检查和支气管镜检查未发现原发肿瘤。

$T_0$：没有原发肿瘤的证据。

$T_{is}$：原位癌（导管内癌，小叶原位癌，无肿块的乳头Paget's病）。

$T_1$：原发病灶最大径≤2 cm。

$T_{1mic}$：微小浸润性癌（肿瘤超过基底膜），最大径≤0.1 cm。

$T_{1a}$：肿瘤最大径>0.1 cm，但≤0.5 cm。

$T_{1b}$：肿瘤最大径>0.5 cm，但≤1.0 cm。

$T_{1c}$：肿瘤最大径>1.0 cm，但≤2.0 cm。

$T_2$：肿瘤最大径>2.0 cm，但≤5.0 cm。

$T_3$：肿瘤最大径>5 cm。

$T_4$：肿瘤大小不论，但直接侵犯胸壁或皮肤。

$T_{4a}$：肿瘤直接侵犯胸壁，包括肋骨、肋间肌、前锯肌，但不包括胸肌。

$T_{4b}$：肿瘤表面皮肤水肿（包括橘皮症），乳房皮肤溃疡或微型结节，限于同侧乳房。

$T_{4c}$：包括$T_{4a}$和$T_{4b}$。

$T_{4d}$：炎性乳腺癌（皮肤广泛浸润，表面红肿，但不一定触摸到其下的肿块）。

注：除了$T_{4b}$和$T_{4c}$外，皮肤粘连、酒窝症、乳头回缩和其他皮肤改变可以出现在$T_1 \sim T_3$中，但不影响T分期。

（2）N：淋巴结转移

$N_x$：淋巴结情况不确定（例如，已被手术切除）。

$N_0$：无区域淋巴结肿大。

$N_1$：同侧腋淋巴结肿大、转移，但能活动。

$N_{2a}$：同侧腋淋巴结肿大、转移，互相融合，或与其他附近组织粘连。

$N_{2b}$：肿瘤转移至同侧内乳淋巴结，但无同侧腋淋巴结肿大、转移。

$N_{3a}$：同侧锁骨下窝淋巴结肿大转移。

$N_{3b}$：同侧内乳淋巴结转移并伴有同侧腋淋巴结肿大转移。

$N_{3c}$：同侧锁骨上窝淋巴结肿大转移。

（3）远处转移（M）分期

$M_x$：无法评价有无远处转移。

$M_0$：无远处转移。

$M_1$：有远处转移

2.TNM临床分期

表5 乳腺癌的临床分期表

| 分期 | T | N | M |
|---|---|---|---|
| 隐性癌 | Tx | $N_0$ | $M_0$ |
| 0期 | Tis | $N_0$ | $M_0$ |
| Ⅰ期 | $T_0$ | $N_0$ | $M_0$ |
| Ⅱa期 | $T_{0\sim2}$ | $N_{0\sim1}$ | $M_0$ |
| Ⅱb期 | $T_{2\sim3}$ | $N_{0\sim1}$ | $M_0$ |
| Ⅲa期 | $T_{0\sim3}$ | $N_{1\sim2}$ | $M_0$ |
| Ⅲb期 | $T_4$ | $N_{0\sim2}$ | $M_0$ |
| Ⅲc期 | 任何T | $N_3$ | $M_0$ |
| Ⅳ | 任何T | 任何N | $M_1$ |

3.乳腺癌病理学分期

手术是乳腺癌治疗的最基本方法之一，因此由手术标本的组织和病理学检查为基础的病理分期在乳腺癌的分期中尤为重要。2003版美国肿瘤联合会乳腺癌病理学分期（pTNM）如下：

（1）原发性肿瘤（pT）分期：同临床分期相同。

（2）对区域淋巴结的（pN）病理分期。

$pN_x$：淋巴结情况不确定（未切除或曾切除淋巴结）。

$pN_0$：无区域淋巴结转移。

$pN_1$：同侧淋巴结转移，可活动。

$pN_{1mic}$：微小转移＞0.2 mm，但≤2.0 mm。

$pN_{1a}$：转移至1～3个同侧腋淋巴结。

$pN_{1b}$：微小同侧内乳淋巴结转移（仅限前哨淋巴结清扫时发现的转移）。

$pN_{1c}$：包括$pN_{1a}$和$pN_{1b}$。

$pN_{2a}$：转移至同侧4～9个腋淋巴结（至少一枚淋巴结≥2.0 mm）。

$pN_{2b}$：转移至同侧内乳淋巴结但不伴有同侧腋淋巴结转移。

pN$_{3a}$：转移至10个以上同侧淋巴结（最大径至少＞2.0 mm），或转移至锁骨上窝淋巴结。

pN$_{3b}$：同侧内乳淋巴结并伴有一个以上同侧腋淋巴结转移；或前哨淋巴结清扫时发现内乳淋巴结转移并伴有三枚以上同侧腋淋巴结转移。

pN$_{3c}$：同侧锁骨上窝淋巴结转移。

（六）中医证型

1.气郁痰凝证

乳房部肿块皮色不变，经前期乳房作胀或少腹作胀，胸闷胁胀，情志抑郁，性情急躁，心烦易怒，口苦咽干，头晕目眩，苔薄白或薄黄，脉弦滑。

2.冲任失调证

乳房部肿块，经事紊乱，经前期乳房胀痛。或婚后从未生育，或多次流产史。舌质淡，苔薄，脉弦细。

3.正虚毒炽证

乳房肿块扩大，溃后愈坚，渗流血水，不痛或剧痛，精神萎靡，面色晦黯或苍白，饮食少进，心悸失眠，舌紫或有瘀斑，苔黄，脉弱无力。

4.气阴两虚证

乳房肿块，皮色不变，不热少痛，乏力，气短，自汗与盗汗并见，纳少神疲，颧红、午后潮热。舌淡红、苔薄白或少，脉弱而数。

**五、鉴别诊断**

（一）西医鉴别诊断

乳腺癌须与乳腺增生、纤维腺瘤、囊肿、导管内乳头状瘤、乳腺导管扩张症（浆细胞性乳腺炎）、乳腺结核等良性疾病，与乳房恶性淋巴瘤，以及其他部位原发肿瘤转移到乳腺的继发性乳腺恶性肿瘤进行鉴别诊断。鉴别诊断时需要详细地询问病史和仔细地检查体格，并结合影像学检查（乳腺超声、乳腺X线摄影及乳腺核磁共振等），最后还需要细胞学和/或病理组织学检查明确诊断。

临床查体可触及肿块的乳腺癌约占80%，可以进行外科手术活检行病理组织学诊断，在有条件的医院可借助穿刺尽快明确诊断。但临床触诊阴性的乳腺癌增加了鉴别诊断的困难，需借助影像学检查定位病灶进行穿刺，或在乳腺X线技术引导下放置金属定位线，再经外科切除活检明确诊断。

少数乳腺癌患者伴有乳头溢液，须与乳腺增生、导管扩张、乳汁潴留、导管内乳头状瘤及乳头状瘤病等鉴别。有条件的医院可借助乳头溢液细胞学涂片查找癌细胞，通过乳管内镜检查，了解乳管内有无占位性病变，需要时再经活检明确诊断。

（二）中医类证鉴别

1.乳癖

多见于20～40岁妇女，乳房肿块形状、大小不一，有触痛，边界不清，与周围组织不粘连，经前乳房胀痛，月经后减轻，钼钯X线摄片和肿块活检有助于鉴别。

2.乳衄

以乳窍反复溢出血性液体为主症，乳晕部出现肿块，质地柔软，不痛，乳腺导管造影可见肿块在乳腺导管内。

3.乳核

多见于20岁左右的妇女，病程进展缓慢，肿块呈圆形或卵圆形，表面光滑，质较硬，边界清楚，活动度大，不痛。

4.粉刺性乳痈

多见于非哺乳期20～40岁妇女，多有先天性乳头凹陷或短小畸形，乳头常有粉渣样物排出，急性发作时，乳晕旁结块红肿疼痛，溃脓带有臭味，久不收口。

5.乳痨

多继发于肺痨、瘰疬之后，多见于20～40岁的妇女，乳房结块形如梅李，不痛或隐痛，病程进展缓慢，肿块边界不清，质地较硬，与皮肤粘连，日久形成寒性脓肿，脓液中夹有败絮样物质，脓液涂片和组织病理检查有助于鉴别。

## 六、治疗

（一）治疗原则

乳腺癌是一种全身性或容易发生血行转移的疾病，治疗强调整体与局部兼顾。对可切除的乳腺癌采取以手术为主的综合治疗原则，对不宜手术的病人则采用化疗、放疗、内分泌治疗等综合治疗措施。

1.非浸润性乳腺癌

（1）小叶原位癌：绝经前他莫昔芬（三苯氧胺）治疗5年；绝经后口服他莫昔芬或雷洛昔芬降低风险；若不能排除多形性小叶原位癌可行全乳切除术，视情况进行乳房重建。

（2）导管原位癌：

①局部扩大切除并全乳放射治疗。

②全乳切除，视情况进行前哨淋巴结活检和乳房重建。

对于单纯原位癌患者，在未获得浸润性乳腺癌证据或者未证实存在肿瘤转移时，不建议行全腋窝淋巴结清扫。然而，仍有一小部分临床诊断为单纯原位癌的患者在进行手术时被发现为浸润性癌，应按浸润癌处理。单纯小叶原位癌的确诊必须依据手术活检结果。

2.浸润性乳腺癌

（1）保乳手术加放射治疗。

（2）乳腺癌改良根治术，视情况进行乳房重建。

（3）全乳切除并前哨淋巴结活检，视情况进行乳房重建。

（4）老年人乳腺癌：局部扩大切除或全乳切除，受体阳性患者须进行内分泌治疗，视情况做前哨淋巴结活检。

（二）中医治疗

1.辨证论治

（1）气郁痰凝证

治则：疏乳解郁，理气化痰。

方药：逍遥散（柴胡、白术、白芍药、当归、茯苓、炙甘草、薄荷、煨姜）。

加减：乳房肿痛明显，可加川楝子、青皮、生麦芽、生山楂等；乳房肿块坚韧难消者，酌加三棱、莪术、山慈姑、海藻、桃仁、益母草、王不留行、乳香、没药、穿山甲、水蛭等。

（2）冲任失调证

治则：调摄冲任，理气化痰解毒。

方药：二仙汤（仙茅、淫羊藿、当归、巴戟、知母、黄檗）。

加减：肾阳虚者，加肉苁蓉、鹿角霜、菟丝子、肉桂；乳房痛甚者，加乳香、延胡索、川楝子；肝肾阴虚者，乳房肿块质硬，隐痛窜痛，方中去仙茅、仙灵脾，加枸杞子、女贞子、玄参、麦冬、天花粉等。

（3）正虚毒炽证

治则：调补气血，解毒化痰。

方药：香贝养荣汤（炒白术、人参、茯苓、陈皮、熟地黄、川芎、当归、贝母、香附、白芍、桔梗、甘草）。

加减：素体虚弱者加黄芪、太子参、党参。

（4）气阴两虚证

治则：益气养阴。

方药：滋阴益气汤（生晒参、党参、黄芪、麦冬、生地、五味子、柴胡、山药、陈皮、云苓、生甘草）。

2.静脉注射中成药

（1）羟喜树碱：静注，每次4～8 mg，用10～20 mL等渗盐水稀释，每日或隔日1次，1疗程60～120 mg。羟喜树碱为主与其他化疗药物配合使用，对进展期乳癌有一定疗效。用量因化疗方案的不同而异。主要毒、副作用有：胃肠道反应如恶心、呕吐；骨髓抑制，主要使白细胞下降；少数病人有脱发、心电图改变及泌尿道刺激症状。

（2）蟾酥注射液：缓慢静滴，每次 10～20 mL，每日 1 次，1～30 天用 5%葡萄糖注射液 500 mL 稀释后缓慢滴注，联合其他化疗药物使用对进展期乳癌有一定疗效。对化疗药物能起到增强疗效作用。主要副作用有白细胞下降、恶心呕吐等。

（3）康莱特注射液：缓慢静滴，20 g（200 mL），每日 1 次，1～21 天（配合化疗药物使用）。有一定的抗肿瘤作用，有提高化疗药物疗效及减轻其毒副反应作用，能提高机体免疫能力及改善患者的生活质量。适用于各期乳癌。

（4）榄香烯注射液：静滴，400 mL，每日 1 次，1～10 天（配合化疗药物使用）。有一定的抗肿瘤作用，有提高化疗药物疗效及减轻其毒副反应作用，能提高机体免疫能力及改善患者的生活质量。适用于各期乳癌。

（5）复方苦参注射液：成分为苦参、土茯苓。静脉滴注，12～20 mL 加入 0.9%生理盐水 200 mL 中，每日 1 次；或 8～10 mL 加入 100 mL 生理盐水中滴入，每日 2 次，用药总量 200 mL 为一疗程。功能与主治：清热利湿，凉血解毒，散结止痛。用于癌性疼痛及出血。有一定的抗肿瘤作用；对轻、中度癌痛有一定疗效。适用于各期乳癌。

（6）鸦胆子油乳注射液：静滴，3 g 加入 0.9%生理盐水 250 mL 中，每日 1 次，30 天为一疗程。细胞周期非特异性抗癌药，抑制肿瘤细胞生长，能提高机体免疫能力，尤其适用于乳癌脑转移。有导致肝功能损害的临床报道。

（7）参芪注射液：静滴，20～60 mL 加入 5%葡萄糖注射液 250 mL 中，每日 1 次，5 周为一疗程。有益气健脾、减少化疗药物的消化道反应、骨髓抑制等作用，并能适当提高化疗药物的疗效。适用于脾胃虚寒、气血双亏型乳癌。

（8）香菇多糖注射液：静滴，1 mg 加入 0.9%生理盐水或 5%葡萄糖注射液 250～500 mL 中，每周 2 次，8 周为一疗程。能提高肿瘤患者机体免疫能力，改善患者生活质量，对放、化疗有减毒增效的作用。适用于各期乳癌。

（9）人参多糖注射液（百扶欣）：静滴，12～24 mg 加入 0.9%生理盐水或 5%葡萄糖注射液 250～500 mL 中，每分钟 40～60 滴，每日 1 次，1～30 天（可配合化疗药物使用）。有提高化疗药物疗效及减轻其毒副反应作用，能提高机体免疫能力，适用于各期乳癌。

（10）生脉注射液：每次 30～50 mL，加入 5%葡萄糖注射液 250～500 mL 中静脉滴注。益气强心，生津复脉。对术前提高免疫力，术后康复均有效。

（11）康艾注射液：成分为黄芪、人参、苦参素。静脉滴注，40～60 mL，用 5%葡萄糖注射液或 0.9%生理盐水 250～500 mL 稀释后使用，每日 1～2 次，30 天为一疗程。功能主治：益气扶正，增强机体免疫功能。

3. 口服中成药

（1）平消胶囊：口服，每次 1.68 g，每日 3 次，3 个月为一疗程。有清热解毒，化瘀散结抗肿瘤的功效，适于各期乳癌。

（2）安替可胶囊：软坚散结，解毒定痛，养血活血。可单独应用，也可与放疗合用，以此来增强放疗疗效。口服，每次 0.44 g，每日 3 次，饭后服用；疗程 6 周，或遵医嘱，少数患者使用后可出现恶心、血象降低。过量、连续久服可致心慌。

（3）扶正消瘤汤颗粒剂：适用于各期乳癌。温开水冲服，每日 1 剂，分 2～3 次冲服。

（4）小金丹：每次 1 粒，每日 2 次，陈酒送下。孕妇忌服。破瘀通络，祛瘀化湿，消肿止痛。

（5）复方斑蝥胶囊：每次 2 粒，每日 3 次，口服，30 天为一疗程。

（6）安康欣胶囊：每次 5 粒，每日 3 次，口服，30 天为一疗程。活血化瘀，软坚散结，清热解毒，扶正固本等。

（7）抗癌平丸：以半枝莲、香茶菜、蛇莓、蟾酥等为主的 11 味中草药组成，具有清热解毒、消肿止痛的功效，每次 0.5～1 g，每日 3 次，总量 60～90 g。

（8）至灵胶囊：适用于各期乳癌。口服，每次 2～3 粒，每日 2～3 次，或遵医嘱。

（9）贞芪扶正胶囊：适用于乳癌放、化疗引起的骨髓造血功能抑制、血细胞减少。口服，每日 6 粒，每日 2 次，或遵医嘱。

（10）滋阴益气汤颗粒剂：适用于中医辨证属于气阴两虚型的乳癌患者。温开水冲服，每日 1 剂，分 2～3 次冲服。

（11）二至丸：每日服 9 g，分 2 次吞服。益肝肾，补阴血。适用于术后骨髓抑制症，与放、化疗配合应用。

（12）六味地黄丸：每次 9 g，每日 2 次。淡盐汤送下，或水煎服。滋阴补肾。用于乳腺癌患者兼有肝肾阴亏损者。

（13）全蝎蜂蜜露：全蝎 50 g，白糖 100 g，蜂蜜 250 g。先将捕捉的全蝎杀死，晒干或烘干，研成极细末，放入蒸碗中，加白糖、蜂蜜及清水少许，搅拌均匀，加盖，隔水蒸 1.5 小时，离火，晾凉后装瓶，防潮，备用。每日 3 次，每次 10 g，温开水送服。解毒通络，防癌抗癌。本食疗方通治各期乳腺癌。

（14）金水宝胶囊：适用于各期前列腺癌。口服，每次 2～3 粒，每日 2～3 次，或遵医嘱。

4. 针灸治疗

（1）毫针疗法：用于正虚毒炽证

主穴：肩井 GB21、膺窗 ST16、乳根 ST18、膻中 RN17、上脘 RN13、大椎

DU14、心俞 BL15、脾俞 BL20、乳俞 BL13、膈俞 BL17、肩贞 SI9、少泽 SI1、三阴交 SP6、消块穴（两手下垂，位于前缝的尖端）。

配穴：肩外俞 SI14、秉风 SI12、附分 BL41、魄户 BL42、神堂 BL44、胆俞 BL19、意舍 BL49。

（2）术后针刺治疗

主穴：大椎 DU14、足三里 ST36、身柱 DU12、三阴交 SP6。

5.中药外治法

（1）初期用太乙膏掺阿魏粉或黑退消贴之；即将溃烂用红灵丹油膏外敷；溃后掺海浮散或九黄丹，并以红油膏敷贴。

（2）如用于乳腺癌术后创面愈合欠佳者，予生肌散、白玉膏助其愈合；溃后创面出血者，则以棉花球蘸桃花散紧塞创口并予加压包扎。

（3）延胡索、红花、王不留行、冰片、麝香等经现代制剂方法制成霜剂；治疗采取以乳房局部用药和皮肤与穴位按摩相结合外治方法，使药物直接作用于病变部位，通过透皮吸收和对经络穴位刺激作用，改善乳房血运，产生止痛、消肿散结功效，并反射性调节内分泌。

（4）中药离子导入：根据该病不同病因、病理，选择柴胡、当归、海藻、昆布、三棱、莪术、半夏、橘核、白芥子、鹿角霜、蒲公英拟订了三种不同的中药离子导入系列方剂，每日1次，每次30分钟，10天为一疗程。

（5）中药足浴外治法治疗化疗后的神经损害：桂枝5 g，红花5 g，乳香10 g，没药10 g，细辛5 g，姜黄5 g，透骨草10 g，伸筋草15 g，鸡血藤10 g。先将上药加入清水500～1000 mL浸泡20～30分钟，然后取浓煎取药汁400 mL；将药汁加温水稀释至2000 mL左右，然后置入恒温桶中，温度设置为40 ℃，然后足浴或手浴20～30分钟；每日2次，2周为一疗程。

有手术禁忌证，或已远处广泛转移，不适宜手术治疗者可采用中药外治。

（三）西医治疗

1.外科手术治疗

手术治疗仍为乳腺癌的主要治疗手段之一。近十余年来，Ⅰ、Ⅱ期乳腺癌外科治疗的手术范围明显缩小，经典的 Halsted 乳腺癌概治术在Ⅰ、Ⅱ期乳腺癌治疗中已很少应用。国外多个研究证实保留乳房治疗与根治性乳房切除术比较，两组的无瘤生存率和无复发生存率与总生存率均无统计学差异。因而保留乳房治疗已成为西方国家Ⅰ、Ⅱ期乳腺癌的主要治疗方式。在国内限于患者的接受能力及设备和技术条件（如放射治疗设备），保留乳房的治疗方案仍无法广泛推广。

（1）手术治疗的适应证

符合国际临床分期的Ⅰ、Ⅱ期及部分Ⅲ期首次治疗乳腺癌患者。

（2）手术治疗的禁忌证

①肿瘤远处转移。

②年老体衰不能耐受大手术。

③呈现恶病质者。

④重要脏器功能障碍。

⑤Ⅲ期患者出现下列情况之一者：乳房皮肤橘皮样水肿超过乳房面积的一半；乳房皮肤出现卫星结节；乳腺癌侵犯胸壁；临床检查胸骨旁淋巴结肿大且证实为转移；患侧上肢水肿；锁骨上淋巴结病证实为转移癌；炎性乳腺癌。

⑥有下列情况之一者：肿瘤破溃；乳房皮肤橘皮样水肿占全乳房面积1/3以上；肿瘤与胸大肌固定；腋淋巴结最大直径超过2.5 cm；腋淋巴结彼此融合或与皮肤深部组织粘连。

（3）手术方式

①乳癌根治术：将病变乳房、腋下的淋巴结以及一些胸腔壁的肌肉切除，这种手术的创伤较大，术后对上肢功能会有影响。

②改良乳癌根治术：这类手术是将乳房和一些腋下的淋巴结切除，而不切除胸壁的肌肉。由于胸壁的肌肉受到完整保留，因此胸腔壁和手臂肌肉的形体均不受影响，可以迅速复原。这是目前最常采用的标准乳癌手术方式。

③保留乳房手术：又称"保乳手术"，所谓保乳是指保留乳房的基本形状，仅切除病变的部分。其中包括象限切除、区段切除、局部切除，加上腋窝淋巴结清扫；术后辅以放疗、化疗及内分泌治疗等综合治疗。研究表明，保乳手术加放射治疗与同期根治性乳房切除手术的患者效果相似。

④乳房重建：从形体改善方面考虑，有些妇女会要求乳房重建术（整形术），通常可以在手术期间同时进行，或数月后再另外进行乳房重建手术。

⑤前哨淋巴结活检：很多乳腺癌患者的腋窝淋巴结是阴性的，如果对这类病人施行腋窝淋巴结清扫术不仅不会带来任何好处，还白白遭受了痛苦。乳腺癌的淋巴结转移是遵循一定解剖学规律的。我们把肿瘤转移所必经的第一个淋巴结称之为前哨淋巴结。

⑥腋窝淋巴结清扫：在切除乳房的同时，切除部分腋窝淋巴结。这些淋巴结嵌在脂肪组织中很难用肉眼看到，所以外科医生会将部分脂肪组织连同淋巴结一同切除下来，病理科的医生会对切除下来的淋巴结和脂肪组织在显微镜下进行病理检查，以了解其内是否存在癌细胞。这种方法可以帮助医生判断癌细胞是否转移到淋巴结，以及是否需要化疗、内分泌治疗等。

2.化学治疗

乳腺癌血行转移是治疗失败的主要原因，全身化疗可控制血行转移，无疑是提高乳腺癌远期疗效的合理性措施。此外，乳腺癌血行转移在早期即可发生，推断乳腺癌在临床确诊时约50%～60%已经发生了血行转移，以微小癌灶隐藏于体内，故应将乳腺癌视为全身性疾病以加强全身治疗如全身化疗。

（1）适应证

①绝经前患者，凡腋淋巴结阳性，无论雌激素受体结果如何，均须化疗。

②绝经前患者，腋淋巴结阴性，一般不考虑辅助化疗，但高危病人可考虑。

③绝经后患者，腋淋巴结阳性，ER阴性，须化疗。

④绝经后，腋淋巴结阴性，无论ER水平高低，无须常规化疗，但高危病人可考虑。

化疗应尽早开始，一般于术后2周内，不宜超过4周，剂量要足够，化疗期限以6个周期为宜。

（2）常用化疗方案

化疗方案甚多，目前还不能肯定哪种方案最有效，国内推荐以下3种术后辅助化疗方案：

①CMF方案：环磷酰胺600 mg/m²，氨甲蝶呤30～40 mg/m²，氟尿嘧啶600 mg/m²，静脉注射。以上3种药物皆可用于第1日，每3周重复，亦可3种药在第1及第8日各用1次，每4周重复。

②CAF方案：环磷酰胺40 mg/m²，阿霉素50 mg/m²，氟尿嘧啶500 mg/m²，静脉注射第1日。以上3种药物每3周重复1次，每用2次，休息1月。

③CF方案：环磷酰胺50 mg/m²，口服，第1日；氟尿嘧啶50 mg/m²，静脉注射，第1、3、5日。以上两种药物每3周重复，每用2次，休息1个月。

化疗除上述大多在术后开始用药外，沿有围手术辅助化疗，目的在于减少术后复发及转移，即在术前确诊为乳癌后即行化疗，一般为术前3周，术中1次，术后4周，即所谓新辅助化疗，可进一步提高乳癌的治疗效果（约20%）。术前化疗方案仍常用CMF或CAF方案。

3.放射治疗

术后辅助放疗具有减少局部复发的效果，属局部治疗手段之一。

（1）术后辅助性放疗

符合下列条件之一者，应给予辅助性放疗：

①病变位于乳房中央区或内象限。

②腋窝中群或上群淋巴结有转移。

③腋窝淋巴结转移50%以上或有4个或4个以上淋巴结转移。

④内乳淋巴结有转移。

⑤术前原发灶为$T_3$～$T_4$的高危病人。

⑤早期乳癌区段切除术后的根治性放疗。

（2）针对具体病灶的姑息性放疗

包括局部晚期的原发性乳癌、术后胸壁及淋巴引流区的复发病灶和远隔转移的局部病灶。术后放疗原则及剂量如下：

①乳腺癌保留乳房切除术后应常规放疗，一般采用超高能射线行全乳切线照射。对局部广泛切除者，放射总量为45～50 Gy/5周；对原发癌行局部切除者，完成上述剂量后，原发癌区再补加电子红10 Gy。如已行全腋下淋巴结清除，术后不再对腋下进行放射治疗。

②Ⅰ、Ⅱ期乳腺癌根治术或改良根治术后，原发灶在乳腺外上象限，腋淋巴结病检阴性者，术后不放疗；腋淋巴结阳性时，术后照射内乳区及锁骨上下区；原发灶在乳腺中央区或内象限，腋淋巴结检查阴性时，术后仅照射内乳区，而腋淋巴结阳性时，加照锁骨上下区。

③Ⅲ期乳腺癌根治术后，无论腋淋巴结阳性或阴性，一律照射内乳区及锁骨上、下区。根据腋淋巴结阳性数目的多少，可考虑加或不加胸壁照射。

④乳腺癌根治术后，腋淋巴结已经清除，一般不再照射腋区，除非手术清除不彻底，或有病灶残留时，才考虑补加腋区放疗。

⑤放疗宜在术后4～6周内开始，有植皮者可根据具体情况再适当延后。

⑥乳房区照射可采用60 CO或8 MV直线加速器，每日照射两野，中线肿瘤照射剂量2 Gy/日，每周5次，总量50 Gy/5周，然后改用6～10 MeV电子线，缩野垂直照射局部肿瘤区10～20 Gy1～2周。

⑦内乳区照射可给予混合射线照射，给肿瘤量50 Gy/5周，60 CO和电子束各半，深度以3 cm计算。

⑧锁骨上下区照射，照射量50 Gy/5周，先用60 CO及10～12 MV电子束各半，照射深度按前、后体层厚度的1/3深处计算，每日照射2 Gy，每周5次。

（四）乳腺癌的内分泌治疗

正常乳腺上皮细胞含有多种激素受体，乳腺的发育有赖于多种激素的协调作用，如果乳腺癌细胞保留全部或部分激素受体，其生长受激素环境影响的，称为激素依赖性乳腺癌，激素依赖性肿瘤约占全部乳腺癌的50%～70%。乳腺及乳腺癌细胞内除ER，还有其他激素受体，如孕激素受体（Progesterone Receptor，PR）、雄激素受体（Androgen Receptor，AR）、催乳素受体（Rrolactin Receptor，PR）、糖皮质酮受体（Glucocorfical Receptor，GR）等，其中最重要者为ER和PR。促进激素依赖性乳腺癌生长的主要激素为雌激素，但无论雌激素还是孕激素，只有与相应激素受体结合，才能影响靶基因的转录，从而促进癌细胞增殖。另外，雌激素还可以直接和其他转录因子相互作用或者激活细胞膜的生长因子，并通过其他生物信号途径影响癌细胞的增殖和分化。对未知激素受体情况的乳腺癌患者，内分泌治疗有效率为30%，而受体阳性者有效率达55%～60%，受体阴性者有效率只有5%～8%。因此内分泌治疗前必须明确受体情况，同时受体情况也可以预测内分泌治疗效果。但是当雌激素受体基因出现突变和变异时，可使ER蛋白的结构发生改变，失去正常功能，而导致部分ER检测阳性者对内分泌治疗无效。在同一乳腺癌的病灶中ER的分布和水平基本上是一致的，因此标本取样具有一定代表性。但在复发或转移的乳腺癌病灶，可能出现与原发灶ER状况不一致，据统计，大约有20%～25%出现差异，其中多数是原发灶阳性而复发、转移灶阴性，且很少出现相反情况，这可能与分化差的ER阴性细胞较容易复发、转移有关。PR的形成直接受ER的控制和调节，故PR阳性的乳腺癌，ER大多为阳性。激素受体阴性的患者不适于选用内分泌治疗，资料显示中国妇女激素受体阳性率仅为50%左右。

1.常用内分泌治疗药物

（1）雌激素受体拮抗剂

①他莫昔芬（Tamoxifen，TAM）：是应用最早、最常用的非甾体类雌激素受体拮抗剂。其化学结构与雌激素相似，能与雌二醇竞争性结合雌激素受体，但不激活受体，从而使雌激素活性降低，使乳腺癌细胞停滞在$G_1$期，而抑制肿瘤细胞的增殖。他莫昔芬一直是绝经前后各期乳腺癌雌激素受体阳性患者的首选内分泌治疗药物。大量资料显示，乳腺癌术后给予他莫昔芬治疗5年，复发率和病死率可分别减少25%～47%和26%，对侧乳腺癌发生率减少37%～47%，5年和10年无病生存率分别提高8.3%和6.5%。而对于转移性乳腺癌则只能提高无进展生存率而对总生存率并无改善。他莫昔芬已成为一线内分泌药物用于辅助治疗，推荐剂量每次10 mg，每日2次，术后服药持续5年。使用他莫昔芬除了出现类似于绝经期症状，如潮红、肌肉关节酸痛、阴道分泌物增多、乏力和脂肪肝等副作用外，由于他莫昔芬与子宫内膜细胞表面的雌激素受体结合并产生弱雌激素样作用，长期使用可增加子宫内膜癌发生的风险。因此对服药超过6个月，尤其是剂量大于每日30 mg、雌激素受体阳性、绝经后的高危患者，至少每年行1次子宫超声检查；如内膜厚度大于5～8 mm（正常上限5 mm），应予子宫内膜活检，必要时可配合宫腔镜检查。

②氟维司群（Fulvestrant）：是一个新的甾体类抗雌激素药物，与ER的亲和力明显高于TAM，与ER结合后减少ER二聚化的发生以及ER从细胞质到细胞核的穿梭，还能显著降低细胞膜上ER的数量，没有雌激素样作用。因此，被称为"纯"抗雌激素药物。

（2）芳香化酶抑制剂

绝经后妇女的雌激素主要来源于肾上腺分泌的胆固醇转化，芳香化酶是这种转化过程的限速酶。芳香化酶抑制剂（AIs）通过抑制肿瘤细胞内芳香化酶的活性从而减少雌激素的合成，抑制肿瘤细胞的生长。第一代芳香化酶抑制剂是非选择性的，代表药物为非甾体类的氨鲁米特，第二代芳香化酶抑制剂包括非甾体类的法曲唑（Fadrozole）和甾体类的福美坦（Formestane）。第三代芳香化酶抑制剂（Aromatase Inhibitors，AI）包括非甾体类的来曲唑（Letrozole，Femara）、阿那曲唑（Anastrozole，Arimidex）及甾体类的依西美坦（Exemestane，Aromasin），这类药物的作用机制主要是通过抑制芳香化酶的活性，阻断雄激素转化为雌激素。由于绝经后妇女体内雌激素主要来源于雄激素的转化，故尤其适用于绝经后激素依赖性乳腺癌的治疗。与第一、第二代芳香化酶抑制剂相比，具有高选择性、高效性、低毒性等优点，疗效亦优于他莫昔芬，可以明显降低乳腺癌复发和转移的风险，且耐受性好，没有子宫内膜癌等远期并发症的风险，因此第三代芳香化酶抑制剂已成为绝经后雌激素受体阳性的转移性乳腺癌患者的一线治疗，也可用于早期乳腺癌的术后辅助治疗。

①来曲唑：是目前活性最高、选择性最强的新一代芳香化酶抑制剂。国际乳腺组的BIG1-98研究结果显示：来曲唑对受体阳性的绝经后早期乳腺癌患者降低术后复发的作用优于他莫昔芬；与他莫昔芬相比，其总复发率下降19%，远处转移率下降27%，5年无病生存率提高2.6%。对雌激素受体阳性绝经后转移性乳腺癌，与他莫昔芬相比，至疾病进展时间（TTP）分别为9.4个月和6.0个月，客观缓解率（ORR）分别为32%和21%，临床受益率（CB）分别为50%和38%，到治疗失败时间（TTF）分别为9.0个月和5.7个月，均显著优于他莫昔芬；雌激素受体阳性或不明的转移性乳腺癌的有效率亦明显高于他莫昔芬，且不论任何年龄、任何转移部位；对年龄>70岁（80%雌激素受体阳性）的患者效果更好。在另一项研究中，5187例术后口服他莫昔芬5年的绝经后受体阳性乳腺癌患者，随机分入试验组（2593例）每日口服来曲唑2.5 mg，对照组（2594例）应用安慰剂，平均随访2.4年，研究结果表明，来曲唑组局部复发、转移及对侧乳腺癌发生率明显低于安慰剂组（75例对132例），复发危险性降低43%（P=0.00）；4年无病生存率分别为93%和87%，提高6%（P=0.000077）。该研究证明术后口服他莫昔芬5年的绝经后乳腺癌患者，仍可继续使用来曲唑。

②阿那曲唑：也是新一代的非甾类芳香化酶抑制剂。在一项国际多中心、随机、双盲Ⅲ期临床研究ATAC，总共9366例绝经后早期乳腺癌术后患者被随机分为3组，阿那曲唑组（每日口服1 mg）、他莫昔芬组（每日口服20 mg）和他莫昔芬/阿那曲唑联合组，3个组均设安慰剂对照组，中位随访36个月，结果显示，阿那曲唑组与他莫昔芬组相比乳腺癌的复发率降低17%，绝对受益率为2%。阿那曲唑组3年无病生存率明显优于他莫昔芬组（89.4%比87.4%，P=0.01）。对侧乳腺癌发生率阿那曲唑组与他莫昔芬组分别为0.5%、1.1%（OR值0.42，95% CI 0.22～0.79，

P=0.00）；与他莫昔芬组相比，阿那曲唑可使对侧乳腺癌的发生率降低58%。基于此项研究结果，美国FDA已批准阿那曲唑用于绝经后早期乳腺癌的术后辅助治疗。ABCSG-8和ARNO 95研究中，对已经接受他莫昔芬治疗2年的绝经后患者，随机分入阿那曲唑或他莫昔芬组完成以后3年的内分泌治疗，中位随访28个月，结果显示，阿那曲唑组（n=1618）与他莫昔芬组（n=1606）相比，可降低复发风险40%（P=0.00）。此外2007年美国NCCN乳腺癌治疗指南推荐阿那曲唑作为绝经后激素受体阳性的晚期患者的一线内分泌治疗药物。

③依西美坦（Exemestane）：其结构与芳香化酶的自然底物雄烯二酮相似，为芳香化酶的伪底物。该药通过与芳香化酶活性位点不可逆结合而使其失活。依西美坦与他莫昔芬作为一线治疗进行比较，其有效率分别为42%和16%，临床获益率分别为58%和31%，TTP分别为8.9个月和5.2个月。在依西美坦协作组（IES）的研究IES-031中将接受2年、3年他莫昔芬治疗的患者随机分入依西美坦或他莫昔芬组，完成以后3年、2年的内分泌治疗，中位随访30.6个月，依西美坦组（n=2362）和他莫昔芬组（n=2380）的3年DFS分别为91.5%和86.8%，前者的复发风险降低32%（P<0.01），远处转移风险降低34%（P<0.01），但两组的OS差异无统计学意义。有学者认为，对大多数早期乳腺癌的患者，服用他莫昔芬2~3年后改用依西美坦是一项很合适的策略。2006年NCCN乳腺癌治疗指南也推荐对绝经后受体阳性者使用他莫昔芬2年和3年后改用依西美坦3年和2年。

（3）脑垂体黄体生成素释放激素（GnRH）类似物

戈舍瑞林是脑垂体黄体生成素释放激素（GnRH）类似物的代表，此类药物常用于药物去势。卵巢分泌激素受垂体产生的促卵泡激素和促黄体激素调控，后者的产生又受下丘脑的促性腺激素释放激素控制。GnRH类似物可以和垂体的GnRH受体结合，负反馈抑制下丘脑产生GnRH，同时又直接抑制垂体产生促卵泡激素（FSH）和促黄体激素（LH），使绝经前妇女的雌激素水平下降到绝经后的水平，这就是药物去势，其效果和手术去势相当，但对卵巢功能的抑制作用是可逆的。临床试验显示对绝经前激素受体阳性的高危复发病例，卵巢切除能提高生存率，但由于手术的不良反应以及对患者心理造成的影响，目前临床上已普遍采用药物去势取代手术去势。在绝经前ER阳性晚期乳腺癌的患者中，单用GnRH类似物治疗临床反应率可达33%，联合他莫昔芬后临床反应率可提高到42%。ABCSG 05研究比较绝经前患者术后随机接受戈舍瑞林3年+他莫昔芬5年（n=511）或接受CMF方案（环磷酰胺+甲氨蝶呤+氟尿嘧啶）6个疗程化疗（n=523）的疗效，中位随访5年结果显示，戈舍瑞林+他莫昔芬在提高无病生存（DFS）方面优于CMF化疗，前者的无复发生存率和无局部复发生存率均优于后者（P=0.04和P=0.02），但OS的差异无统计学意义（P=0.20）。另一项INT-0101研究结果显示对ER阳性、淋巴结阳性的绝经前患者，术后6个疗程CAF方案（环磷酰胺+阿霉素+5-氟尿嘧啶）化疗并用5年戈舍瑞林+他莫昔芬的序贯治疗，与单纯CAF方案化疗或CAF化疗联合5年戈舍瑞林治疗相比，可明显降低复发，DFS差异有统计学意义。

（4）黄体酮类药物

主要通过负反馈作用抑制尿促卵泡素和黄体激素的分泌，减少卵巢雌激素的产生，通过抑制促肾上腺皮质激素的分泌，减少肾上腺皮质中雌激素的产生；与孕激素受体（PR）结合后竞争性抑制雌二醇与ER结合，阻断了雌激素对乳腺癌细胞的作用。常用的药物有甲羟孕酮和甲地孕酮。

2. 乳腺癌内分泌治疗的原则

（1）复发转移乳腺癌的内分泌治疗

复发转移晚期乳腺癌的治疗是以改善患者生活质量，延长患者生存期为目的。复发转移乳腺癌是否选择内分泌治疗，要考虑患者肿瘤组织的激素受体状况、年龄、月经状态以及疾病进展是否缓慢。原则上对疾病进展迅速的复发转移患者应首选化疗，而进展缓慢的激素反应性乳腺癌患者可以首选内分泌治疗。

①进展缓慢复发转移乳腺癌的特点：原发和/或复发转移灶肿瘤组织雌激素受体（ER）阳性和/或孕激素受体（PR）阳性；术后无病生存期较长，如手术2年后出现复发转移；仅有软组织和骨转移，或无明显症状的内脏转移，如非弥散性的肺转移和肝转移，或肿瘤负荷不大、不危及生命的其他内脏转移。

②激素反应性乳腺癌：从内分泌治疗能否获益的角度界定适合内分泌治疗的患者。满足下列条件中的一项以上的患者有可能从内分泌治疗中获益：原发灶和/或复发转移灶ER和/或PR阳性；老年患者；术后无病间期较长；既往内分泌治疗曾获益。

③复发转移乳腺癌内分泌治疗的基本原则：尽量避免不必要的强烈化疗，以便在控制疾病进展的同时，保证患者的生存质量；激素受体阳性、进展缓慢的复发转移乳腺癌，绝经后患者可以首选内分泌治疗，绝经前患者可以考虑药物性卵巢去势联合内分泌药物治疗；首选化疗的激素受体阳性患者，在化疗无效、肿瘤未控的治疗间隙，或患者因任何原因不能耐受继续化疗时，应及时给予内分泌治疗；治疗过程可化疗和内分泌治疗序贯使用，疾病发展相对缓慢的可以序贯应用不同类型的内分泌治疗药物；晚期患者疾病长期保持稳定应视为临床获益，持续稳定6个月以上的患者，生存期与完全缓解（CR）、部分缓解（PR）患者相同。基于内分泌治疗更适合长期用药的特点，应该尽量延长治疗用药时间，尽可能用到疾病进展，以延长患者的生存期。

④药物选择：对于绝经后复发转移乳腺癌，一线内分泌治疗药物首选第三代芳香化酶抑制剂，包括阿那曲唑、来曲唑和依西美坦。在复发转移乳腺癌的一线

内分泌治疗中，新一代芳香化酶抑制剂明显优于三苯氧胺，在三苯氧胺治疗失败的复发转移乳腺癌的二线治疗中，第三代芳香化酶抑制剂比甲地孕酮更有效。绝经前复发转移乳腺癌患者应首选化疗，适合或需要内分泌治疗时，可以采取药物性卵巢去势联合芳香化酶抑制剂。一般认为，绝经的判定需要符合下列条件之一：年龄≥60岁；年龄在45～60岁之间，自然停经1年以上；双侧卵巢切除术后；双侧卵巢放疗去势后。以下情况需要根据血雌激素（E2）、尿促卵泡素（FSH）、促黄体生成素（LH）的水平，判断患者是否达到了绝经后水平：年龄在45～60岁之间，自然停经不足1年；年龄在45岁以下，因化疗等其他原因停经；曾接受单纯子宫切除术而保留卵巢。但应注意，有时化疗可使患者的血激素水平发生暂时的改变，所以必须慎重判定这部分患者是否绝经，需要动态检测激素水平。复发转移乳腺癌首选芳香化酶抑制剂治疗失败后，可以考虑化疗。适合继续采用内分泌治疗时，可以选择孕激素或氟维司群。目前尚无证据证实第三代芳香化酶抑制剂之间不存在交叉耐药，当某一芳香化酶抑制剂治疗失败后，应慎重选择另一种第三代芳香化酶抑制剂。

除了绝经前患者，目前大多数专家不主张不同类别内分泌药物之间联合应用，因为尚无临床试验的证据表明联合用药比单药治疗效果更好。内分泌治疗药物和化疗药物联合使用是否提高疗效也未有定论。尽管有三苯氧胺联合化疗可能逆转化疗耐药的实验和小样本临床研究报告，以及孕激素联合化疗增加疗效、减轻化疗不良反应的临床报告，但目前并不主张内分泌药物和化疗药物联合应用，尤其是第三代芳香化酶抑制剂，还没有与化疗药物联合的成功经验。孕激素可以改善转移晚期乳腺癌患者的一般状况，与化疗药物合用可以增强患者对化疗的耐受性。

（2）术前新辅助内分泌治疗

术前新辅助内分泌治疗，可以作为绝经后激素受体阳性患者术前治疗的另一选择，尤其是不适合化疗的老年患者，可经过新辅助内分泌治疗缩小肿瘤，再考虑手术切除。术前内分泌治疗有效的患者，手术后可以采用同样的药物作为术后辅助内分泌治疗。临床研究结果表明，第三代芳香化酶抑制剂用于绝经后患者的新辅助治疗，疗效优于三苯氧胺。新辅助内分泌治疗的最佳治疗疗程，可根据治疗1～2个月后的疗效进行确定，肿瘤缩小的患者可以在治疗3～4个月后考虑手术，甚至4～6个月后再手术。

（3）术后辅助内分泌治疗

三苯氧胺是早期乳腺癌术后辅助内分泌治疗的基本药物。目前，关于三苯氧胺在乳腺癌术后辅助治疗中的应用有以下基本共识：①辅助内分泌治疗的决定因素为激素受体状况，ER阳性者效果最好，部分ER阴性但PR阳性的患者也可以使用三苯氧胺；②三苯氧胺合适的服药时间为5年，再延长用药时间不能提高疗效；③三苯氧胺的疗效与患者的年龄关系不大，绝经前后均可使用；④服用三苯氧胺能显著降低ER阳性患者对侧乳腺癌的发生风险；⑤长期服用三苯氧胺将明显增加罹患子宫内膜癌的风险；⑥ER阳性患者化疗后加用三苯氧胺，比单用化疗或单用三苯氧胺效果好，且化疗后序贯三苯氧胺的效果优于同时联用。对绝经后早期乳腺癌患者行术后辅助治疗，第三代芳香化酶抑制剂的疗效优于三苯氧胺。绝经后患者不同阶段加用第三代芳香化酶抑制剂，疗效优于单用三苯氧胺5年。药物性卵巢去势联合芳香化酶抑制剂治疗绝经前晚期乳腺癌疗效明确，对激素受体阳性的绝经前早期乳腺癌患者行术后辅助治疗，药物性卵巢去势与CMF方案（环磷酰胺、氨甲蝶呤、5-氟尿嘧啶）化疗等效，而在标准化疗后再加卵巢去势是否提高疗效尚无结论。对绝经后激素受体阳性患者，术后辅助内分泌治疗可以选择：①术后5年使用阿那曲唑或来曲唑。②服用三苯氧胺2~3年后，再序贯使用2~3年依西美坦或阿那曲唑；使用三苯氧胺5年后，再加用来曲唑5年。③不能承受芳香化酶抑制剂治疗的患者，仍然可用三苯氧胺5年。对绝经前激素受体阳性的患者，可先给予三苯氧胺2~3年，届时再根据患者的月经状况以及是否复发转移的高危因素，参照绝经后激素受体阳性患者的治疗原则，决定是否继续使用三苯氧胺，还是改用芳香化酶抑制剂或药物性卵巢去势联合芳香化酶抑制剂。

（五）靶向治疗

针对HER-2阳性的乳腺癌患者可进行靶向治疗，主要药物是曲妥珠单克隆抗体。

1. HER-2阳性的定义

（1）HER-2基因过表达：免疫组化染色3+、FISH阳性或者色素原位杂交法（CISH）阳性。

（2）HER-2免疫组化染色（2+）的患者，需进一步行FISH或CISH检测HER-2基因是否扩增。

2. 注意事项

（1）治疗前必须获得HER-2阳性的病理学证据。

（2）曲妥珠单克隆抗体6 mg/kg（首剂8 mg/kg）每3周方案，或2 mg/kg（首剂4 mg/kg）每周方案。

（3）首次治疗后观察4~8小时。

（4）一般不与阿霉素化疗同期使用，但可以序贯使用。

（5）与非蒽环类化疗、内分泌治疗及放射治疗可同期应用。

（6）曲妥珠单克隆抗体开始治疗前应检测左心室射血分数（LVEF），使用期间每3个月监测一次LVEF。出现以下情况时，应停止曲妥珠单克隆抗体治疗至少4

周，并每4周检测一次LVEF：①LVEF较治疗前绝对数值下降≥16%；②LVEF低于该检测中心正常值范围并且LVEF较治疗前绝对数值下降≥10%；③4～8周内LVEF回升至正常范围或LVEF较治疗前绝对数值下降≤15%，可恢复使用曲妥珠单克隆抗体；④LVEF持续下降超过8周，或者3次以上因心肌病而停止曲妥珠单克隆抗体治疗，应永久停止使用曲妥珠单克隆抗体。

3.晚期HER-2阳性乳腺癌的靶向治疗

（1）曲妥珠单克隆抗体联合化疗方案

①紫杉醇（每周方案）；

②多西他赛；

③长春瑞滨；

④卡培他滨；

⑤其他药物或联合方案也可以考虑。

（2）注意事项

①晚期患者建议使用曲妥珠单克隆抗体的联合化疗；

②ER和/或PR阳性的患者，曲妥珠单克隆抗体可以与内分泌治疗同期进行。

4.HER-2阳性乳腺癌术后辅助靶向治疗

（1）适应证

①浸润癌部分检测到HER-2基因扩增或过表达；

②浸润癌部分最长径大于1 cm或腋窝淋巴结阳性；

③不存在曲妥珠单克隆抗体的禁忌证。

（2）注意事项

①不与蒽环类药物同时使用，但可以与紫杉类药物同时使用。紫杉类辅助化疗期间或化疗后开始使用曲妥珠单克隆抗体；

②曲妥珠单克隆抗体辅助治疗期限为1年；

③曲妥珠单克隆抗体治疗期间可以进行辅助放射治疗和辅助内分泌治疗。

（六）疗效标准

1.WHO实体瘤疗效判定标准

（1）临床治愈：乳癌经治疗后，原发肿瘤及转移病灶均消失，且连续随访五年，用现有的临床检查手段（X线、B超等）未能发现肿瘤有任何局部复发或远处转移现象。

（2）近期治愈：乳癌患者经手术根治切除，或用其他治疗手段治疗后，检查原发病灶已消失，也未能用现有的临床检查手段发现有转移病灶者。

（3）好转或有效：乳癌经姑息性切除或用化疗等其他治疗方法治疗后，不但临床症状有改善，而且原发病灶或转移病变有好转且持续2个月以上者。

（4）无效：恶化、死亡。

2.生活质量评价标准

手术和放、化疗治疗后的疗效评价以生活质量改善为标准，采用乳腺癌专用生存质量表FACT-B（4.0）B中文版对患者生存质量评价。

评价方法：于治疗前和各个观察周期分别将评价项目的各分值相加，得出各个项目的总得分，疗效百分比=（治疗前总得分-治疗后总得分）÷治疗前总得分×100%。

显效：积分减少≥75%。

有效：50%≤积分减少<75%。

稳定：25%≤积分减少<50%。

无效：积分减少<25%。

### 表6　乳腺癌专用生存质量表FACT-B(4.0)B中文版

| 具体各项目 | 无 | 有一点 | 有些 | 相当 | 非常 |
|---|---|---|---|---|---|
| 生理状况 | | | | | |
| 我感到精力不济 | 0 | 1 | 2 | 3 | 4 |
| 我感到恶心 | 0 | 1 | 2 | 3 | 4 |
| 因为我身体不好，我满足不了家庭需要 | 0 | 1 | 2 | 3 | 4 |
| 我感到疼痛 | 0 | 1 | 2 | 3 | 4 |
| 治疗的副作用让我觉得不舒服 | 0 | 1 | 2 | 3 | 4 |
| 我觉得病了 | 0 | 1 | 2 | 3 | 4 |
| 我不得不卧床 | 0 | 1 | 2 | 3 | 4 |
| 社会/家庭情况 | | | | | |
| 我和朋友们很接近 | 0 | 1 | 2 | 3 | 4 |
| 我在感情上得到家人支持 | 0 | 1 | 2 | 3 | 4 |
| 我得到朋友的支持 | 0 | 1 | 2 | 3 | 4 |
| 我的家人已能正视我患病这一事实 | 0 | 1 | 2 | 3 | 4 |
| 我高兴和家里人谈论我的病情 | 0 | 1 | 2 | 3 | 4 |
| 我与自己的配偶（或给我主要支持的人）很亲近 | 0 | 1 | 2 | 3 | 4 |
| 不管你近期性生活的程度，请回答下面问题。如果你不愿意回答，请在这里注明（　） | | | | | |
| 我对自己的性生活感到满意 | 0 | 1 | 2 | 3 | 4 |

| 具体各项目 | 无 | 有一点 | 有些 | 相当 | 非常 |
|---|---|---|---|---|---|
| 情感情况 | | | | | |
| 我感到悲伤 | 0 | 1 | 2 | 3 | 4 |
| 我为自己这样对待疾病感到自豪 | 0 | 1 | 2 | 3 | 4 |
| 在与疾病的抗争中，我越来越感到失望 | 0 | 1 | 2 | 3 | 4 |
| 我感到紧张 | 0 | 1 | 2 | 3 | 4 |
| 我担心可能会去世 | 0 | 1 | 2 | 3 | 4 |
| 我担心自己的病情可能会更糟 | 0 | 1 | 2 | 3 | 4 |
| 功能状况 | | | | | |
| 我能够工作（包括家里的工作） | 0 | 1 | 2 | 3 | 4 |
| 我的工作令我有成就感(包括家里的工作) | 0 | 1 | 2 | 3 | 4 |
| 我能够享受生活 | 0 | 1 | 2 | 3 | 4 |
| 我已经能够面对自己的疾病 | 0 | 1 | 2 | 3 | 4 |
| 我睡得很好 | 0 | 1 | 2 | 3 | 4 |
| 我在享受过去常进行的娱乐活动 | 0 | 1 | 2 | 3 | 4 |
| 我对现在的生存质量感到满意 | 0 | 1 | 2 | 3 | 4 |
| 附加关注（特异条目） | | | | | |
| 我一直气促 | 0 | 1 | 2 | 3 | 4 |
| （由于疾病）我在意自己的穿着打扮 | 0 | 1 | 2 | 3 | 4 |
| 我的一只手或两只胳膊肿胀无力 | 0 | 1 | 2 | 3 | 4 |
| 我感到在性方面有吸引力 | 0 | 1 | 2 | 3 | 4 |
| 脱发使我烦恼 | 0 | 1 | 2 | 3 | 4 |
| 我担心家里其他人有一天会得和我一样的疾病 | 0 | 1 | 2 | 3 | 4 |
| 我担心紧张对我的疾病造成的影响 | 0 | 1 | 2 | 3 | 4 |
| 体重变化使我烦恼 | 0 | 1 | 2 | 3 | 4 |
| 我仍能感到自己像一个女人 | 0 | 1 | 2 | 3 | 4 |

（田欢）

第二章 乳腺癌

# 第三章　肺癌

## 一、概述

肺癌又称原发性支气管肺癌，是一种生长在支气管和肺泡上的癌症。临床上一般分为小细胞肺癌和非小细胞肺癌两大类型。属于中医学"肺癌""咳嗽""咯血"等范畴。

肺癌是临床常见的恶性肿瘤之一。在发达国家，肺癌在男性和女性中占癌症死因的第一位，尽管采取了包括禁止吸烟在内的各种预防措施，肺癌的死亡率还是持续上升。据估计，全世界每年有60万新发肺癌患者。近20年我国的肺癌发病率以每年11%的速度递增，总患病率已占男性恶性肿瘤首位，预计到2025年，每年将有90万人死于肺癌，我国将成为世界第一肺癌大国。临床根据病史和症状、X线检查、痰或胸水脱落细胞学涂片、淋巴结穿刺或活检、纤维支气管镜检查、CT检查以及胸部探查等可确诊。早期肺癌及时治疗可以根治，中晚期肺癌治疗效果仍不理想，主要通过放疗、化疗、生物靶向治疗及中医药等非手术中西医结合的综合治疗以期获得较好的姑息效果。

## 二、西医病因病理

### （一）病因

一般认为空气污染与吸烟是导致肺癌的主要原因，其中，90%以上的肺癌病例与吸烟有关。研究已经证明职业因素（如长期接触或吸入化学致癌物）、空气污染、电离辐射、饮食与营养以及肺结核等多种因素都可以导致肺癌，尤其是近年来大城市肺癌发病率呈增高趋势这一流行病学资料，更显示了空气污染已成为导致肺癌的一个不可忽视的因素。

除此以外，机体免疫功能的低下、内分泌失调及家族遗传等因素对肺癌的发生也可能起到一定的作用。

### （二）病理

在西医方面，对肺癌的发病机制尚不甚清楚，一般认为肿瘤发生的机制在肺癌的发生中都存在，如与细胞的增殖分化和凋亡、细胞信号传导异常都有关系。近年研究表明肺癌的发生与某些癌基因的活化以及抑癌基因的失活有关。

1.大体病理形态

根据肺癌生长部位可以分为中心型肺癌和周围性肺癌，前者指肿瘤发生在段及段以上支气管，以鳞癌和未分化癌为多见；后者是指发生于肺段以下支气管直到细小支气管的肺癌，以腺癌为多见。

2.组织学分类及分级

（1）不典型增生和原位癌。

（2）恶性：①鳞状细胞癌（表皮样癌）。②小细胞癌：雀麦细胞癌、中间细胞癌、复合雀麦细胞癌。③腺癌：腺泡状腺癌、乳头状腺癌、细支气管-肺泡癌、实体癌伴黏液形成。④大细胞癌：巨细胞癌、透明细胞癌。⑤腺鳞癌。⑥类癌。⑦支气管腺体癌。

除小细胞癌外，其他各细胞类型均归之于非小细胞肺癌。

### 三、中医病因病机

对于肺癌的病机，《杂病源流犀烛》云："邪积胸中，阻塞气道，气不得通，为痰，为食，为血，皆邪正相搏，邪既胜，正不得制之，遂结成形而有块。"说明了肺中积块的产生是由于正气亏虚，邪毒入侵，气机不利，气血痰搏结而成。一般认为，肺癌系感受风寒暑湿燥火等六淫或外界秽浊、邪毒之气侵袭肺脏，致肺失宣肃，肺不布津，聚而成痰；或肺气膹郁，脉络受阻，气滞血瘀。外邪、痰浊、瘀血相互搏结日久形成肿瘤。此外，素体虚弱，禀赋不足，正气亏虚而致正虚邪陷，在发病中也起重要作用。

因此，肺癌产生的机制不外正虚邪实，痰瘀毒互结。所以总的来讲肺癌是因虚得病，因虚致实，全身属虚，局部属实的疾病。

### 四、诊断

（一）病史采集

1.注意询问与肺癌发生有关的病史，如长期吸烟、职业环境、家族史等。

2.症状：包括肺内症状、肺外症状、全身症状。注意有无咳嗽、咯血或血痰、胸痛、声嘶、胸闷、气急、发热、消瘦、关节胀痛、皮肤改变、血栓性静脉炎等。

（二）物理检查

1.视诊：有无Horner氏综合征、上腔静脉压迫征、杵状指（趾）、发绀、皮肤损害等。

2.触叩诊：有无锁骨上、腋下淋巴结肿大，有无肝脏肿大、皮下结节，骨骼有无压痛及叩痛。

3.听诊：有无声音嘶哑、肺部罗音、哮鸣音、肺不张及胸腔积液等。

（三）诊断要点

1.胸部X线检查：包括胸透、胸部正侧位及体层片。

2.胸部CT检查：包括CT平扫、增强、CT引导下进行经皮肺穿刺活检等。

3.痰细胞学检查：无咳嗽咳痰者，可采用雾化引痰法。

4.胸水细胞学检查。

5.纤维支气管镜检查：观察肿瘤的部位和范围、活检或刷检进行组织学或细胞学检查。

6.活体组织检查：可明确组织学诊断，包括转移淋巴结的活检、B超或CT引导下的经皮肺穿刺针吸活检、经纤支镜的活检、皮下转移结节的活检、胸膜活检及开胸探查、术中冰冻切片活检等。

7.B超检查：有助于远隔转移的了解（肾上腺、肝、脾、腹腔淋巴结及锁骨上淋巴结等），B超引导下经皮肺穿刺活检等。

8.有骨痛的病人应做骨ECT检查。

（四）分型

1.以肿瘤发生部位分型

（1）中央型：发生于主支气管和叶支气管，或发源自段支气管，但已侵犯叶支气管的癌。

（2）周围型：发生于段和段以下支气管的癌。

2.组织学分型：临床一般可将肺癌简略地分为五类

（1）鳞状细胞癌；

（2）小细胞肺癌；

（3）大细胞肺癌；

（4）腺癌；

（5）细支气管肺泡癌。

（五）临床分期

1.肺癌的TNM分期

可以较准确地估计病情，对选择治疗有很大帮助。2009年国际抗癌联盟（UICC）公布的第七版肺癌TNM分期标准如下：

（1）T：原发肿瘤

$T_x$：隐性癌在支气管分泌物中找到癌细胞，但在X线或支气管镜检查未发现癌肿。

$T_0$：无原发性癌的征象。

$T_{is}$：原位癌。

$T_1$：癌肿最大直径在3 cm或以内，周围为肺组织或脏层胸膜。在支气管镜下未见有向叶支气管近端侵犯。

$T_2$：癌肿最大直径在3 cm以上或任何侵犯主支气管，但距隆突2 cm以上；侵犯脏层胸膜；或任何大小的癌肿向肺门区扩展伴有关联的肺不张或阻塞性肺炎，其范围不超过全肺。

$T_3$：癌肿任何大小并伴有向邻近器官直接侵犯如胸壁，包括肺上沟肿瘤，膈肌或纵隔、胸膜、壁层心包；或在支气管镜下与隆突相距不到 2 cm 但未侵犯隆突；或与癌肿关联的肺不张或阻塞性肺炎，其范围达全肺。

$T_4$：任何大小的肿瘤但侵犯纵隔、心脏、大血管、气管、食管、椎体、隆突；或伴有胸腔积液，或原发肿瘤的肺叶内，发现其他孤立癌结节灶。

注：少见情况有表浅肿瘤可只侵犯支气管壁，这时不论侵犯范围多大，甚至侵及主支气管的远端也均为 $T_1$。

与肿瘤有关的胸腔积液在多数情况下是由肿瘤引起，但也有少数病人反复多次细胞学检查均为阴性，这种积液为非血性，也不是渗出液。这时如临床上也不符合是肿瘤直接引起的，可仍分为 $T_1$、$T_2$ 或 $T_3$。

（2）N：局部淋巴结转移

$N_x$：无法估价区域性淋巴结的转移情况。

$N_0$：未发现有区域性淋巴结转移，外科手术应摘除6枚或6枚以上的肺门组织和纵隔各组淋巴结，经病理组织学检查无淋巴结转移。

$N_1$：有支气管周围和/或同侧肺门淋巴结转移包括原发癌肿的直接侵犯。

$N_2$：有同侧纵隔淋巴结转移和/或隆突下淋巴结受侵。

$N_3$：对侧纵隔、对侧肺门，同侧或对侧前斜角肌或锁骨上淋巴结转移。

（3）M：远处转移

$M_x$：无法估价是否有远处转移。

$M_0$：未发现远处转移。

$M_1$：有远处转移，可注明转移器官名称；或原发肿瘤的肺叶以外、任何一个肺叶内发现孤立的癌结节灶。

2.评价TNM分期的最低要求

T：临床检查、X线及内窥镜检查。

N：临床检查、X线及内窥镜检查。

M：临床检查及X线检查。

如未达到以上检查，可用 $T_x$、$N_x$、$M_x$ 标记。

### 3.肺癌的TNM临床分期

表7　肺癌的临床分期表

| 分期 | T | N | M |
|---|---|---|---|
| 隐性癌 | $T_x$ | $N_0$ | $M_0$ |
| 0期 | $T_{is}$ | $N_0$ | $M_0$ |
| Ⅰa期 | $T_1$ | $N_0$ | $M_0$ |
| Ⅰb期 | $T_2$ | $N_0$ | $M_0$ |
| Ⅱa期 | $T_1$ | $N_1$ | $M_0$ |
| Ⅱb期 | $T_2$ | $N_1$ | $M_0$ |
| | $T_3$ | $N_0$ | $M_0$ |
| Ⅲa期 | $T_1$ | $N_2$ | $M_0$ |
| | $T_2$ | $N_2$ | $M_0$ |
| | $T_3$ | $N_1$，$N_2$ | $M_0$ |
| Ⅲb期 | 任何T | $N_3$ | $M_0$ |
| | $T_4$ | $N_0$，$N_1$，$N_2$ | $M_0$ |
| Ⅳ | 任何T | 任何N | $M_1$ |

小细胞肺癌因TNM分类很难适用，多数病例确诊时已达Ⅲ～Ⅳ期，因之目前多采用美国退伍军人医院制定的局限性和广泛性两期方法。局限期系指病变局限于一侧胸腔、纵隔、前斜角肌及锁骨上淋巴结，但不能有明显的上腔静脉压迫、声带麻痹和胸腔积液。广泛期系指超过上述范围的病人。这种分期方法简单、实用、已被广泛采用。

为了准确地分期以制定合适的治疗方案，应进行必要的检查。除一般查体、常规化验、正侧位胸片外，尚需包括颅、肝、腹膜后（特别是肾上腺）、骨髓及骨是否受侵的检查。

（六）中医证型

1.气血瘀滞证

主要证候：①咳嗽；②胸痛有定处，如锥如刺；③咯血；④胸闷气憋；⑤舌质黯或有瘀斑。

次要证候：①口唇紫黯；②脉弦细或细涩。

具备主证3项及次证1项。

2.痰湿蕴肺证

主要证候：①咳嗽；②咯痰，痰质稠黏，痰白或黄白相兼；③气憋；④胸闷痛；⑤苔白腻或黄厚腻，脉弦滑。

次要证候：①纳呆便溏；②神疲乏力；③舌质黯。

具备主证3项及次证1项。

3.阴虚毒热证

主要证候：①咳嗽无痰或少痰，或痰中带血，甚则咯血不止；②胸痛；③潮热盗汗；④热势壮盛，久稽不退；⑤舌质红，舌苔薄黄。

次要证候：①心烦寐差；②口渴，大便干结；③脉弦细数或数大。

具备主证3项及次证1项。

4.气阴两虚证

主要证候：①咳嗽痰少，或痰稀而黏，咳声低弱；②气短喘促；③神疲乏力，形瘦恶风；④自汗或盗汗；⑤脉细弱。

次要证候：①面色㿠白；②口干少饮；③舌质红或淡。

具备主证3项及次证1项。

### 五、鉴别诊断

（一）西医鉴别诊断

1.肺结核

肺癌和肺结核的诊断，相互混淆最多。肺门淋巴结结核、锁骨下浸润病灶、肺不张、结核球、空洞形成、粟粒样病变、胸腔积液等各种结核病变，都可酷似肺癌。

（1）肺门淋巴结结核：易与中央型肺癌相混淆，多见于儿童或青年，常伴有低热、盗汗等结核中毒症状，结核菌素试验多呈阳性，抗结核治疗有效。痰脱落细胞检查和纤支镜检查有助于鉴别诊断。

（2）肺结核球：须与周围型肺癌相鉴别。结核球多见于年轻患者，病变多位于肺尖上段或下叶背段的结核好发部位。一般多无症状，病灶边界清楚，直径多在3 cm以内，可有包膜，阴影密度高，有时含钙化点，周围可见纤维结核灶，多年不变。肺结核球如有空洞，多为中心型，内壁光滑，少见胸膜牵曳征，常有周围卫星灶。肺癌形状不规则、分叶，边缘毛糙，直径多在5 cm以上，空洞一般偏心，内壁凹凸不平，有胸膜牵曳征，伴胸膜肥厚，常无周围卫星灶。

（3）急性粟粒型肺结核：须与弥漫型细支气管肺泡癌相鉴别。粟粒型肺结核患者发病年龄较轻，胸片上表现为病灶大小相等和分布均匀的粟粒结节，常伴有发热、盗汗等全身中毒症状，呼吸道症状不明显。而肺泡癌两肺多为大小不等、分布不均的结节状播散病灶，且有进行性呼吸困难，抗结核治疗无效。

2.肺炎

须与癌性阻塞性肺炎相鉴别。约1/4早期肺癌以肺炎形式表现。但一般肺炎抗菌药物治疗多有效，病灶吸收快而完全。若起病缓慢，无毒性症状，抗生素治疗后炎症吸收较缓慢，或炎症吸收后出现块状阴影，同一部位反复发生肺炎时，应考虑到肺癌可能，可通过纤支镜检查和痰脱落细胞学检查等加以鉴别。

**3.肺脓肿**

癌性空洞继发感染，应与原发性肺脓肿相鉴别。癌性空洞先有肺癌症状，如刺激性咳嗽、反复咯血，随后出现感染、咳嗽加剧，多无明显中毒症状，胸片上空洞呈偏心性，壁厚，内壁凹凸不平。原发性肺脓肿起病急，中毒症状明显，多有寒战、高热、咳嗽、咳大量脓臭痰等症状，血常规检查可发现白细胞和中性粒细胞增多，胸片上可见均匀的大片炎性阴影，空洞壁薄，内有液平。纤支镜检查和痰脱落细胞检查有助于鉴别。

**4.结核性胸膜炎**

结核性胸膜炎的胸液多为透明，草黄色，有时为血性。癌性胸液则多为渗出液，多为血性，量大，增长迅速，但肿瘤阻塞淋巴管时，可有漏出性胸液。胸水常规、结核菌和病理检查，有助于诊断。

**5.纵隔淋巴瘤**

须与中央型肺癌相鉴别。纵隔淋巴瘤常为双侧性，可有发热等全身症状，但支气管刺激症状不明显，痰脱落细胞检查阴性。

**6.良性肿瘤**

肺部常见的良性肿瘤包括炎性假瘤、肺囊肿、肺错构瘤、肺腺瘤等，发病率低，在影像学上与肺癌相似。良性肿瘤生长速度缓慢，与周围正常组织分界清楚，块影密度高而均匀，肺门淋巴结鲜见肿大，细胞学或组织病理学可确诊。

**（二）中医类证鉴别**

**1.肺痨**

肺痨多发生于青壮年，发病有明确的痨虫接触史，有咳嗽、咯血、胸痛、发热、消瘦等症状，与肺癌容易混淆。部分肺痨患者已愈合的结核病灶所引起的肺部瘢痕可恶变为肺癌。通过肺部 X 线、CT 检查、血沉、痰结核菌检查、痰脱落细胞学检查、纤维支气管镜检查、组织活检等可鉴别。此外，肺痨经抗结核治疗有效，肺癌经抗结核治疗则病情无好转。

**2.肺痈**

肺痈起病急，有外感因素或有痰热甚之病史，高热、寒战、咳嗽、胸痛、咯吐腥臭浊痰，甚则咯吐脓血痰，一般无神疲乏力、消瘦等恶病质症状。肺癌患者在外感寒邪时，也可出现高热、咳嗽加剧等症，可借助肺部 X 线检查、CT 检查、痰和血的病原体检查、痰脱落细胞学检查、组织活检等检查加以鉴别。

**3.肺胀**

肺胀多发生于40岁以上人群，既往有多种慢性肺部疾病病史，具有病程长、迁延不愈、反复发作等特点。以咳嗽、咯痰、喘息、心悸、唇甲发绀、胸部膨满、四肢浮肿为主症；借助肺部 X 线、CT 检查、痰脱落细胞学检查、组织活检检查可相鉴别。

## 六、治疗

（一）治疗原则

手术治疗是肺癌治疗的首选方法，放、化疗具体方案应根据肺癌组织学类型、生物学的特性、临床分期制订。对不能手术的晚期肺癌病人，应以中西药物为主综合治疗以改善症状、提高生活质量、延长生命。

1.非小细胞肺癌（NSCLC）

Ⅰ期、Ⅱ期：只要无剖胸探查禁忌证，都建议病人接受手术治疗，手术以根治为目的。术后除Ⅰa期外进行辅助化疗，有残留者术后放疗。拒绝手术或有手术禁忌证者，应予根治性放疗。

Ⅲa期：对经过常规X线检查、CT等检查证实有可能切除的病人，首选剖胸探查，力争做规范性根治术。彻底切除有困难时，应尽可能切除肿瘤，并标记银夹，残留病灶术后放疗、化疗。无手术指征的病人，应做根治性放疗、辅助化疗。肺上沟癌先做术前放疗。

Ⅲb期：以放疗、化疗为主。

Ⅳ期：主要使用全身化疗，辅以免疫、中药治疗及对症治疗。

2.小细胞肺癌（SCLC）

总的治疗原则是强调全身化疗，辅以手术和/或放疗。

（1）局限期：

①凡病变为周围型、分期为$T_{1\sim2}N_{0\sim1}M_0$患者可先化疗2个周期，再行根治性手术，然后再采用联合化疗方案治疗4～6个周期。

②化疗和放疗交替使用，手术作为处理放、化疗后残留病灶的手段。

（2）广泛期：以化疗为主，对化疗疗效较佳者，可做局部残留肿瘤的补充放疗。

（3）没有必要做预防性脑放射治疗。

（二）中医治疗

1.辨证论治

（1）气血瘀滞证

治则：行气活血，理肺止咳。

方药：桃红四物汤合桑白皮汤（当归、白芍药、川芎、熟地黄、桃仁、红花、桑白皮、半夏、苏子、杏仁、浙贝母、黄芩、黄连、山栀、生姜）。

加减：胸痛明显者可配伍香附、延胡索、郁金以等理气通络，活血定痛。若反复咯血，血色黯红者，可减少桃仁、红花的用量，加蒲黄、三七、藕节、仙鹤草、茜草根祛瘀止血；瘀滞化热，暗伤气津见口干、舌燥者，加沙参、天花粉、生地、玄参、知母等清热养阴生津；食少、乏力、气短者，加黄芪、党参、白术益气健脾。

（2）痰湿蕴肺证

治则：行气祛痰，健脾燥湿。

方药：栝楼薤白半夏汤合六君子汤（栝楼、薤白、白酒、法半夏、人参、炙甘草、茯苓、白术、陈皮、生姜、大枣）。

加减：若见胸脘胀闷、喘咳较甚者，可加用葶苈大枣泻肺汤以泻肺行水；痰郁化热，痰黄稠黏难出者，加海蛤壳、鱼腥草、金荞麦根、黄芩、栀子清化痰热；胸痛甚，且瘀象明显者，加川芎、郁金、延胡索行瘀止痛；神疲、纳呆者，加党参、白术、鸡内金健运脾气。

（3）阴虚毒热证

治则：养阴清热，解毒散结。

方药：沙参麦冬汤合五味消毒饮（沙参、玉竹、麦冬、甘草、桑叶、天花粉、生扁豆、金银花、野菊花、蒲公英、紫花地丁、紫背天葵）。

加减：若见咯血不止，可选加白及、白茅根、仙鹤草、茜草根、三七凉血止血；低热盗汗加地骨皮、白薇、五味子育阴清热敛汗；大便干结加全栝楼、火麻仁润燥通便。

（4）气阴两虚证

治则：益气养阴。

方药：滋阴益气汤（生晒参、党参、黄芪、麦冬、生地、五味子、柴胡、山药、陈皮、云苓、生甘草）。

加减：气虚征象明显者加生黄芪、太子参、白术等益气补肺健脾；咯痰不利，痰少而黏者加贝母、栝楼、杏仁等利肺化痰。

2.静脉注射中成药

（1）羟喜树碱：静注，每次4～8 mg，用10～20 mL等渗盐水稀释，每日或隔日1次，1疗程60～120 mg。羟喜树碱为主与其他化疗药物配合使用，对进展期肺癌有一定疗效。用量因化疗方案的不同而异，主要毒、副作用有：①胃肠道反应有恶心、呕吐。②骨髓抑制，主要使白细胞下降。③少数病人有脱发、心电图改变及泌尿道刺激症状。

（2）蟾酥注射液：缓慢静滴，每次10～20 mL，每日1次，1～30天用5%葡萄糖注射液500 mL稀释后缓慢滴注，联合其他化疗药物使用对进展期肺癌有一定疗效。对化疗药物能起到增强疗效作用。主要副作用有白细胞下降、恶心呕吐等。

（3）康莱特注射液：缓慢静滴，20 g（200 mL），每日1次，1～21天（配合化疗药物使用）。有一定的抗肿瘤作用有提高化疗药物疗效及减轻其毒副反应作用，能提高机体免疫能力及改善患者的生活质量。适用于各期肺癌。

（4）榄香烯注射液：静滴，400 mL，每日1次，1～10天（配合化疗药物使用）。有一定的抗肿瘤作用，有提高化疗药物疗效及减轻其毒副反应作用，能提高机体免疫能力及改善患者的生活质量。适用于各期肺癌。

（5）复方苦参注射液：成分为苦参、土茯苓。静脉滴注，12～20 mL加入0.9%生理盐水200 mL中，每日1次；或8～10 mL加入100 mL生理盐水中滴入，每日2次，用药总量200 mL为一疗程。功能与主治：清热利湿，凉血解毒，散结止痛。用于癌性疼痛及出血。有一定的抗肿瘤作用；对轻、中度癌痛有一定疗效。适用于各期肺癌。

（6）鸦胆子油乳注射液：静滴，3 g加入0.9%生理盐水250 mL中，每日1次，30天为一疗程。细胞周期非特异性抗癌药，抑制肿瘤细胞生长，能提高机体免疫能力，尤其适用于肺癌脑转移。有导致肝功能损害的临床报道。

（7）参芪注射液：静滴，20～60 mL加入5%葡萄糖注射液250 mL中，每日1次，5周为一疗程。有益气健脾、减少化疗药物的消化道反应、骨髓抑制等作用，并能适当提高化疗药物的疗效。适用于脾肺虚寒、气血双亏型肺癌。

（8）香菇多糖注射液：静滴，1 mg加入0.9%生理盐水或5%葡萄糖注射液250～500 mL中，每周2次，8周为一疗程。能提高肿瘤患者机体免疫能力，改善患者生活质量，对放、化疗有减毒增效的作用。适用于各期肺癌。

（9）人参多糖注射液（百扶欣）：静滴，12～24 mg加入0.9%生理盐水或5%葡萄糖注射液250～500 mL中，每分钟40～60滴，每日1次，1～30天（可配合化疗药物使用）。有提高化疗药物疗效及减轻其毒副反应作用，能提高机体免疫能力，适用于各期肺癌。

（10）康艾注射液：成分为黄芪、人参、苦参素。静脉滴注，40～60 mL，用5%葡萄糖注射液或0.9%生理盐水250～500 mL稀释后使用，每日1～2次，30天为一疗程。功能主治：益气扶正，增强机体免疫功能。

3.口服中成药

（1）平消胶囊：口服每次1.68 g，每日3次，3个月为一疗程。有清热解毒，化瘀散结抗肿瘤的功效，适于各期肺癌。

（2）安替可胶囊：软坚散结，解毒定痛，养血活血。可单独应用或与放疗合用，可增强放疗疗效。口服，每次0.44 g，每日3次，饭后服用；一疗程6周，或遵医嘱，少数患者使用后可出现恶心、血象降低。过量、连续久服可致心慌。

（3）扶正消瘤汤颗粒剂：适用于各期肺癌。温开水冲服，每日1剂，分2～3次冲服。

（4）槐耳颗粒：适用于各期肺癌。口服，每次20 g，每日3次。1个月为一疗程，或遵医嘱。

（5）清肺散结丸：每次3g，每日2次。具有清肺散结，活血化瘀，解毒化痰。适用于中晚期肺癌。

（6）金复康口服液：每次3支，每日3次，口服，30天为一疗程，具有解毒抗癌，扶正消积之功效，适用中晚期肺癌。

（7）参蟾消解胶囊：每次3粒，每日3次，口服，30天为一疗程，具有解毒抗癌，扶正消积之功效，适用中晚期肺癌。

（8）复方万年青胶囊：每次3粒，每日3次，口服，30天为一疗程，具有解毒抗癌，扶正消积之功效，适用中晚期肺癌。

（9）复方斑蝥胶囊：每盒0.25 g×36粒，每次2粒，每日3次，口服，30天为一疗程。

（10）西黄丸：每次3～5g，每日2次。有清热解毒、消肿散结之功能，适用于肺癌。

（11）鹤蟾片：每次6片（每片0.4 g），每日3次，可连续服用数月至1年。有解毒除痰、消症散结之功效，适用于中晚期肺癌。

（12）无为消癌平片：口服，每次8～10片，每日3次。抗癌、消炎。用于治疗肺癌，也可配合放疗、化疗及手术后治疗。

（13）仙蟾片口服：每次4片，每日3次，30天为一疗程。化瘀散结，益气止痛。

（14）益肺清化颗粒：口服，一次20 g，每日3次。2个月为一疗程。功能益气养阴、清热解毒、化痰止咳。适用于气阴两虚，阴虚内热型的中、晚期肺癌。

（15）至灵胶囊：适用于各期肺癌。口服，每次2～3粒，每日2～3次，或遵医嘱。

（16）贞芪扶正胶囊：适用于肺癌放、化疗引起的骨髓造血功能抑制、血细胞减少。口服，每日6粒，每日2次，或遵医嘱。

（17）金水宝胶囊：适用于各期前列腺癌。口服，每次2～3粒，每日2～3次，或遵医嘱。

（18）滋阴益气汤颗粒剂：适用于中医辨证属于气阴两虚型的肺癌患者。温开水冲服，每日1剂，分2～3次冲服。

（19）六君子丸：每次9g，每日2次。适用于痰湿蕴肺证。

（20）洋参丸：每次1～2丸，每日3次。适用于气阴两虚证。

（21）蛇胆川贝液：每次10 mL，每日3次。适用于痰热壅盛证。

（22）生脉饮：每次10 mL，每日3次。适用于气阴两虚证。

4.针灸治疗

（1）针方1：主穴，孔最LU6。配穴：肺经所循行部位和根据虚实补泻配穴，如肺实泻尺泽LU5，肺虚补太渊LU9。方法：针尖迎着经脉循行的方向，快速强刺激，留针30～60分钟。适应证：肺癌胸痛剧烈者。

（2）针方2：穴位，足三里ST36，合谷LI4，内关PC6，曲池LI11（均双侧）。方法：用26～28号毫针，得气后以提插捻转补泻为主，配合徐疾，迎随补泻手法，留针20～30分钟。每周针刺6次，4周为一疗程。适应证：肺癌胸痛、发热、痰多者。

（3）针方3：主穴，肺俞LB13，心俞BL15，尺泽LU5，曲池LI11。配穴：痰热者加丰隆ST40；喘甚者加天突RN22，定喘$E_x-B_1$。方法：毫针刺、泻法，不灸，每日1次。适应性：肺癌发热（实热）者。

5.中药外治法

（1）蟾乌巴布膏：功能活血化瘀，消肿止痛，用于肺癌症引起的疼痛。外用，加温软化，贴于患处。

（2）阿魏化痞膏：功能化痞消积。用于气滞血凝，症瘕痞块，脘腹疼痛，胸胁胀满。外用，加温软化，贴于脐上或患处。

（3）博生癌宁：功能抗癌化瘤、镇痛消肿、破瘀逐水、扶正固本。外敷部位有癌肿病灶和疼痛处，肿瘤病灶前后对应贴敷，放化疗后白细胞下降、骨髓抑制者可贴敷背部两侧的俞穴处，每次任选两个俞穴。

6.抗癌中草药

在肺癌长期临床研究过程中，已筛选出一些较常用的抗肺癌的中草药，如清热解毒类的白花蛇舌草、半边莲、半枝莲、拳参、龙葵、蛇莓、马鞭草、凤尾草、蚤休、山豆根、蒲公英、野菊花、金荞麦、蝉蜕、黄芩、苦参、马勃、射干等；化痰散结类的栝楼、贝母、南星、半夏、杏仁、百部、马兜铃、海蛤壳、牡蛎、海藻等；活血化瘀类的桃仁、大黄、穿山甲、三棱、莪术、鬼箭羽、威灵仙、紫草、延胡索、郁金、三七、虎杖、丹参等；攻逐水饮类的猪苓、泽泻、防己、大戟、芫花等。上述这些具有一定抗肺癌作用的药物，可在辨证论治的基础上，结合肺癌的具体情况，酌情选用。

（三）西医治疗

1.外科手术治疗

手术治疗的目的，是彻底切除肺原发肿瘤和局部的转移淋巴结，并尽可能保留健康肺组织。但在下列情况时禁忌手术治疗：①锁骨上、腋下淋巴结转移。②远处转移，如脑、骨、肝等器官转移。③广泛肺门、纵隔淋巴结转移。④胸膜转移，癌肿侵入胸壁和肋骨，虽然可以与病肺一并切除，但疗效不佳，肺切除术应慎重考虑。⑤心、肺、肝、肾功能不全，全身情况差的病人。以手术治疗为主，同时进行术前或术后放疗、化疗，其治愈率（5年生存率）约为25%。

（1）NSCLC病人Ⅰ、Ⅱ期：只要无剖胸探查禁忌证，都建议病人接受手术治疗，手术以根治为目的。术后除Ⅰa期外进行辅助化疗，有残留者术后放疗。拒绝手术或有手术禁忌证者，应予根治性放疗。

（2）NSCLC病人Ⅲa期：对经过常规X线检查、CT等检查证实有可能切除的病人，首选剖胸探查，力争做规范性根治术。彻底切除有困难时，应尽可能切除肿瘤，并标记银夹，残留病灶术后放疗、化疗。无手术指征的病人，应做根治性放疗、辅助化疗。肺上沟癌先做术前放疗。

（3）NSCLC病人Ⅲb期：以放疗、化疗为主。

（4）NSCLC病人Ⅳ期：主要使用全身化疗，辅以免疫、中药治疗及对症治疗。

（5）小细胞肺癌（SCLC）：总的治疗原则是强调全身化疗，辅以手术和/或放疗。

2.化学治疗

（1）小细胞肺癌（SCLC）：

①CHO（CTX、THP－ADM、VCR）；

②EP（VP－16，DDP）；

③VIP（VP－16、IFO、DDP）。

（2）非小细胞肺癌（NSCLC）：

①CHP（CTX、THP－ADM、DDP）；

②MVP（MMC、VDS、DDP）；

③NP（NVB、DDP）；

④TP（Taxol、DDP）。

（3）根治术后辅助化疗：早期肺癌根治术后原则上不化疗，在以下情况下辅助化疗：病理类型恶性程度高，病变面积大于5 cm，有淋巴结转移，青年患者，可采用联合化疗。

（4）晚期肺癌姑息性化疗：未有手术、非根治术或术后复发的晚期患者均应采用以联合化疗为主的综合治疗。推荐常用化疗方案：

①FAM案（MMC、ADM、5－Fu）；

②EAP方案（VP－16、ADM、DDP）；

③MLF方案（MMC、CF、5－Fu）。

3.放射治疗

放射治疗是局部消除肺癌病灶的一种手段。在各型肺癌中，小细胞肺癌对放射疗法敏感性较高，鳞癌次之，腺癌和细支气管肺癌最低。单独应用放疗，3年生存率约为10%。放疗可引起倦乏、食欲减退、低热、骨髓造血功能抑制、放射性肺炎等反应和并发症，因此在治疗时应予特别慎重。已证实放疗对控制骨痛、上腔静脉综合征、脊髓压迫、脑转移、咯血和支气管阻塞有好处。采用术后放疗对Ⅰ期和Ⅱ期肺癌并无益处或有改善。有时放疗也用于因心肺功能不足或其他严重疾病不能行胸廓切开术者。放疗后3个月，应严密观察病人有无放射性肺炎的X线及临床症状（包括咳嗽、呼吸困难和发热），可用泼尼松每日60 mg口服控制持续1个月，以后逐渐减量用以控制放射性肺炎。预防性头颅放疗对于小细胞肺癌治疗完全缓解者可不使用。该方法可减少脑转移，但尚未显示可延长总的生存期。近距离放疗对支气管内病灶阻塞了大支气管时，可缓解症状。

4.生物治疗

是NSCLC病人研究的一个活跃领域，目前临床属于辅助治疗手段。吉非替尼（易瑞沙）是一种口服的EGFR酪氨酸激酶抑制剂，用于非小细胞肺癌（NSCLC）。它赛瓦埃罗替尼用于晚期非小细胞肺癌（NSCLC）。

（四）疗效标准

1.WHO实体瘤疗效判定标准

（1）临床治愈：肺癌经治疗后，原发肿瘤及转移病灶均消失，且连续随访5年，用现有的临床检查手段（X线、肺镜、B超等）未能发现肿瘤有任何局部复发或远处转移现象。

（2）近期治愈：肺癌患者经手术根治切除，或用其他治疗手段治疗后，检查原发病灶已消失，也未能用现有的临床检查手段发现有转移病灶者。

（3）好转或有效：肺癌经姑息性切除或用化疗等其他治疗方法治疗后，不但临床症状有改善，而且原发病灶或转移病变有好转且持续2个月以上者。

2.生活质量评价标准

手术和放、化疗治疗后的疗效评价以生存质量改善为标准，采用美国肺癌生存质量表（FACT-L4.0版），该表为自评式生存质量表，共37个项目，包括5个功能量表：生理状况、社会/家庭状况、情感状况、功能状况、附加的专注情况。

评价方法：于治疗前和各个观察周期分别将上述六个评价项目的各分值相加，得出各个项目的总得分，疗效百分比=（治疗前总得分-治疗后总得分）÷治疗前总得分×100%。

显效：积分减少≥75%。

有效：50%≤积分减少<75%。

稳定：25%≤积分减少<50%。

无效：积分减少<25%。

## 表8 美国肺癌生存质量表(FACT-L4.0版)

| 具体各项目 | 无 | 有一点 | 有些 | 相当 | 非常 |
|---|---|---|---|---|---|
| 生理状况 | | | | | |
| 我精力不济 | 0 | 1 | 2 | 3 | 4 |
| 我感到恶心 | 0 | 1 | 2 | 3 | 4 |
| 因为我身体不好，我成了家庭的负担 | 0 | 1 | 2 | 3 | 4 |
| 我感到疼痛 | 0 | 1 | 2 | 3 | 4 |
| 治疗的副作用让我觉得不舒服 | 0 | 1 | 2 | 3 | 4 |
| 我觉得病了 | 0 | 1 | 2 | 3 | 4 |
| 我不得不卧床 | 0 | 1 | 2 | 3 | 4 |
| 社会/家庭情况 | | | | | |
| 我觉得和朋友们疏远了 | 0 | 1 | 2 | 3 | 4 |
| 我在感情上得到家人的支持 | 0 | 1 | 2 | 3 | 4 |
| 我得到朋友和邻居的支持 | 0 | 1 | 2 | 3 | 4 |
| 我的家人已能正视我患病这一事实 | 0 | 1 | 2 | 3 | 4 |
| 家里不大谈论我的病情 | 0 | 1 | 2 | 3 | 4 |
| 我与自己的配偶（或给我主要支持的人）很亲近 | 0 | 1 | 2 | 3 | 4 |
| 不管你最近的性生活的程度，请回答下面问题。如果你不愿意回答，请在这里注明（ ） | | | | | |
| 我对自己的性生活感到满意 | 0 | 1 | 2 | 3 | 4 |
| 情感情况 | | | | | |
| 我感到悲伤 | 0 | 1 | 2 | 3 | 4 |
| 我为自己这样对待疾病感到自豪 | 0 | 1 | 2 | 3 | 4 |
| 在与疾病的抗争中，我越来越感到失望 | 0 | 1 | 2 | 3 | 4 |
| 我感到紧张 | 0 | 1 | 2 | 3 | 4 |
| 我担心可能会死 | 0 | 1 | 2 | 3 | 4 |
| 我担心自己的疾病会更糟 | 0 | 1 | 2 | 3 | 4 |
| 功能状况 | | | | | |
| 我能够工作（包括家里的工作） | 0 | 1 | 2 | 3 | 4 |
| 我的工作令我有成就感(包括家里的工作) | 0 | 1 | 2 | 3 | 4 |
| 我能够享受生活 | 0 | 1 | 2 | 3 | 4 |
| 我已经能够面对自己的疾病 | 0 | 1 | 2 | 3 | 4 |
| 我睡得很好 | 0 | 1 | 2 | 3 | 4 |

| 具体各项目 | 无 | 有一点 | 有些 | 相当 | 非常 |
|---|---|---|---|---|---|
| 我在享受我通常做的娱乐活动 | 0 | 1 | 2 | 3 | 4 |
| 我对现在的生存质量感到满意 | 0 | 1 | 2 | 3 | 4 |
| 附加关注（特异条目） | | | | | |
| 我呼吸短促 | 0 | 1 | 2 | 3 | 4 |
| 我体重在下降 | 0 | 1 | 2 | 3 | 4 |
| 我的思维清晰 | 0 | 1 | 2 | 3 | 4 |
| 我一直在咳嗽 | 0 | 1 | 2 | 3 | 4 |
| 我受脱发困扰 | 0 | 1 | 2 | 3 | 4 |
| 我的食欲好 | 0 | 1 | 2 | 3 | 4 |
| 我感到胸闷 | 0 | 1 | 2 | 3 | 4 |
| 我呼吸顺畅 | 0 | 1 | 2 | 3 | 4 |
| 您曾抽过烟吗？ | 没有 | | 有 | | 如果有： |
| 我对此后悔 | 0 | 1 | 2 | 3 | 4 |

（金宇　蔡俊媛）

第三章　肺癌

# 第四章 食道癌

## 一、概述

食道癌又叫食管癌，是一种生长在食管上皮组织的恶性肿瘤，是指下咽部到食管胃结合部之间食管上皮来源的癌，由食管黏膜正常上皮细胞受体内外各种因素刺激逐渐形成。是我国常见的十大恶性肿瘤之一。进行性吞咽困难为其最典型的临床症状。早在2000年前，我国已经有食管癌记载，属于中医学"噎膈"的范畴。

食管癌是世界常见的恶性肿瘤之一，男性多于女性；其发病有地域和组织学类型上的差异，它在一些地区几乎达到流行病的比例，中国、日本、伊朗及哈萨克斯坦等亚洲国家主要以食管鳞状细胞癌为主，可能与当地人群的饮食、环境及遗传有关；而西方欧美等国家多为食管腺癌，可能与欧美人群中胃食管的反流性疾病、Barrett食管相关。中国是世界上食管癌的高发区，其死亡率居世界第一。食管癌的发病率有明显的地区差异，发病年龄以高龄为主，35岁以前发病率较低。食管癌是典型的生活方式癌，发病与饮食习惯、营养状况、微量元素和癌前病变等多方面因素有关。

## 二、西医病因病理

### （一）病因

食管癌的确切病因不明。显然，环境和某些致癌物质是重要的致病因素。食管癌发生因素众多，食管癌发生是一个渐进过程，在癌变的过程中必有一种主要因素和若干次要因素，这些因素在癌变过程中又起着协同促癌作用。

食管癌的发病相关因素，主要与以下六点有关：

1.亚硝胺类

亚硝胺类化合物是一种很强的致癌物质，研究表明食管癌高发区林县食用酸菜的居民，胃液、尿液中存在有诱发食管癌的甲基苄基亚硝胺、亚硝基吡咯烷、亚硝基胍啶。食用酸菜量和食管癌发病率成正比。真菌与亚硝胺有协同促癌作用。在食管原位癌旁增生上皮内可分离出白色念珠球菌的纯株，故食管真菌病可能是食管癌的癌前病变之一。

2.食管黏膜的损伤

长期喜进烫食、粗食，饮浓茶，多食辣椒等刺激性食物可引起食管黏膜损伤、引起食管黏膜增生间变，也可能是致癌因素之一。吸烟、饮烈性酒与食管癌发病有一定关系。酒精有促癌作用，并可作为致癌物质的溶剂，高浓度酒可直接破坏食管黏膜，为致癌物质创造条件，大量饮酒者比基本不饮酒者，食管癌发病率增加50倍。烟雾和焦油中含有多种致癌物，在流行病调查中，吸烟与食管癌呈正相关，吸烟量多者比基本不吸烟者发病率要高出7倍。各种长期不愈的食管炎可能是食管癌的癌前病变。

3.局部因素

食管的三个生理缩窄部，特别是第二、第三处狭窄为食管癌多发部位。其他如疤痕、挛缩和憩室等部位，也容易发生食管癌。这些部位受到的刺激和损伤也较大，致癌物在此停留时间更长，久而久之这些部位的组织易发生癌变。

4.霉菌致癌因素

研究表明，霉变食品可以诱发小鼠食管和胃的癌前病变或鳞状上皮癌。这类霉菌与亚硝胺促癌有协同作用。

5.微量元素

无论国内外，食管癌高发区都在贫困不发达、自然条件差、水资源少、物产不丰的地区。饮食中缺乏维生素、蛋白质、必需脂肪酸，以及氟、硼、镁含量低均与食管癌的发生间接相关。

6.遗传因素

食管癌具有显著的家族聚集现象，在我国高发区有阳性家族史的占25%～50%。其中父亲最高，母亲次之，旁系最低。流行病学调查发现，高发区居民迁至低发地区后，其发病率与死亡率仍然保持较高水平。

（二）病理

1.病理分型

（1）早期食管癌的病理形态分型：早期食管癌按其形态可分为隐伏型、糜烂型、斑块型和乳头型。

（2）中、晚期食管癌的病理形态分型：可分为髓质型、蕈伞型、溃疡型、缩窄型、腔内型和未定型。其中髓质型恶性程度最高。少数中、晚期食管癌不能归入上述各型者，称为未定型。

2.组织学分型

（1）鳞状细胞癌：最多见。

（2）腺癌：较少见，又可分为单纯腺癌、腺鳞癌、黏液表皮样癌和腺样囊性癌。

（3）未分化癌：较少见，但恶性程度高食管上、中段癌肿绝大多数为鳞状细胞癌，食管下段癌肿则多为腺癌。

**三、中医病因病机**

中医学对食管癌的认识源远流长，自《黄帝内经》首次记载本病之后，历代医家从不同侧面对本病的病因、认识和治法做了深入的探索和补充，逐渐形成了一套较为完整的辨证体系。综合历代医家的认识，都认为本病的发生多因忧思郁怒，情志不遂，七情郁结；或嗜酒无度，恣食辛香燥热等物，损伤脾胃，造成气滞食凝，积聚成块；或高年衰老，正气志虚，正不胜邪，瘤邪乘虚侵入而成。

中医学认为饮食嗜欲等因素与本病的诱发有一定的关系。如朱丹溪说："夫气之为病或饮食不谨，内伤七情或食味过厚，偏助阳气，积成膈热。"李梴说："病因……饮食淫欲或因杂病误服辛香燥药……"张景岳说："或因酒色过度损伤而成。" 正中《景岳全书·噎膈》所言："噎膈一证，必以忧愁思虑，积劳积郁，或酒色过度，损伤而成。"这些说明噎膈的形成可能由于过食厚味或辛燥酒热之品所引起。另外，在精神因素方面，认为忧愁、思虑郁结与诱发本病有一定的关系。如《黄帝内经·素问·通评虚实论》曰："膈塞闭绝，上下不通，则暴忧之病也。"《诸病源候论》曰："此由忧恚所致。忧恚则气结，气结则不宣流使噎。"《明医指掌》曰："噎病多起于忧郁，忧郁则气结于胸臆而生痰，久则痰结成块，胶于上焦，道路窄狭，不能宽畅，饮则可入，食则难入而病已成矣。"认为噎膈之病与情志抑郁等精神因素有着一定的关系。此外还认为噎膈症的发生与年龄、体质也有关系。如张景岳说："矧少年少见此症，而惟中衰耗伤者有之。"赵献可说："惟男子午高者有之，少无噎膈。"这些看法与现代医学的认识非常接近。现代医学认为以上几种因素都可能与食管癌的形成有直接或间接的关系。但食管癌发生的具体病因，至今仍有待于做进一步的研究。

**四、诊断**

（一）病史采集

食管癌早期症状包括咽部紧缩感、食管内异物感、食物通过食管缓慢及滞留且加重、胸骨后持续隐痛并吐黏液样痰等，均应高度可疑食管癌，并应做进一步检查确诊。

（二）物理检查

早期病例，在体格检查上无特殊发现。在中、晚期病例中，常有不同程度的消瘦、贫血、失水或恶病质等体征。当癌肿转移时，可触及肿大而坚硬的浅表淋巴结，或肿大而有结节的肝脏。还可出现黄疸、腹水等。其他少见的体征尚有皮肤、腹白线处结节，腹股沟淋巴结肿大。

（三）诊断要点

1.实验室检查，例如肿瘤相关基因产物及肿瘤标志物的联合检测。在食管癌的早期诊断中均具有不同程度的价值，但敏感性、特异性不高，故肿瘤相关基因产物及肿瘤标志物还有待于进一步研究。

2.食管钡餐X线片可见食管狭窄，壁管不光滑，黏膜破坏。

3.CT主要了解肿瘤外侵（纵壁）程度，确定纵壁是否有转移病变。

4.纤维胃镜或者食管镜检查可见到食管内黏膜破坏、溃疡、有菜花状新生物，并可在病变部位做活检或镜刷检查，已经广泛用于食管癌的诊断。

5.细胞学检查，食管脱落细胞学检查是诊断食管癌并确定其组织分类和分化程度的重要方法，阳性率可达90%以上。

6.组织学检查，可明确病理类型及组织学诊断。

（四）临床分期

胃癌的TNM分期可以较准确地估计病情，对选择治疗有很大帮助。美国癌症联合委员会（AJCC）2010年第七版胃癌TNM分期标准如下：

1.TNM分期

（1）T：原发灶

$T_x$：原发肿瘤无法评价。

$T_0$：无原发肿瘤的证据。

$T_{is}$：高度不典型增生。

$T_1$：肿瘤浸润固有层、黏膜肌层、黏膜下层。

$T_{1a}$：肿瘤浸润固有层或黏膜肌层。

$T_{1b}$：肿瘤浸润黏膜下层。

$T_2$：肿瘤浸润固有肌层。

$T_3$：肿瘤浸润纤维膜。

$T_4$：肿瘤浸润邻近结构。

$T_{4a}$：可切除的肿瘤浸润胸膜、心包或膈肌。

$T_{4b}$：不可切除的肿瘤浸润邻近结构，如主动脉、椎体、气管等。

（2）N：区域淋巴结

$N_x$：区域淋巴结不能评价。

$N_0$：无区域淋巴结转移。

$N_1$：1～2个区域淋巴结转移。

$N_2$：3～6个区域淋巴结转移。

$N_3$：等于或多于7个区域淋巴结转移。

（3）M：远处转移

$M_0$：无远处转移。

$M_1$：远处转移。

2.TNM临床分期

（1）鳞癌的TNM临床分期

表9　鳞癌的TNM临床分期表

| 分期 | T | N | M |
|------|---|---|---|
| 0期 | $T_{is}$ | $N_0$ | $M_0$ |
| Ⅰa期 | $T_1$ | $N_0$ | $M_0$ |
| Ⅰb期 | $T_1$ | $N_0$ | $M_0$ |
|  | $T_{2\sim3}$ | $N_0$ | $M_0$ |
| Ⅱa期 | $T_{2\sim3}$ | $N_0$ | $M_0$ |
|  | $T_{2\sim3}$ | $N_0$ | $M_0$ |
| Ⅱb期 | $T_{2\sim3}$ | $N_0$ | $M_0$ |
|  | $T_{1\sim2}$ | $N_1$ | $M_0$ |
| Ⅲa期 | $T_{1\sim2}$ | $N_2$ | $M_0$ |
|  | $T_3$ | $N_1$ | $M_0$ |
|  | $T_{4a}$ | $N_0$ | $M_0$ |
| Ⅲb期 | $T_3$ | $N_2$ | $M_0$ |
| Ⅲc期 | $T_{4a}$ | $N_{1\sim2}$ | $M_0$ |
|  | $T_{4b}$ | $N_3$ | $M_0$ |
|  | 任何 | $N_3$ | $M_0$ |
| Ⅳ | 任何T | 任何N | $M_1$ |

（2）腺癌的TNM临床分期

表10　腺癌的TNM临床分期表

| 分期 | T | N | M |
|------|---|---|---|
| 0期 | $T_{is}$ | $N_0$ | $M_0$ |
| Ⅰa期 | $T_1$ | $N_0$ | $M_0$ |
| Ⅰb期 | $T_1$ | $N_0$ | $M_0$ |
|  | $T_2$ | $N_0$ | $M_0$ |
| Ⅱa期 | $T_2$ | $N_0$ | $M_0$ |
| Ⅱb期 | T3 | $N_1$ | $M_0$ |
|  | $T_{1\sim2}$ | $N_2$ | $M_0$ |

| 分期 | T | N | M |
|---|---|---|---|
| Ⅲa 期 | $T_{1\sim2}$ | $N_2$ | $M_0$ |
| | $T_3$ | $N_1$ | $M_0$ |
| | $T_{4a}$ | $N_0$ | $M_0$ |
| Ⅲb 期 | $T_3$ | $N_2$ | $M_0$ |
| Ⅲc 期 | $T_{4a}$ | $N_{1\sim2}$ | $M_0$ |
| | $T_{4b}$ | 任何 | $M_0$ |
| | 任何 | $N_3$ | $M_0$ |
| Ⅳ | 任何 T | 任何 N | $M_1$ |

（五）中医证型

1.痰气互阻证

症状：进食不畅，吞咽梗阻，有时还可伴有嗳气不舒，情志舒畅可减轻，精神抑郁则加重，胸膈痞闷，以及隐痛、口干等症状。舌淡质红，苔薄腻，脉弦滑或沉细滑。

2.血瘀痰滞证

症状：吞咽困难，胸背疼痛，肌肤枯燥，严重时甚至难以饮水，食入即吐，且吐物如豆汁，可伴有大便燥结、小便黄赤，形体消瘦等症状。舌质黯红少津，舌质红有紫点、紫斑，脉细涩。

3.阴虚内热证

症状：进食哽咽不下，咽喉干痛，汤水可下，食物难进，或食后复出，夹有黏液，胸背灼痛，形体消瘦，肌肤枯燥，潮热盗汗，五心烦热，且伴有大便秘结。舌质红有紫点、紫斑，脉细涩。

4.气虚阳微证

症状：饮食不下，泛吐清水或泡沫，形体消瘦，乏力短气，面色苍白，常伴有形寒肢冷、面足浮肿。舌淡苔白，脉虚细无力。

5.气阴两虚证

证候：吞咽梗涩而痛，汤水可下，食物难进，或食后复出，乏力，气短，自汗与盗汗并见，纳少神疲，颧红、午后潮热。舌淡红、苔薄白或少，脉弱而数。

### 五、鉴别诊断

（一）西医鉴别诊断

食管癌无吞咽困难症状时，应与食管炎、食管憩室和食管静脉曲张相鉴别。已有吞咽困难症状，应与食管良性肿瘤、贲门失弛症和食管良性狭窄等相鉴别。鉴别诊断方法主要依靠吞钡X线食管摄片和纤维食管镜检查。

1.食管良性狭窄

主要症状为咽部不适，吞咽困难，食管化学性烧伤或反流性食管炎引起的瘢痕狭窄。前者以儿童及年轻人较多，一般有误服强酸或强碱的历史，后者病变一般位于食管下段，常伴有食管裂孔疝或先天性短食管。鉴别主要靠食管镜及活检。

2.贲门痉挛

患者多见于年轻女性，主要症状为吞咽困难，病程长，间歇性发作，病人平均年龄较小，食管造影有典型的改变。

3.食管憩室

食管中段的憩室常有吞咽障碍、胸骨后疼痛等症状，而吞咽困难较少。食管憩室有发生癌变的机会，因此在诊断食管憩室的时候应避免漏诊。

4.食管结核

临床较少见，可有吞咽困难，影像学表现为食管黏膜破坏，鉴别主要靠食管镜及活检。

5.食管其他肿瘤

以平滑肌瘤常见，一般症状较轻，X线检查表现为"涂抹征"，进一步鉴别主要依靠食管镜检查。食管其他恶性肿瘤如食管肉瘤，临床表现不易与食管癌鉴别，鉴别诊断依靠X线检查和食管镜检查。

6.癔球症

多见于青年女性，时有咽部球样异物感，进食时消失，常由精神因素诱发。本病实际上并无器质性食管病变，亦不难与食道癌鉴别。

7.其他

如功能性吞咽困难，重症肌无力，食管功能性痉挛以及食管外压迫，均须根据患者病史、症状、体征以及X线检查和食管镜检查来鉴别。

（二）中医鉴别诊断

1.梅核气

梅核气属郁病中的一种证型，主要表现为自觉咽中如有物梗塞，吐之不出，咽之不下，噎膈有时也伴有咽中梗塞不舒的症状，故两者应进行鉴别。梅核气虽有咽中梗塞感，但此感觉多出现在情志不舒或注意力集中于咽部时，进食顺利而无梗塞感，多发于年轻女性；噎膈的梗塞部位在食管，梗塞出现在进食过程中，多呈进行性加重，甚则饮食不下或食入即吐，多发于老年男性。

2.反胃

两者均有食入复出的症状，因此需要鉴别。反胃为胃之下口障碍，幽门不放，食停胃中，多系阳虚有寒，症状特点是饮食能顺利下口入胃，食停胃中，经久复出，朝食暮吐，暮食朝吐，宿谷不化，食后或吐前胃脘胀满，吐后转舒，吐出物量较多，常伴胃脘疼痛；噎膈为食管、贲门狭窄，贲门不纳，症状特点是饮食咽下过程中梗塞不顺，初起并无呕吐，后期格拒时出现呕吐，系饮食不下或食入即吐，呕吐与进食时间关系密切，食停食管，并未入胃，吐出量较小，多伴胸膈疼痛。

### 六、治疗

（一）治疗原则

食管癌的治疗方法取决于癌细胞的类型〔腺癌（Adenocarcinoma）/鳞癌（Squamous Cell Carcinoma）或其他形态〕、肿瘤分期、患者一般情况和有无其他疾病而定。早期食管癌病变较为局限，应力求根治性切除，部分患者也可以单纯放射治疗。中期患者以手术为主，术前可行放化疗治疗，对于广泛转移或有明显外侵，并经探查不可能行根治性切除的情况下，争取姑息性切除，术后根据情况行放化疗治疗，晚期患者可以根据病情及全身情况看是否可以行减状手术。不能行手术的患者，可以行放、化疗治疗。以上各期患者均可以配合以中药为主的综合治疗以巩固疗效，以减轻放、化疗的毒副作用，防止复发及转移。

1.0期、Ⅰ期首选手术治疗，术后配合中药治疗。

2.Ⅱ、Ⅲ期首选手术治疗，选择性术前化疗和放疗，以提高手术疗效，术后巩固性化疗或放疗治疗。

3.Ⅳ期无法手术治疗，治疗以延长生命、减轻痛苦为主。适当给予化疗、放疗，配合中药治疗为主。

（二）中医治疗

1.辨证论治

（1）痰气互阻证

治则：开郁化痰，润燥畅膈。

方药：启膈散加减（丹参、沙参、茯苓、川贝、郁金、砂仁壳、荷叶蒂、杵头康）。

加减：痰多加栝楼、陈皮；津伤便秘加增液汤及白蜜。

（2）阴虚内热证

治则：滋阴润燥，泻热散结。

方药：五汁安中饮加减（梨汁、藕汁、牛乳、生姜汁、韭汁、沙参、石斛、

· 129 ·

熟地、生地)。

加减:肠中燥结,大便不通,酌用大黄甘草汤。

(3)血瘀痰滞证

治则:滋阴养血,破结行瘀。

方药:通幽汤(生地黄、熟地黄、当归、桃仁、红花、炙甘草、升麻)。

加减:病重者加三七、乳香、没药、丹参、赤芍、五灵脂;痰湿阻滞明显者加海藻、昆布、浙贝、栝楼;服药即吐者加玉枢丹。

(4)气虚阳微证

治则:温补脾肾,益气回阳。

方药:补气运脾汤或右归丸。补气运脾汤:人参、黄芪、茯苓、白术、半夏、陈皮、砂仁、炙甘草、生姜、大枣;右归丸:熟地、山药、山茱萸、枸杞、当归、杜仲、菟丝子、附片、肉桂、鹿角胶。

(5)气阴两虚证

治则:益气养阴。

方药:滋阴益气汤(生晒参、党参、黄芪、麦冬、生地、五味子、柴胡、山药、陈皮、云苓、生甘草)。

2.静脉注射中成药

(1)羟喜树碱:静注,每次4~8 mg,用10~20 mL等渗盐水稀释,每日或隔日1次,一疗程60~120 mg。羟喜树碱为主与其他化疗药物配合使用,对进展期食道癌有一定疗效。用量因化疗方案的不同而异。主要毒副作用有:①胃肠道反应有恶心、呕吐。②骨髓抑制,主要使白细胞下降。③少数病人有脱发、心电图改变及泌尿道刺激症状。

(2)蟾酥注射液:缓慢静滴,每次10~20 mL,每日1次,1~30天用5%葡萄糖注射液500 mL稀释后缓慢滴注,联合其他化疗药物使用对进展期食道癌有一定疗效。对化疗药物能起到增强疗效作用。主要副作用有白细胞下降、恶心呕吐等。

(3)康莱特注射液:缓慢静滴,20 g(200 mL),每日1次,1~21天(配合化疗药物使用)。有一定的抗肿瘤作用有提高化疗药物疗效及减轻其毒副反应作用,能提高机体免疫能力及改善患者的生活质量。适用于各期食道癌。

(4)榄香烯注射液:静滴,400 mL,每日1次,1~10天(配合化疗药物使用)。有一定的抗肿瘤作用有提高化疗药物疗效及减轻其毒副反应作用,能提高机体免疫能力及改善患者的生活质量。适用于各期食道癌。

(5)复方苦参注射液:成分为苦参、土茯苓。静脉滴注,12~20 mL加入0.9%生理盐水200 mL中,每日1次;或8~10 mL加入100 mL生理盐水中滴入,每日2次,用药总量200 mL为一疗程。功能与主治:清热利湿,凉血解毒,散结止痛。

用于癌性疼痛及出血。有一定的抗肿瘤作用；对轻、中度癌痛有一定疗效。适用于各期食道癌。

（6）鸦胆子油乳注射液：静滴，3 g加入0.9%生理盐水250 mL中，每日1次，30天为一疗程。细胞周期非特异性抗癌药，抑制肿瘤细胞生长，能提高机体免疫能力，有使癌细胞变性、破碎和坏死的作用，是目前最有效的中药抗癌制剂。适用于食道癌。有导致肝功能损害的临床报道。

（7）香菇多糖注射液：静滴，1 mg加入0.9%生理盐水或5%葡萄糖注射液250～500 mL中，每周2次，8周为一疗程。能提高肿瘤患者机体免疫能力，改善患者生活质量，对放、化疗有减毒增效的作用。适用于各期食道癌。

（8）人参多糖注射液（百扶欣）：静滴，12～24 mg加入0.9%生理盐水或5%葡萄糖注射液250～500 mL中，每分钟40～60滴，每日1次，1～30天（可配合化疗药物使用）。有提高化疗药物疗效及减轻其毒副反应作用，能提高机体免疫能力，适用于各期食道癌。

（9）康艾注射液：成分为黄芪、人参、苦参素。静脉滴注，40～60 mL，用5%葡萄糖注射液或0.9%生理盐水250～500 mL稀释后使用，每日1～2次，30天为一疗程。功能主治：益气扶正，增强机体免疫功能。

3.口服中成药

（1）平消胶囊：口服，每次1.68 g，每日3次，3个月为一疗程。有清热解毒，化瘀散结抗肿瘤的功效，适用于各期食道癌。

（3）软坚口服液：化瘀软坚，解毒益气，适用于各期食道癌。对癌痛有一定疗效。口服，每日3次，每次20 mL，饭后服用。

（3）扶正消瘤汤颗粒剂：适用于各期食道癌。温开水冲服，每日1剂，分2～3次冲服。

（4）槐耳颗粒：适用于各期食道癌。口服，每次20 g，每日3次。1个月为一疗程，或遵医嘱。

（5）抗癌平丸：清热解毒，散瘀止痛，利水消肿。适用于各期食道癌，并适用于癌性疼痛的治疗。口服，每日3次，每次1 g，饭后服。

（6）食道平散：降逆止呕、涤痰解毒、软坚破瘀、缓解疼痛。口服，每日3～5次，每次0.3～0.5 g。

（7）冬凌草制剂冬凌草片：每次口服4片，每日3次，2～3个月为一疗程。或冬凌草糖浆，每次口服30 mL，每日3次，2～3个月为一疗程。

（8）至灵胶囊：适用于各期食道癌。口服，每次2～3粒，每日2～3次，或遵医嘱。

（9）贞芪扶正胶囊：适用于食道癌放、化疗引起的骨髓造血功能抑制，血细胞减少。口服，每次6粒，每日2次，或遵医嘱。

（10）金水宝胶囊：适用于各期前列腺癌。口服，每次2～3粒，每日2～3次，或遵医嘱。

（11）滋阴益气汤颗粒剂：适用于中医辨证属于气阴两虚型的食道癌患者。温开水冲服：每日1剂，分2～3次冲服。

（12）芦笋胶囊：化瘀解毒，消肿散结，益气养血，扶正培本。适用于各期食道癌。口服，每日3次，每次4粒，饭后服用。

（13）珍香胶囊：清热解毒，活血化瘀，消痰散结，镇痛止血，扶正培本。适用于食管癌等中晚期癌症。口服，每日3次，每次6粒，饭后服用。

（14）古稀胶囊：每次口服2～4粒，每日3次。

**4.外用中成药**

阿魏化痞膏：外贴穴位止癌痛，化包块。适用各期食道癌。用阿魏化痞膏贴神阙穴及患处。

**5.针灸及其他疗法**

（1）针灸疗法：取穴天鼎、天突、膻中、上脘、内关、足三里、膈俞、合谷等。

（2）拔火罐：膈俞、脾俞、胃俞等穴。

（3）推拿疗法：推拿背部俞穴可减轻胸痛，揉按合谷、足三里、涌泉穴可扶正固本，启膈降逆。

（三）西医治疗

**1.外科手术治疗**

早期食道癌的治疗，可以手术为主，对于明确的不能完全根治的病人或晚期患者，尽可能避免姑息切除，而采取非手术综合治疗。手术前，应用胸腹部CT或全身PETCT及超声内镜进行临床分期评估可治愈性，开始治疗之前所有患者应该由医生进行是否可以耐受食管癌切除术的生理指标评估。生理指标适合且食管癌可以切除（距离环咽肌＞5 cm）的患者才考虑进行食管癌切除术。

（1）可切除的食管癌

①$T_{1a}$肿瘤，定义为肿瘤累及黏膜层但未侵及黏膜下，在有经验的医院可考虑EMR+消融或食管切除术。

②黏膜下肿瘤（$T_{1b}$）或更深者可以采用食管切除术。

③$T_1$～$T_3$肿瘤甚至在区域淋巴结转移（N+）时都是可以切除的，虽然大肿块、多处淋巴结受累是手术的相对禁忌证，应该结合年龄和行为能力状态考虑。

④$T_{4a}$肿瘤侵及心包、胸膜或横膈都是可以切除的。

（2）不可切除食管癌

①$T_{4b}$肿瘤侵及心脏、大血管、气管或包括肝脏在内的邻近器官都是不可切除的。

②虽然淋巴结受侵应该结合其他因素考虑，包括年龄和行为能力状态以及治疗反应等，但是伴有多处、大块淋巴结转移的多数患者应该认为是不可切除的。

③伴有EGJ和锁骨上淋巴结受累的患者是不可切除的。

④伴有远处转移的患者（Ⅳ期）都是不可切除的。

2.放射治疗

（1）常规分割照射：常用照射剂量60～70 Gy/6～7周。

（2）后程加速照射。

（3）腔内放射治疗：常用照射剂量外照射50～60 Gy加腔内照射5～10 Gy/1～2次。

3.化学治疗

范围小且没有转移的肿瘤可靠外科手术治疗。而侵犯性强的肿瘤则必须靠化学疗法、放射线疗法或合并使用治疗。此病的预后要看病症不同的程度而定，但普遍来说都是极差的。对于Ⅳ、$T_4$期不能切除的肿瘤和选择非手术治疗的病人，应给予化疗治疗。

首选两种细胞毒药联合方案是因为毒性较低，细胞毒性药物三药联合方案应确定患者医学上适合且PS评分良好，并能够经常进行毒性评估。

（1）首先方案

①DCF方案：多西他赛、顺铂、联合氟尿嘧啶。

②改良DCF方案：多西他赛、顺铂、联合氟尿嘧啶；多西他赛、奥沙利铂、联合氟尿嘧啶。

③ECF方案：表柔吡星、顺铂、联合氟尿嘧啶。

④改良ECF方案：表柔吡星、奥沙利铂、联合氟尿嘧啶；表柔吡星、顺铂、联合卡培他滨；表柔吡星、奥沙利铂、联合卡培他滨；氟尿嘧啶联合伊立替康；氟尿嘧啶联合顺铂；氟尿嘧啶联合奥沙利铂。

（2）其他方案

紫杉醇联合顺铂或奥沙利铂；多西他赛联合顺铂；多西他赛联合伊立替康；氟尿嘧啶（氟尿嘧啶或卡培他滨）；多西他赛；紫杉醇。

4.生物治疗

目前还处于进一步观察和研究阶段，有临床报道 $\alpha-2\alpha IFN$ 配合药物化疗治疗晚期食管癌能提高化疗药物的疗效。

5.靶向治疗

近年来，靶向药物治疗的地位得到进一步承认，对于 HER-2 过表达的腺癌患者，曲妥珠单抗被推荐加入一线治疗。利用新分子靶点药物治疗食管癌也越来越引起人们的重视，相关临床研究文献已经出现。该领域的研究尚处于萌芽时期，主要集中在针对表皮生长因子受体（Epidermal Growth Factor Receptor，EGFR）这个靶点上。

（四）疗效标准

1.WHO疗效判断标准

（1）可以测量的病灶评定

①完全缓解（CR）：食道癌可见病灶经治疗后完全消失，超过1个月。

②部分缓解（PR）：肿瘤最大直径及最大垂直直径的乘积缩小达50%，其他病变无增大，持续超过1个月，同时无新病灶出现。

③稳定或无变化（SD）：食道癌可见病灶经治疗后缩小不超过50%或增大不超过25%，持续超过1个月。

④进展（PD）：一个或多个病灶经治疗后范围增大超过25%或出现新病灶。

（2）不可以测量的病灶评定

①完全缓解（CR）：食道癌所有可见病灶经治疗后完全消失，包括淋巴在内，无癌细胞。

②部分缓解（PR）：食道癌病灶经治疗后存留单个细胞或小癌细胞群，同时无新病灶出现。

③稳定或无变化（SD）：病变无明显变化，或伴纤维化，或肿瘤增大估计不足25%，或缩小不到50%。

④进展（PD）：出现新病灶或病灶明显增大，无治疗效应，广泛残存癌。

2.远期疗效指标

（1）缓解期：自出现达PR疗效之日至肿瘤复发不足PR标准之日为止的时间缓解期，一般以月计算，将各个缓解病例的缓解时间（月）列出，由小到大排列，取其中间数值（月）即为中位缓解期，按统计学计算出中位数。

（2）生存期：从治疗开始之日起至死亡或末次随诊之日为生存期或生存时间，一般以月或年计算，中位生存期的计算方法与上同。

（3）生存率：N年生存率＝生存N年以上的病例数÷随诊5年以上的总病例数×100%。

3.生活质量评价标准

手术和放、化疗治疗后的疗效评价以生活质量改善为标准，采用EORTC（欧洲癌症治疗研究组织）-QLQ-C30量表第三版（见附录1），该表为自评式生活质量表，共30个项目，包括6个功能量表：躯体功能、角色功能、认知功能、情绪功能、社会功能、总体健康状况；1项物理症状、1项疾病和治疗对患者造成的经济影响。它从机体功能、心理状态、社会状态和自觉状态等多个角度对患者进行评价。

评价方法：于治疗前和各个观察周期分别将上述六个评价项目的各分值相加，得出各个项目的总得分，疗效百分比=（治疗前总得分–治疗后总得分）÷治疗前总得分×100%。

显效：积分减少≥75%。

有效：50%≤积分减少<75%。

稳定：25%≤积分减少<50%。

无效：积分减少<25%。

（张广路）

# 第五章　胃癌

## 一、概述

胃癌是指发生于胃黏膜上皮的恶性肿瘤，也称胃腺癌，是最常见的消化道恶性肿瘤，可发生于胃的各个部位，侵犯胃壁不同深度和广度。癌灶局限在黏膜内或黏膜下层的称为早期胃癌，侵犯肌层以深或有转移到胃以外区域者称为进展期胃癌。在中医学中属于"反胃""积聚""翻胃""胃脘痛""伏梁"等范畴。

胃癌是人类最常见的恶性肿瘤之一，在全世界范围内仅次于肺癌，居各种恶性肿瘤死因的第二位。据统计，胃癌常见发病年龄为40～60岁。该年龄段的患者约占全部胃癌发病率的三分之二。近几年，随着现代生活的发展，胃癌出现了年轻化的趋势，这与不良生活习惯及环境污染有很大的关系。胃癌的分布有明显的地域性，中国、日本、智利、欧洲均属于胃癌高发地区，而北美、澳洲、新西兰等发病率最低。在我国以西北地区如甘肃省发病率最高，而中南及西南地区的发病率较低，如云南省。胃癌早期常无明显症状，大部分患者发现时已属中晚期，起病隐匿。因此胃癌的早期诊断及预防非常重要。纤维胃镜检查能最直接观察胃黏膜病变的部位和范围，并可获取病变组织做病理学检查，是诊断胃癌的最有效方法，X线钡餐、腹部超声、螺旋CT等检查也可及早发现。早期胃癌及时治疗可以根治，中晚期胃癌治疗效果仍不理想。

## 二、西医病因病理

### （一）病因

胃癌发病与生活环境、饮食习惯、遗传与免疫因素以及慢性胃病等有密切关系。例如环境中的致癌物质可能导致胃黏膜变性而导致胃癌发生，或者个体因素，对环境的致癌物敏感度有密切关系。常见的发病因素如下：

1.生活环境及饮食习惯

胃癌发病有明显的地域性，在我国的西北与东部沿海地区胃癌发病率比南方地区明显为高。其与饮食关系最直接，长期食用熏烤、盐腌制品的人群中胃癌发病率高，吸烟者的胃癌发病危险较不吸烟者明显升高。流行病学和动物实验也证明，诱发胃癌的化学致癌物质主要为食品中亚硝酸盐、真菌毒素、多环芳烃化合物等致癌物或前致癌物含量高有关。

2.幽门螺杆菌感染

大量研究报道，幽门螺杆菌（HP）感染与胃癌的发生有密切关系，呈正相关，但目前无证据表明HP为胃癌的致癌物，其并非胃癌的直接致癌物，而是通过以下几点导致胃癌的发生：HP能促使硝酸盐转化成亚硝酸盐及亚硝胺而致癌；HP感染引起胃黏膜慢性炎症加上环境致病因素加速黏膜上皮细胞的过度增殖，导致畸变致癌；HP的毒性产物CagA、VacA可能具有促癌作用，胃癌病人中抗CagA抗体检出率较一般人群明显为高。

3.胃部慢性疾病

慢性胃病史是胃癌的高危因素，慢性胃疾病包括胃息肉、慢性萎缩性胃炎及胃部分切除后的残胃等，这些病变都可能伴有不同程度的慢性炎症过程、胃黏膜破坏、胃黏膜肠上皮化生或非典型增生。癌前病变系指容易发生癌变的胃黏膜病理组织学改变，是从良性上皮组织转变成癌过程中的交界性病理变化。胃黏膜上皮的异型增生属于癌前病变，根据细胞的异型程度，可分为轻、中、重三度，重度异型增生与分化较好的早期胃癌有时很难区分。

4.遗传和基因

研究表明，有血缘关系的亲属其胃癌发病率较无血缘关系的高。胃癌的癌变是一个多因素、多步骤、多阶段发展过程，涉及癌基因、抑癌基因、凋亡相关基因与转移相关基因等的改变，而基因改变的形式也是多种多样的。

5.其他因素

（1）性别：已知男性发生胃癌的机会是女性的2倍。

（2）老化：胃癌在50岁之后急速增加，或许与萎缩性胃炎在老年人发生率较高有关。

（3）血型：有人统计，A型血的人较其他血型的人患胃癌的机会多。

（二）病理

1.大体分型

（1）早期胃癌：早期胃癌的定义是指病变局限而深度只累及黏膜层及黏膜下层的胃癌，而不论有无淋巴结转移。它包括小胃癌及微小胃癌。早期胃癌好发于胃窦部及胃体部，特别是小弯侧为多。

（2）进展期胃癌：癌组织浸润达肌层或浆膜层，常伴有转移。进展期胃癌好发于胃窦部，其次是胃底贲门部及胃体部。目前国内外最广泛采用的大体分型方案是Borrmann分型（1923），有结节或息肉样癌（Borrman Ⅰ型）、局限溃疡型（Borrman Ⅱ）浸润溃疡型（Borrman Ⅲ型）、弥漫浸润型（Borrman Ⅳ）。

2.组织学分型

全国胃癌协作组参考世界卫生组织（WHO）与日本胃癌研究会的分类方法结

合中国的情况，把胃癌的组织学类型规定为：腺癌（乳头状腺癌、管状腺癌、印戒细胞癌、黏膜腺癌）、鳞状细胞癌、腺鳞癌、未分化癌、未分类癌、类癌、非上皮性肿瘤。

### 三、中医病因病机

胃癌在古代中医文献记载中见于"胃脘痛""反胃""噎膈""伏梁""积聚""症瘕"等疾病中。《金匮要略》谓："朝食暮吐，暮食朝吐，宿谷不化，名曰胃反。"《医宗金鉴》对胃癌的发病原因、临床现象更有详细描述："三阳热结，谓胃、小肠、大肠，三府热结不散，灼炼津液……贲门干枯，则纳入水谷之道路狭隘，故食不能下，为噎塞也；幽门干枯，则放出腐化之道路狭隘，故食入反出，为翻胃也。"

中医认为本病的发生多因忧思恼怒，情志不遂或饮食不节，损伤脾胃，导致肝胃不和；或者正气不足，尤其是脾胃虚衰，加之情志、饮食失调，痰凝气滞，热毒血瘀交阻于胃，积聚成块而发病。若体虚弱或久病失治，脾胃运化失职，生化乏源，久则气阴、气血耗损，新血不生，恶血不去，瘀毒内生。若饮食失节，导致脾胃失调，痰湿凝结，瘀毒内阻。本病往往是内因和外因共同作用而产生的，从病机来看多是因虚致病，本虚标实，正虚和邪实共同存在。初期以标实为主，后期以本虚为主。

胃为水谷之海，胃癌发病与饮食关系尤为密切。饮食失节，或食用亚硝胺及多环芳羟化合物等致癌物质的食品和水，食用发霉的酸菜、干咸鱼、鱼肉的熏制品，食用多次煎用的食油煎制品，食用多农药污染的食品，饮服色素含量过高的食品，或食物中缺少蔬菜和维生素，居住环境水土缺少某些微量元素等，均易诱发胃癌。

### 四、诊断

#### （一）病史采集

1.既往史

注意询问与胃癌发生有关的病史，如有长期慢性胃病史，近期症状有明显加重者；已确诊为胃溃疡、胃息肉、萎缩性胃炎的患者；胃良性疾患做胃大部切除、近期又出现消化道症状者；长期吸烟者及有家族史患者等。

2.症状

早期胃癌多数病人无明显症状，少数人有恶心、呕吐或是类似溃疡病的上消化道症状。疼痛与体重减轻是进展期胃癌最常见的临床症状。病人常有较为明确的上消化道症状，如食欲不振、上腹不适、消瘦，特别是中年以上的患者，根据肿瘤的部位不同，也有其特殊表现。贲门胃底癌可有胸骨后疼痛和进行性吞咽困难；幽门附近的胃癌有幽门梗阻表现；肿瘤破坏血管后可有呕血、黑便等消化道出血症状。腹部持续疼痛常提示肿瘤扩展超出胃壁，如锁骨上淋巴结肿大、腹水、黄疸、腹部包块、直肠前凹扪及肿块等。晚期胃癌病人常可出现贫血、消瘦、营养不良甚至恶病质等表现。

（二）物理检查

绝大多数早期胃癌病人无明显体征，遇有以下阳性体征时应做进一步检查及鉴别诊断。部分病人有上腹饱满、压痛、紧张感或触及包块；锁骨上窝淋巴结肿大等。

（三）诊断要点

1.X线气钡双重对比造影

X线气钡双重造影可清楚显示胃轮廓、蠕动情况、黏膜形态、排空时间，有无充盈缺损、龛影等。检查准确率近80%。

2.胃镜检查及直视活检

纤维内窥镜检查是诊断胃癌最直接、准确、有效的诊断方法。对疑癌而活检未证实者，应做如下进一步检查：放大内镜、染色活体内镜检查、荧光检测诊断。如不具备以上方法，应密切随访，内镜复查间隔不超过1个月。

3.B型超声检查

判定胃癌转移状况，包括肝、胰、腹腔淋巴结、卵巢转移。

4.超声内镜

需了解胃癌浸润深度时，选用超声内镜。

5.CT、MRI检查

B型超声检查有占位病变、需进一步检测与验证时选用。可进一步了解胃肿瘤侵犯情况，与周围脏器关系，有无切除可能。

6.针刺活检

浅表肿大淋巴结定性检查。腹腔内占位病变需定性时，可在超声引导下做针刺细胞学检查。

7.浅表肿块或淋巴结活检

需确定是否为转移癌灶时采用。

8.实验室检查

早期可疑胃癌，如胃液分析游离胃酸低度或缺乏，血沉升高，红细胞压积、血红蛋白、红细胞下降，大便潜血反复阳性，血红蛋白总数低，白细胞倒置等。水电解质紊乱，酸碱平衡失调等化验异常。其他实验室检查如CEA、LDH、AFP、AKP等仅作为参考指标，对诊断特异性不高。不能仅限此确诊。

9.开腹探查

确定胃内有占位性病变，经以上检查均未能确诊时采用。

（四）分型

胃癌的分类可根据不同的分型方法进行，如根据病理分型可将胃癌分为早期癌和进展期胃癌；按照组织学分类，胃癌则可分为腺癌（乳头状腺癌、管状腺癌、印戒细胞癌、黏膜腺癌）、鳞状细胞癌、腺鳞癌、未分化癌、未分类癌、类癌、非上皮性肿瘤。

（五）临床分期

1.胃癌的TNM分期

可以较准确地估计病情，对选择治疗有很大帮助。美国癌症联合委员会（AJCC）2010年第七版胃癌TNM分期标准如下：

（1）T：原发肿瘤

$T_x$：原发肿瘤无法评估。

$T_{is}$：原位癌，上皮内癌未浸润固有层。

$T_1$：肿瘤侵及黏膜固有层，黏膜肌层或黏膜下层。

$T_{1a}$：肿瘤侵及黏膜固有层或黏膜肌层。

$T_{1b}$：肿瘤侵及黏膜下层。

$T_2$：肿瘤侵及固有肌层。

$T_3$：肿瘤穿透浆膜下结缔组织，未侵及腹膜或邻近结构。

$T_4$：侵及浆膜或邻近结构。

$T_{4a}$：肿瘤浸透浆膜。

$T_{4b}$：肿瘤侵及邻近器官。

（2）N：区域淋巴结

$N_x$：区域淋巴结无法评估。

$N_0$：无区域淋巴结转移。

$N_1$：1～2个淋巴结转移。

$N_2$：3～6个淋巴结转移。

$N_{3a}$：7～15个淋巴结转移。

$N_{3b}$：等于或多于16个淋巴结转移。

（3）M：远处转移

$M_0$：无远处转移。

$M_1$：远处转移。

注：（1）肿瘤穿透固有肌层，进入胃结肠或肝胃韧带，或进入大小网膜，但没有穿透覆盖这些结构的脏腹膜，这种情况应分为$T_3$，如果穿透覆盖这些结构的脏腹膜就应分为$T_4$。（2）胃的邻近结构包括脾、横结肠、肝、膈、胰腺、腹壁、肾上腺、肾、小肠、腹膜后。（3）肿瘤由壁内延伸至十二指肠或食管，由包括胃在内

的浸润最深部位决定T分期。

2.胃癌的TNM临床分期

**表11　胃癌的TNM临床分期表**

| 分期 | $T_x$ | $N_0$ | $M_0$ |
|---|---|---|---|
| 0期 | $T_{is}$ | $N_0$ | $M_0$ |
| Ⅰa期 | $T_1$ | $N_0$ | $M_0$ |
| Ⅰb期 | $T_2$ | $N_0$ | $M_0$ |
| Ⅱa期 | $T_3$ | $N_0$ | $M_0$ |
|  | $T_2$ | $N_1$ | $M_0$ |
|  | $T_1$ | $N_2$ | $M_0$ |
| Ⅱb期 | $T_{4a}$ | $N_0$ | $M_0$ |
|  | $T_3$ | $N_1$ | $M_0$ |
|  | $T_2$ | $N_2$ | $M_0$ |
|  | $T_1$ | $N_3$ | $M_0$ |
| Ⅲa期 | $T_{4a}$ | $N_1$ | $M_0$ |
|  | $T_3$ | $N_2$ | $M_0$ |
|  | $T_2$ | $N_3$ | $M_0$ |
| Ⅲb期 | $T_{4b}$ | $N_0$ | $M_0$ |
|  | $T_{4b}$ | $N_1$ | $M_0$ |
|  | $T_{4a}$ | $N_2$ | $M_0$ |
|  | $T_3$ | $N_3$ | $M_0$ |
| Ⅲc期 | $T_{4b}$ | $N_2$ | $M_0$ |
|  | $T_{4b}$ | $N_3$ | $M_0$ |
|  | $T_{4a}$ | $N_3$ | $M_0$ |
| Ⅳ | 任何T | 任何N | $M_1$ |

（六）中医证型

1.肝胃不和证

主要证候：①胃脘胀满，时时作痛，窜及两胁，情志不遂加重。②进行性消瘦。③恶心、呃逆、呕吐。④嗳气频繁。⑤脉弦或弦细。

次要证候：①胸胁苦满、心烦口苦。②纳呆。③舌质淡红，苔薄白或薄黄。

具备主证2项及次证2项，或主证第1项加次证2项。

2.气滞血瘀证

主要证候：①胃脘灼热刺痛，拒按，痛有定处，心下痞块拒按。②腹部可以扪及肿块。③呕吐赤豆汁或咖啡样物。④柏油样便。⑤舌质紫黯或有瘀斑、瘀点，苔少或黄，脉细涩或弦。

次要证候：①食不能入或食入反出。②发热，心烦，腹满不欲饮食。③脉涩。

具备主证2项及次证1项。

3. 痰气交阻证

主要证候：①胃脘胀痛，固定不移，吞咽梗阻，胸膈痞满，精神抑郁加重。②呕吐痰涎、嗳气呃逆。③厌恶油腻。④吞咽梗阻。⑤舌质红，苔薄腻。

次要证候：①胸脘胀闷。②胸膈痞满。③纳呆食少。④脉滑或滑数。

具备主证2项及次证2项。

4. 脾胃虚寒证

主要证候：①朝食暮吐，暮食朝吐。②宿谷不化，泛吐清水。③胃脘隐痛，喜温喜按。④食后脘腹胀满。⑤舌淡胖，边有齿龈，苔白润。

次要证候：①面色萎黄，精神疲倦，动则短气。②四肢发凉。③便溏或腹泻。④纳呆。⑤脉沉缓或细弱。

具备主证2项及次证2项或主症第1项及次症2项。

5. 胃阴不足证

主要证候：①胃脘灼痛或隐痛。②饥不欲食，口干不欲饮。③胃脘嘈杂不适。④大便干燥。⑤舌红少苔，或有裂纹，或光剥苔。

次要证候：①口舌干燥，心烦不寐。②纳呆干呕。③脉细数或虚数。

具备主证2项及次证1项。

6. 气阴两虚证

主要证候：①面色㿠白、颧红。②自汗、盗汗。③神疲乏力或动则气短。④形体消瘦。⑤舌质红或黯淡，可见瘀斑。

次要证候：①恶风，自汗或盗汗。②心悸。③头晕目眩。④饮食减少。⑤脉细弱或虚数。

具备主证2项及次证2项。

**五、鉴别诊断**

（一）西医鉴别诊断

主要是将胃癌与胃部其他疾病相区分，以达到更好的确诊，为患者提供更好的治疗方案。胃癌的诊断在临床上主要与以下几种胃部疾病相鉴别。

1. 浅表性胃炎

腹胀胃脘部疼痛，常伴有纳差、食欲不振、恶心呕吐等，吞酸嘈杂；常反复发作，无明显消瘦、神疲乏力等恶病质征象。胃镜或钡餐检查容易与胃癌相区分。

2. 功能性消化不良

反复上腹饱满、嗳气、反酸、恶心，进食后加重，行上消化道X线检查、纤维胃镜等检查可以明确鉴别。

3.胃溃疡

腹胀痛、便血、黑便等，易被漏诊误诊。一般通过X线钡餐可区分。进一步做胃镜活检可明确诊断。

4.慢性胆囊炎和胆石症

以上腹部，右上腹部疼痛为主，疼痛多与吃油腻东西有关系，疼痛可放射到背部，伴发热，黄疸的典型病例与胃癌不难鉴别，对不典型的应进行B超或内镜下逆行胆道造影检查。

5.原发性恶性淋巴瘤

占胃恶性肿瘤的0.5%～8%，多见于青壮年。临床表现除上腹部饱胀、疼痛、恶心等非特异消化道症状外，还可见贫血、乏力、消瘦等，有30%～50%病人可见持续高热或间歇热。胃镜下组织活检将有助于诊断。

6.功能性营养不良

由胃和十二指肠功能紊乱引起的症状，而无器质性疾病的一组临床综合征。是临床最常见的一种功能性胃肠病。主要表现为：餐后饱胀，早饱感，食欲不振，嗳气，恶心等，常与进食有关。不少患者还伴有失眠、焦虑、抑郁、头痛，注意力不集中等精神症状。实验室检查、胃镜检查有助诊断及鉴别。此外，胃癌须与胃黏膜脱垂、胃类癌、胃底静脉瘤、假性淋巴瘤、异物肉芽肿等病变相鉴别。当上腹部摸到肿块时尚须与横结肠或胰腺肿块相区别，有肝转移者与原发性肝癌区别。

（二）中医类证鉴别

1.胃脘痛

以上腹部疼痛、胀满不是，常伴有食欲不振，痞闷或胀满，恶心呕吐，吞酸嘈杂；发病多与情志不遂，饮食不节，劳累及受寒等因素有关；常反复发作，其痛势相对胃癌之疼痛较缓，不呈进行性加重，不伴极度消瘦、神疲乏力等恶病质征象。此外，借助现代诊断方法，可见胃、十二指肠黏膜炎症、溃疡等病变。若胃痛经严格内科治疗而症状仍无好转者，应做纤维胃镜及病理组织学检查等以排除癌变的可能。

2.痞满

以胃脘部痞塞，满闷不舒的自决症状为主症，并有按之柔软，压之不痛，望尤胀形的特点；起病多缓，反复发作；发病常与饮食、情志、起居、寒温等诱因有关。胃癌中有部分病例也可以痞满为主症，此时，当借助上消化道X线检查、胃液分析、纤维胃镜等检查以明确诊断。

3.便血

以胃、肠脉络受损，出现血液随大便而下，或大便呈柏油样为主要临床表现的病证。可由多种胃肠道病引起，如胃痛、腹痛等。胃癌的便血常伴见胃脘部饱胀或疼痛、纳呆、消瘦、脘部积块等主症，大便稍黯或紫黯，甚至可呈柏油样，且多持续发生，应用一般止血药效果不理想，即使暂时止住，不久即可反复，重者可伴有吐血。可借助消化道X线检查、胃液分析、纤维胃镜等检查以明确诊断。

### 六、治疗

（一）治疗原则

胃癌根治性切除术是目前唯一有可能将胃癌治愈的治疗方法，因此胃癌的诊断一旦确立，如患者条件许可，应力争早日施行根治性切除术。如因局部或全身的原因不能做根治性切除，也应根据情况争取做姑息切除，以利开展综合治疗。由于进展期胃癌术后仍有较高的复发率及转移率，因此术后必须积极地辅以综合治疗。对不能手术的晚期病人，应以中西医药物为主综合治疗以改善症状、提高生活质量、延长生命。

1.胃癌0期~I期

外科手术仍然是目前治疗胃癌的主要方法，也是治疗胃癌的主要手段。胃癌早期以根治性手术治疗为主，手术后定期复查，无须化疗，术后辅以中药调理。

2.胃癌Ⅱ期~Ⅲ期

胃癌中期根治性手术以后，术后辅助化疗+放疗，也可做术前、术中化疗或放疗。有人建议，对所有胃癌患者均应辅以化疗。胃癌的化疗方案是以氟尿嘧啶类药为基础，$T_2$、$N_0$的患者，术后没有高危因素的可以定期复查，随访观察。如果存在高危因素，建议术后接受辅助性化疗或放疗；对于达到$N_0$切除的$T_3$、$T_4$或任何伴淋巴结转移的患者均应接受术后的化、放疗；$R_1$切除及无转移的$R_2$切除的患者，术后均应接受放疗+化疗。（$R_1$切除是指显微镜下有肿瘤残留，$R_2$切除是指肿瘤有肉眼残留）

3.胃癌Ⅳ期

力争做姑息性切除术，以提高患者的生活质量。若不具备手术条件，以中医药治疗和化疗为主。胃癌单一药物化疗的缓解率一般仅为15%~20%，应用联合化疗后可提高缓解率、延长生存期。晚期患者必要时进行姑息性手术或放疗，配合最佳支持治疗。

（二）中医治疗

1.辨证论治

（1）肝胃不和型

治法：疏肝和胃，降逆止呕。

方药：柴胡疏肝散加减（柴胡、枳壳、白芍、砂仁、佛手、白术、半夏、旋覆花、赭石、莪术、半枝莲、半边莲、茯苓、麦芽、甘草）。

加减：若见口干口苦，胃脘部烧灼感，可去柴胡，加黄连、黄芩等，若见嗳腐吞酸，矢气臭，酌加山楂、神曲、连翘等；若大便秘结，腑气不通者，加栝楼仁、火麻仁等润肠通便。

（2）气滞血瘀证

治法：疏肝理气、活血化瘀止痛。

方药：膈下逐瘀汤加减（当归、川芎、桃仁、红花、玄胡、香附、枳壳、郁金、丹皮、赤芍、甘草）。

加减：肿块明显者去川芎、丹皮，加三棱、莪术；呕吐赤豆汁或咖啡样物、柏油样便者加三七、仙鹤草、白芨；腹满明显者加陈皮、莱菔子。

（3）脾胃虚寒型

治法：温中散寒，健脾暖胃。

方药：理中汤合四君子汤加味（党参、白术、干姜、半夏、高良姜、陈皮、木香、豆蔻、吴茱萸、麦芽、山楂、茯苓、山慈姑、白芍、甘草、大枣）。

加减：若脘胀嗳气、呕恶，苔白厚腻，寒湿内盛者，可减党参，加藿香、苍术等；若见腰膝酸软，便溏泄泻等，加肉桂、山药、芡实等以温脾补肾。

（4）胃阴不足型

治法：养阴清热，益胃生津。

方药：益胃汤加味（生地、沙参、石斛、川楝子、玉竹、白扁豆、麦冬、谷芽、半夏、麦芽、鸡内金、丹皮）。

加减：嘈杂不适者加浙贝、瓦楞子；大便干结加火麻仁、郁李仁；饥不欲食加砂仁、藿香。

（5）痰气交阻型

治法：开郁化痰，润燥降气。

方药：启膈散加减（茯苓、丹参、贝母、郁金、砂仁、荷叶蒂、杵头糠、沙参）。

加减：胀痛明显者加槟榔、厚朴；厌食油腻者加山楂、佩兰；大便不畅者加火麻仁、增液汤；呕吐痰涎者加半夏、陈皮、旋覆花。

（6）气阴两亏型

治法：滋阴益气，兼补脾肾。

方药：滋阴益气汤（生晒参、党参、黄芪、肉桂、麦冬、生地、玉竹、五味子、柴胡、山药、陈皮、云苓、炙甘草）。

加减：口干少津加石斛、知母；呕吐加砂仁、竹茹；癌肿明显者加半枝莲、生山楂、莪术；乏力、气短明显者去党参改为人参，心悸加远志、龙骨、牡蛎。

2. 静脉注射中成药治疗

（1）华蟾素注射液：每日或隔日应用 10～20 mL，用 5% 葡萄糖注射液 500 mL 稀释后缓慢滴注，4 周为一疗程，用药 1～2 周后休息 1～2 日再用或遵医嘱。基础研究表明，对胃癌、结肠癌瘤细胞有直接杀灭作用，能明显延长生存时间，有预防骨髓抑制及免疫功能低下的功能，并与某些化疗药有协同增效作用。临床应用该药具有清热解毒、消肿止痛、活血化瘀、软坚散结效果。本品使用安全，毒副作用极低。个别病人用量过大或两次用药间隔时间过短会有发冷发热现象，少数病人会有局部刺激及静脉炎。

（2）鸦胆子油乳注射液：静滴，3 g 加入 0.9% 生理盐水 250 mL 中，每日 1 次，30 天为一疗程。细胞周期非特异性抗癌药，抑制肿瘤细胞生长，能提高机体免疫能力，尤其适用于消化道肿瘤及肺癌脑转移。有导致肝功能损害的临床报道。

（3）得力生注射液：静脉滴注，成人按 1.5 mL/kg 剂量加入 5% 葡萄糖注射液 500 mL 中，首次静滴每分钟不超过 15 滴，如无不良反应，半小时以后可按每分钟 30～60 滴的速度滴注，每日 1 次。如病人出现局部刺激，可按 1∶10 的比例稀释使用。每疗程 45 天，或遵医嘱。该药为 Ⅱ 类新药，主要成分为人参、黄芪、蟾酥、斑蝥提取物。对人体癌细胞再分化试验显示，对胃癌细胞有一定抑制作用。联合化疗有增效减毒作用，并有一定镇痛及抗应激功能。本品不良反应为少数病人有尿频尿急的泌尿系统刺激症状，偶可致血尿及蛋白尿，出现上述反应时应停药，如再用时应稀释药液，减慢滴速。

（4）榄香烯注射液：静滴，400 mL，每日 1 次，1～10 天（配合化疗药物使用）。有一定的抗肿瘤作用有提高化疗药物疗效及减轻其毒副反应作用，能提高机体免疫能力及改善患者的生活质量。该药为 Ⅱ 类非细胞毒性的广谱抗肿瘤药，在肺癌中多用于胸腔积液及呼吸道肿瘤，但该药也用于消化道肿瘤。

（5）复方苦参注射液：成分为苦参、土茯苓。静脉滴注，12～20 mL 加入 0.9% 生理盐水 200 mL 中，每日 1 次；或 8～10 mL 加入 100 mL 生理盐水中滴入，每日 2 次，用药总量 200 mL 为一疗程。功能与主治：清热利湿，凉血解毒，散结止痛。用于癌性疼痛及出血。有一定的抗肿瘤作用；对轻、中度癌痛有一定疗效。适用于中晚期胃癌。

（6）羟喜树碱：静注，每次 4～8 mg，用 10～20 mL 等渗盐水稀释，每日或隔日 1 次，一疗程 60～120 mg。羟喜树碱为主与其他化疗药物配合使用，对进展期胃癌有一定疗效。用量因化疗方案的不同而异。主要毒、副作用有：①胃肠道反应有恶心、呕吐。②骨髓抑制，主要使白细胞下降。③少数病人有脱发、心电图改变及泌尿道刺激症状。

（7）康莱特注射液：缓慢静滴，20 g（200 mL），每日 1 次，1～21 天（配合化疗药物使用）。有一定的抗肿瘤作用有提高化疗药物疗效及减轻其毒副反应作用，能提高机体免疫能力及改善患者的生活质量。适用于各期胃癌。

（8）参芪注射液：静滴，20～60 mL加入5%葡萄糖注射液250 mL中，每日1次，5周为一疗程。有益气健脾、减少化疗药物的消化道反应、骨髓抑制等作用，并能适当提高化疗药物的疗效。适用于肺脾气虚引起的神疲乏力，少气懒言，自汗眩晕；胃癌见上述症候者的辅助治疗。

（9）香菇多糖注射液：静滴，1 mg加入0.9%生理盐水或5%葡萄糖注射液250～500 mL中，每周2次，8周为一疗程。能提高肿瘤患者机体免疫能力，改善患者生活质量，对放、化疗有减毒增效的作用。适用于胃癌免疫低下患者。

（10）人参多糖注射液（百扶欣）：静滴，12～24 mg加入0.9%生理盐水或5%葡萄糖注射液250～500 mL中，每分钟40～60滴，每日1次，1～30天（可配合化疗药物使用）有提高化疗药物疗效及减轻其毒副反应作用，能提高机体免疫能力，适用于各期胃癌。

（11）康艾注射液：成分为黄芪、人参、苦参素。静脉滴注，40～60 mL，用5%葡萄糖注射液或0.9%生理盐水250～500 mL稀释后使用，每日1～2次，30天为一疗程。功能主治：益气扶正，增强机体免疫功能。

3.口服中成药

（1）平消胶囊：口服 1.68 g/次，每日3次，3个月为一疗程。有清热解毒，化瘀散结抗肿瘤的功效，适于各期胃癌。

（2）参莲胶囊：每次口服6粒，每日3次，一疗程约43天。该药以苦参、山豆根、半枝莲、莪术等11味中药组成。具有清热解毒、活血化瘀、软坚散结的作用，适用于气血瘀滞、热毒内阻而致的中晚期胃癌患者。

（3）安替可胶囊：软坚散结，解毒定痛，养血活血。可单独应用或与放疗合用，可增强放疗疗效。口服，每次0.44 g，每日3次，饭后服用；一疗程6周，或遵医嘱，少数患者使用后可出现恶心、血象降低。过量、连续久服可致心慌。

（4）槐耳颗粒：适用于各期肺癌。口服，每次20 g，每日3次。1个月为一疗程，或遵医嘱。

（5）金龙胶囊：口服，每日3次，每次2～4粒，30～60天为一疗程。该药可使癌灶缩小、症状改善、生存质量提高、生存期延长、免疫功能增强，未见明显毒副作用。适合于痰瘀互结型为主证的胃癌。

（6）西黄丸：口服，每次3 g，每日2次。有清热解毒、和营消肿的功效，对胃热伤阴的胃癌比较适宜。

（7）扶正消瘤汤颗粒剂：适用于各期胃癌。温开水冲服，每日1剂，分2～3次冲服。

（8）复生康胶囊：口服，每次4粒，每日3次，4周为一疗程。活血化瘀，健脾消积。用于胃癌、肝癌能增强放疗、化疗的疗效，增强机体免疫功能；能改善肝癌患者临床症状。

（9）至灵胶囊：适用于各期胃癌。口服，每次2～3粒，每日2～3次，或遵医嘱。

（10）金水宝胶囊：适用于各期前列腺癌。口服，每次2～3粒，每日2～3次，或遵医嘱。

（11）贞芪扶正胶囊：适用于胃癌放、化疗引起的骨髓造血功能抑制、血细胞减少。口服，每次6粒，每日2次，或遵医嘱。

（12）滋阴益气汤颗粒剂：适用于中医辨证属于气阴两虚型的胃癌患者。温开水冲服，每日1剂，分2～3次冲服。

（13）六味地黄丸：口服，成人每次10～20粒，有滋阴补肾之功，用于胃癌后期热盛伤阴者。

（14）生脉饮：每次10 mL，每日3次。适用于气阴两虚证。

4.针灸治疗

主穴：中脘、章门及其相应的背俞。

配穴：足三里、合谷、三阴交、膈俞、脾俞、行间、丰隆、公孙。作用原理：扶正祛邪，调理脏腑功能。方法：体针得气后进行提插捻转补泻，令针感传向病所或沿经络上下传导，留针20分钟。中间行针2次，或用电针治疗仪通电20分钟。耳针进针后略加捻转3分钟，留针4～8小时。隔日治疗1次，20次为一疗程。

适应证：对于胃癌晚期，不能手术或不能耐受化疗者，采用针灸治疗可以改善症状，提高机体免疫能力，具有治疗和延长生命的作用。

5.中药外治法

（1）止痛抗癌膏：三七、蚤休、延胡索、黄药子各10 g，芦根20 g，川乌6 g，冰片8 g，紫皮大蒜100 g，麝香适量，大蒜取汁，余药研为细粉过100目筛，用大蒜汁将药粉调成膏剂贴于痛点，或经络压痛部位，隔日2贴。适用于胃癌疼痛。

（2）蟾蜍膏：以蟾蜍、生川乌、两面针、公丁香、肉桂、细辛、七叶一枝花、红花等药制成橡皮膏，外贴癌性疼痛处，24小时换药1次，7天为一疗程。适用于胃癌疼痛。

（3）黄硝膏：生大黄30 g，芒硝30 g，水蛭30 g，丹参30 g，土鳖虫30 g，桃仁30 g，王不留行30 g，麻黄30 g，防风30 g，樟丹250 g，花生油600 g。上药熬膏摊于白布上，面积10 cm×5 cm，用时敷于肿块处。适用于胃癌晚期。

（4）蟾乌巴布膏：功能活血化瘀，消肿止痛，用于胃癌症引起的疼痛。外用，加温软化，贴于患处。

（5）阿魏化痞膏：功能化痞消积。用于气滞血凝，症瘕痞块，脘腹疼痛，胸胁胀满。外用，加温软化，贴于脐上或患处。

（6）中药灌肠治疗：适用于胃癌患者兼有便秘、腹泻者。

（三）西医治疗

1. 手术治疗

由于胃癌诊断和治疗水平的提高，手术适应证较前相应扩大。目前除了原发灶巨大，固定，腹内脏器广泛转移，伴血性腹水呈恶病质者外，只要患者全身情况许可，即使锁骨上淋巴结转移，肝脏有转移结节等，均应争取剖腹探查，切除原发病灶，减轻症状。

（1）根治性胃大部切除术（$R_1$、$R_2$、$R_3$）适应于凡具有以下三个条件又无手术禁忌的胃近侧部或远侧部癌：①胃癌未侵及浆膜或出浆膜面者；②无腹膜广泛转移者；③无远隔淋巴结转移及肝脏血行转移者。

（2）根治性全胃切除术（$R_1$、$R_2$、$R_3$）除具有根治性大部胃切除术的适应证外，尚应考虑以下条件：①全胃癌及胃体部浸润型癌；②各型胃幽门窦部和体部局限型癌，肿瘤上缘距贲门不足 4 cm 者；③胃癌明显浸出浆膜面且伴有条状结节（淋巴管癌栓），但尚在根治范围以内者；④贲门癌食管切断线距肿瘤边缘要根据大体类型，要求在 3～6 cm；⑤胃幽门窦癌应切除十二指肠 3～4 cm。

（3）姑息性胃部分切除术或全胃切除术，凡胃癌已有：①腹膜广泛转移；②$N_2$ 以远的淋巴结转移；③虽有血行脏器转移但不严重；④胃原发病灶已侵犯周围脏器，但局部解剖条件不能做切除者。

（4）胃空肠吻合术、胃或空肠食管吻合术对伴有明显梗阻的胃幽门窦部癌或胃贲门部癌，由于肿瘤浸润或病人全身情况因素而不能切除时可考虑减症手术。

（5）早期胃癌手术的术式选择：①黏膜内癌做 $R_1$ 式；②黏膜下癌做 $R_2$ 式；③小于 2 cm 的息肉状黏膜内癌做 $R_0$ 式。

2. 化学治疗

（1）化疗原则

①术前化疗：对估计不能根治切除的进展期胃癌，手术前给药，一般采取短期单一大剂量用药，如 5-Fu＋CF。

②术中化疗：术中不能根治切除或估计切除不彻底时，可采用一次大剂量用药，于局部动脉或静脉注入 5-Fu 或 MMC。

③根治术后辅助化疗：早期胃癌根治术后原则上不化疗。在以下情况下辅助化疗：病理类型恶性程度高，病变面积大于 5 cm，有淋巴结转移，青年患者，可采用联合化疗。

④晚期胃癌姑息性化疗：未有手术、非根治术或术后复发的晚期患者均应采用以联合化疗为主的综合治疗。

（2）推荐常用化疗方案

①ELF方案：亚叶酸钙、依托泊苷、氟尿嘧啶。

②FAMTX方案：甲氨蝶呤、氟尿嘧啶、亚叶酸钙、多柔比星。

③羟基脲+亚叶酸钙+氟尿嘧啶+顺铂方案：羟基脲、亚叶酸钙、氟尿嘧啶、顺铂。

④依立替康+顺铂方案：依立替康、顺铂。

3.放射治疗

放疗在胃癌治疗中的作用主要是辅助性的或姑息性的。胃癌放疗的主要形式有：术前放疗、术后放疗和姑息放疗三种。

（1）术前放疗：可以减少手术操作而引起的癌肿扩散和转移，对提高切除率有一定价值。凡肿瘤直径为0～10 cm，位于胃窦小弯侧或胃体部，组织学类型为未分化或低分化腺癌，病期Ⅱ、Ⅲ期，浆膜层未受累或可疑浆膜层受累的病人均可进行术前放疗。

（2）术后放疗：胃癌姑息切除后有局限性病灶或转移淋巴结残存，可在做标记后采用术后放疗。

（3）姑息性放疗：局部晚期，不能切除的病人，只要全身情况能够耐受放疗者，可行姑息性放疗。

4.生物治疗

是目前胃癌研究的一个活跃领域，目前临床属于辅助治疗手段。生物免疫治疗就是提取人体免疫系统中的DC细胞和CIK细胞，将其增殖，再回输到患者体内，增强患者免疫力的治疗方法。DC和CIK是肿瘤免疫治疗的两个重要部分，前者识别抗原、激活获得性免疫系统，后者通过发挥自身细胞毒性和分泌细胞因子杀伤肿瘤细胞，二者联合确保了一个高效和谐的免疫体系。两者联合可以显著抑制肿瘤细胞的生长、增殖，帮助机体恢复同肿瘤细胞做斗争的能力，最大限度地调动人体的免疫功能，尽可能减少体内残存肿瘤细胞的数量，明显改善患者的生活质量，有效提高肿瘤患者的生存期，是一种更先进、更有效的治疗手段。

（四）疗效标准

1.实体瘤疗效评价标准

（1）完全缓解（CR）：肿瘤完全消失超过1个月。

（2）部分缓解（PR）：肿瘤最大直径及最大垂直直径的乘积缩小达50%，其他病变无增大，持续超过1个月。

（3）病变稳定（SD）：病变两径乘积缩小不超过50%，增大不超过25%，持续超过1个月。

（4）病变进展（PD）：病变两径乘积增大超过25%。

2.RECIST疗效评价标准

（1）靶病灶的评价

①完全缓解（CR）：所有靶病灶消失。

②部分缓解（PR）：靶病灶最长径之和与基线状态比较，至少减少30%。

③病变进展（PD）：靶病灶最长径之和与治疗开始之后所记录到的最小的靶病灶最长径之和比较，增加20%，或者出现一个或多个新病灶。

④病变稳定（SD）：介于部分缓解和疾病进展之间。

（2）非靶病灶的评价

①完全缓解（CR）：所有非靶病灶消失和肿瘤标志物恢复正常。

②未完全缓解/稳定（IR/SD）：存在一个或多个非靶病灶和/或肿瘤标志物持续高于正常值。

③病变进展（PD）：出现一个或多个新病灶和/或已有的非靶病灶明确进展。

3.生活质量评价标准

手术和放、化疗治疗后的疗效评价以生活质量改善为标准，采用EORTC（欧洲癌症治疗研究组织）-QLQ-C30量表第三版（见附录1），该表为自评式生活质量表，共30个项目，包括6个功能量表：躯体功能、角色功能、认知功能、情绪功能、社会功能、总体健康状况等，它从机体功能、心理状态、社会状态和自觉状态等多个角度对患者进行评价。

评价方法：于治疗前和各个观察周期分别将上述六个评价项目的各分值相加，得出各个项目的总得分，疗效百分比=（治疗前总得分-治疗后总得分）÷治疗前总得分×100%。

显效：积分减少≥75%。

有效：50%≤积分减少<75%。

稳定：25%≤积分减少<50%。

无效：积分减少<25%。

（张广路）

# 第六章　肝癌

## 一、概述

肝癌包括原发性肝癌和继发性肝癌（转移性肝癌）。通常所指的肝癌即指原发性肝癌，是指由肝细胞或肝内胆管上皮细胞发生的恶性肿瘤。肝癌是全球范围内最常见的恶性肿瘤之一，同时也是恶性程度最高的肿瘤之一。其发病率及死亡率具有较大的地域差异。亚洲及非洲地区为肝癌高发区，而北美、北欧、大洋洲等为肝癌低发区。虽然近年来我国肝癌发病率有下降趋势，但仍为发病的重灾区。我国因肝癌死亡的人数每年约11万，几乎占全世界肝癌死亡人数的45%。东南沿海各省发病率尤高。肝癌可发生于任何年龄，但以31～50岁最多，男女比约1:1～4:1。在我国，肝癌的发病与病毒性肝炎最为密切。

肝癌症状表现为肝区疼痛、乏力、消瘦、食欲减退，并可伴有发热、黄疸、腹胀等临床表现。在中医学中属于"脾积""症积""黄疸""鼓胀"等范畴。《金匮要略·五脏风寒积聚病脉证并治》记载："积者，脏病也，终不移。"《诸病源候论·症瘕病诸候》指出："其病不动者，名为症。"可见中医关于症积体征的描述与肝癌很相似。

## 二、西医病因病理

### （一）病因

原发性肝癌的病因迄今尚未完全明确，但相对于其他常见恶性肿瘤而言，其相关危险因素已较为清楚。乙型肝炎病毒（HBV）及丙型肝炎病毒（HCV）感染、黄曲霉素的摄入以及饮酒等均为原发性肝癌的重要危险因素。

### 1.病毒性肝炎

在我国，HBV感染与原发性肝癌最为密切。HBV相关性肝癌患者一般经历慢性乙型肝炎、肝硬化、肝癌的发展过程，约95%肝癌患者血清中能检测到乙肝病毒感染标志。从病理来看，肝癌大多合并大结节性肝硬化。在我国这种肝硬化多由乙肝病毒感染所致。近年的分子生物学研究更证实在肝癌细胞的DNA中整合有乙肝DNA片段。临床上，降低乙肝患者HBV DNA水平，控制肝脏炎症反应，能够在一定程度上延缓肝癌的发生和复发。这些证据都表明，乙肝病毒感染和肝癌的关系密切。此外，近年研究表明，丙型肝炎、戊型肝炎与肝癌也有一定的关系。

2.黄曲霉素

黄曲霉素广泛存在于自然界，是公认的强致癌物，有较强的致畸、致癌、致突变作用。流行病学调查发现，黄曲霉污染严重的地区，人群中肝癌发病率升高。提示黄曲霉素可能与沿海地区肝癌高发病率的有关。

3.饮酒及抽烟

长期大量饮酒、抽烟增加肝癌的危险性，尤其增加乙肝患者患肝癌的危险性。

4.其他

某些致癌物，如亚硝酸胺、偶氮芥类、有机磷等均为可疑致肝癌物质。此外糖尿病、脂肪肝、华支睾吸虫感染、遗传等因素可能是肝癌发病的重要危险因素。

（二）病理

1.大体病理形态

巨块型（多见）、结节型（多见）及弥漫性（少见）。

2.组织学分型

（1）肝细胞癌：最常见，占原发性肝癌的90%以上。

（2）胆管细胞癌：起源于胆管二级分支以远肝内胆管上皮细胞，一般仅占原发性肝癌的≤5%。

（3）混合型：较为少见。在一个肝肿瘤结节内，上述两种组织病理类型同时存在，两者混杂分布，界限不清。

### 三、中医病因病机

中医认为本病乃由七情、劳倦内伤，外感六淫疫疬，饮食不洁或失调，脏腑虚损、气血不和导致气滞血瘀、痰气凝聚日久而成。与体内"正气不足"和外来的"邪气滞留"有关。病理基础为脾虚气滞，脾虚是癌变的关键。在肝癌的癌前病变时已有脾虚存在，在此基础上逐步演变成肝癌。在整个肝癌的发展过程中，脾虚也贯穿其始终。而且，由于脾虚日久，可以合并出现气滞、血瘀、湿热以至于阴虚。病理过程在早期多表现为湿阻和气滞的症状与脾虚体质；中期出现气滞、血瘀、湿热、热毒的表现；后期则常见阴虚津亏之候，并可出现肺、肝、肾诸内脏受损的征象。但其中"本"即脾虚仍在起主导作用。

### 四、诊断

原发性肝癌早期多无典型的临床症状，部分症状常为慢性肝病所致，在中晚期始出现典型表现。在我国，肝癌患者大多数伴有HBV阳性和肝硬化的存在。因此，在病史方面应重视早期发现。

（一）病史采集

1.了解肝炎、肝硬化的病史，有无反复出现肝功能异常伴甲胎蛋白的升高。

2.有无肝功能、甲胎蛋白、肝脏影像学的异常。

3. 近期有无上腹胀、肝区疼痛、上腹肿块、食欲减退、乏力、体重下降、消瘦、发热、腹泻、黄疸等表现。

（二）物理检查

1. 腹壁静脉有无曲张，上腹部有无隆起。

2. 肝脏有无肿大及肿块，肿块大小，表面是否光滑，活动度，肿块质地，有无压痛，肝区有无叩击痛。脾脏是否肿大，有无腹水，肝区有无血管杂音。

3. 有无黄疸、肝掌、蜘蛛痣、下肢水肿、皮下结节、锁骨上淋巴结肿大等。

（三）辅助检查

1. 实验室检查

（1）甲胎蛋白测定（AFP）：是诊断肝癌的重要指标和特异性最强的肿瘤标记物，国内常用于肝癌的普查、早期诊断、术后监测和随访，其阳性率达60%～70%。对于AFP≥400 μg/L超过1个月，或≥200 μg/L持续2个月，排除妊娠、生殖腺胚胎癌和活动性肝病，应该高度怀疑肝癌；AFP阳性还需排除假阳性，关键是同期进行影像学检查（CT/MRI）是否具有肝癌特征性占位。尚有30%～40%的肝癌病人AFP检测呈阴性。

（2）γ-谷氨酰转肽酶同工酶（GGT-Ⅱ）：此项检查对肝癌的敏感性较高，尤其对AFP阴性肝癌病人的阳性检出率达72.7%。

（3）岩藻糖苷酶（AFU）：在肝癌病人血清中AFU的活性明显高于肝硬化和转移性肝癌，对肝癌阳性率较高，在AFP阴性的肝癌和小肝癌阳性率达70.8%。

（4）异常凝血酶原（DCP）：在AFP阴性肝癌，其阳性率为61.9%，可作为AFP阴性或低AFP肝癌的辅助诊断。

（5）5'核苷酸磷酸二酯酶Ⅴ（5'-NPD-V）：80%肝癌病例有此酶的表现，但转移性肝癌的阳性率甚至更高。

（6）铁蛋白（Fer）：约90%的肝癌病例含量增高，但在转移性肝癌、肝炎、肝硬化、心脏病、乳腺癌及各种感染性疾病等皆有增高。

（7）癌胚抗原（CEA）：在肝癌病例中70%增高，但在转移性肝癌、结肠癌、乳腺癌、肝硬化、慢性肝炎等病例中亦有增高。

（8）碱性磷酸酶（ALP）：约20%肝癌病例此酶活性增高，但在转移性肝癌、梗阻性黄疸亦见增高。对肝癌诊断仅作为参考。

（9）肝功能及乙肝抗原抗体系统检查仅提示肝癌的肝病基础。

2. 影像学检查

（1）B超检查：B超检查是肝癌诊断中最常用和有效的方法，该方法可以对肝癌进行定性和定位，鉴别是液性或实质性占位，明确癌灶在肝内的具体位置及其与肝内重要血管的关系，指导治疗方法的选择及手术，有助于了解肝癌在肝内以及邻近组织器官有无播散及浸润。有助于肝癌与肝囊肿、肝血管瘤等疾病的鉴别。此外，实时US造影（超声造影CEUS）可以动态观察病灶的血流动力学情况，有助于提高定性诊断；术中US直接从开腹后的肝脏表面探查，能够避免超声衰减和腹壁、肋骨的干扰，可发现术前影像学检查未发现的肝内小病灶。

（2）CT扫描：目前是肝癌诊断和鉴别诊断最重要的影像检查方法，用以观察肝癌形态及血供状况，对肝癌进行分期以及治疗后复查。尤其是增强扫描，可以清晰显示病灶的数目、大小、形态和强化特征，明确病灶和重要血管之间的关系、肝门及腹腔有无淋巴结肿大以及邻近器官有无侵犯，且有助于鉴别肝血管瘤。肝细胞癌的影像学典型表现为在动脉期呈显著强化，在静脉期其强化不及周边肝组织，而在延迟期则造影剂持续消退，呈所谓的"快进快出"现象。

（3）磁共振（MRI或MR）：无放射性辐射，组织分辨率高，可以多方位、多序列成像，对肝癌病灶内部的组织结构变化如出血坏死、脂肪变性以及包膜的显示和分辨率均优于CT和US。对良、恶性肝内占位，尤其与血管瘤的鉴别，可能优于CT；同时，无须增强即能显示门静脉和肝静脉的分支；对于小肝癌MRI优于CT。

（4）肝血管造影（DSA）：DSA检查意义不仅在于诊断和鉴别诊断，在术前或治疗前可用于估计病变范围，特别是了解肝内播散的子结节情况，也可为血管解剖变异和重要血管的解剖关系以及门静脉浸润提供正确客观的信息，对于判断手术切除的可能性和彻底性以及决定合理的治疗方案有重要价值。但此方法属侵入性技术。检查的指征为：①临床疑为肝癌或AFP阳性而其他显像阴性者；②各种显像方法结果不一致或难以确定占位病变性质者；③疑有卫星病灶须做CTA者；④肿瘤较大须做肝动脉栓塞疗法者；⑤放射性核素肝脏显像，核素肝脏显像可以显示出肝脏的大小、位置、形态和功能，对肝脏占位性病变的定位和定性诊断等有重要参考价值，为临床上常用的检查方法之一。

（5）正电子发射计算机断层成像（PET-CT）：可反映肝脏占位的生化代谢信息，同时精确解剖定位，并且全身扫描可以了解整体状况和评估转移情况，达到早期发现病灶的目的。还可以了解肿瘤治疗前后的大小和代谢变化。但是，PET-CT肝癌临床诊断的敏感性和特异性还需进一步提高。

（6）肝穿：在超声引导下经皮肝穿刺空芯针活检（Core Biopsy）或细针穿刺（Fine Needle Aspiration，FNA），进行组织学或细胞学检查，对于明确诊断、病理类型、判断病情、指导治疗以及评估预后都非常重要，由于此项检查有针道种植和导致肝癌结节出血的可能，因此具有一定的局限性和危险性。

（四）诊断要点

1.AFP大于或等于400 μg/L持续1月以上，或大于或等于200 μg/L持续2月以上，并能排除妊娠、活动性肝病、生殖腺胚胎性肿瘤等。

2.肝癌的临床表现，如肝区疼痛、肝大、上腹肿块、纳差、乏力、消瘦、发热、腹泻、腹水、下肢水肿、锁骨上淋巴结肿大等体征。

3.超声显像，CT，MRI，核素扫描，肝动脉造影和酶学检查的异常。

4.病理诊断：分为肝细胞癌、胆管细胞癌、混合性肝癌。

（五）临床分期

1.TNM分期（UICC／AJCC，2010年）

（1）T：原发病灶

$T_x$：原发肿瘤不能测定。

$T_0$：无原发肿瘤的证据。

$T_1$：孤立肿瘤没有血管受侵。

$T_2$：孤立肿瘤，有血管受侵或多发肿瘤直径≤5 cm。

$T_{3a}$：多发肿瘤直径＞5 cm。

$T_{3b}$：孤立肿瘤或多发肿瘤侵及门静脉或肝静脉主要分支。

$T_4$：肿瘤直接侵及周围组织，或致胆囊或脏器穿孔。

（2）N-区域淋巴结

$N_x$：区域内淋巴结不能测定。

$N_0$：无淋巴结转移。

$N_1$：区域淋巴结转移。

（3）M-远处转移

$M_x$：远处转移不能测定。

$M_0$：无远处转移。

$M_1$：有远处转移。

2.TNM临床分期

表12　TNM临床分期表

| 分期 | T | N | M |
|---|---|---|---|
| Ⅰ期 | $T_1$ | $N_0$ | $M_0$ |
| Ⅱ期 | $T_2$ | $N_0$ | $M_0$ |
| Ⅲa期 | $T_{3a}$ | $N_0$ | $M_0$ |
| Ⅲb期 | $T_{3b}$ | $N_0$ | $M_0$ |
| Ⅲc期 | $T_4$ | $N_0$ | $M_0$ |
| Ⅳa期 | 任何T | $N_1$ | $M_0$ |
| Ⅳb期 | 任何T | 任何N | $M_1$ |

TNM 分期主要根据肿瘤的大小、数目、血管侵犯、淋巴结侵犯和有无远处转移而分为Ⅰ~Ⅳ期，由低到高反映了肿瘤的严重程度；其优点是对肝癌的发展情况做了详细的描述，最为规范，然而 TNM 分期在国际上被认可程度却较低。

3.中国分期标准

于 2001 年第八届全国肝癌学术会议制定的分期标准：

Ⅰa期：单个肿瘤最大径≤3 cm，无癌栓、腹腔淋巴结及远处转移；肝功能等分级 Child A。

Ⅰb期：单个或两个肿瘤最大径之和≤5 cm，位于半肝，无血栓、腹腔淋巴结及远处转移；肝功能等分期 Child A。

Ⅱa期：单个或两个肿瘤最大径之和≤10 cm，位于半肝，或单个或两个肿瘤最大径之和≤5 cm，在左、右两半肝，无癌栓、腹腔淋巴结及远处转移；肝功能等分级 Child A。

Ⅱb期：单个或两个肿瘤最大径之和＞10 cm，位于半肝，或单个或两个肿瘤最大径之和＞5 cm，在左、右两半肝，或多个肿瘤，无癌栓、腹腔淋巴结及远处转移；肝功能等分级 Child A；肿瘤情况不论，有门静脉分支、肝静脉或胆管癌栓和肝功能分级为 Child B。

Ⅲa期：肿瘤情况不论，有门静脉主干或下腔静脉癌栓、腹腔静脉淋巴结或远处转移之一；肝功能等分级 Child A 或 B。

Ⅲb期：肿瘤情况不论，癌栓、转移情况不论，肝功能等分级 Child C。

（六）中医证型

1.肝气郁结证

主要证候：①右胁部胀痛；②胸闷不舒，善太息；③右胁下肿块；④纳呆食少；⑤脉弦。

次要证候：①时有腹泻；②舌苔薄腻。

具备主证 3 项及次证 1 项。

2.气滞血瘀证

主要证候：①胁下痞块巨大；②胁痛引背，刺痛拒按，痛有定处，拒按，入夜更甚；③或同时见左胁下肿块，腹胀大，皮色苍黄，脉络暴露；④舌质紫黯有瘀点瘀斑；⑤脉沉细或弦涩。

次要证候：①脘腹胀满，食欲不振；②面色萎黄而黯，倦怠乏力。

具备主证 3 项。

3.湿热聚毒证

主要证候：①身黄目黄；②腹胀满，胁肋刺痛；③心烦易怒，口干口苦；④食少，溲赤便干；⑤舌质紫黯，苔黄腻，脉弦数或滑数。

具备主证3项。

4.气阴亏虚证

主要证候：①胁肋疼痛，胁下结块，质硬拒按；②五心烦热，潮热盗汗；③乏力，气短，头晕目眩；④食少腹胀大，青筋暴露；⑤舌红少苔，脉虚而数。

次要证候：①呕血；②便血；③皮下出血。

具备主证3项及次证1项。

**五、鉴别诊断**

（一）西医鉴别诊断

1.血清AFP阳性时，与下列疾病进行鉴别：

（1）慢性肝病

如肝炎、肝硬化，应对患者的血清AFP水平进行动态观察。肝病活动时AFP多与ALT同向活动，且多为一过性升高或呈反复波动性，一般不超过400 μg/L，时间也较短暂。如AFP与ALT异向活动和/或AFP持续高浓度，则应警惕肝癌可能。

（2）妊娠、生殖腺或胚胎型等肿瘤

鉴别主要通过病史、体检、腹盆腔B超和CT检查。

（3）某些消化系统肿瘤

某些发生于胃、胰腺、肠道的肿瘤也会引起血清AFP升高。鉴别诊断时，除了详细了解病史、体检和影像学检查外，测定血清AFP异质体有助于鉴别肿瘤的来源。如产AFP胃癌中，AFP以扁豆凝集素非结合型为主。

2.血清AFP阴性时，应该与下列疾病进行鉴别：

（1）继发性肝癌

多见于消化道肿瘤转移，还常见于肺癌和乳腺癌。除个别源于胃、胰的继发性肝癌病例外，AFP多为阴性，影像学等检查可发现肿瘤原发部位。

（2）肝血管瘤

本病我国多见，常无肝病背景，多于体检时偶然发现，CT增强扫描可见自占位周边开始强化充填，呈"快进慢出"，与肝癌的"快进快出"区别，MRI可见典型的"灯泡征"。

（3）肝脓肿

尤其是阿米巴肝囊肿临床表现颇难与原发性肝癌相鉴别。前者常有痢疾而无肝病史，AFP多阴性，抗阿米巴治疗有效，鉴别困难时可行肝穿活检。

（4）肝包虫

肝脏进行性肿大，质地坚硬和结节感、晚期肝脏大部分被破坏，临床表现可极似肝癌；但本病一般病程较长，常具有多年病史，进展较缓慢，叩诊有震颤即"包虫囊震颤"是特征性表现，可根据疫区接触史，包虫皮内试验（Casoni试验）、

AFP、B超、CT等综合判断。由于可诱发严重的过敏反应，不宜行穿刺活检。

（二）中医类证鉴别

1.胁痛

指自觉一侧或两侧胁肋部疼痛的症状。为肝胆、胁肋部病变的常见症状之一，其病机特点为气机郁滞、脉络失和、疏泄不利。

2.黄疸

黄疸是由于感受湿热疫毒等外邪，导致湿浊阻滞，脾胃肝胆功能失调，胆液不循常道，随血泛溢引起的，以目黄、身黄、尿黄为主要临床表现的一种病证。其发病多与湿邪有关，湿从热化，则致湿热为患，发为阳黄；中阳不足，湿从寒化，则致寒湿为患，中阳偏盛，发为阴黄。

3.瘕聚

为腹部脐下有块，推之可移，痛无定处。瘕聚与肝癌不同，其为腑病，属气分，病程短，病情轻，腹中结块无形，时聚时散，痛无定处。

## 六、治疗

（一）治疗原则

肝癌治疗的主要目标是根治，其次是延长生存期和减少痛苦。为达此目标，早期治疗，综合治疗，积极治疗是三个原则。

手术治疗是肝癌最好的治疗方法，疗效最好，对于Ⅰ期肝癌或单发肿瘤直径小于或等于5 cm者，应首选手术切除的早期治疗，术后可配合化疗、免疫治疗及中药治疗；对于肿瘤直径大于5 cm的大肝癌应采用多手段综合治疗，尽可能争取手术切除治疗，无法行Ⅰ期手术治疗的大肝癌，可经肝动脉插管化疗或肝动脉栓塞等方法，使肿瘤缩小后再行Ⅱ期手术治疗；对于多发性肝癌累及肝左右两叶者，行肝动脉结扎术及肝动脉插管化疗，并配合放射治疗、中药治疗及免疫治疗等积极治疗以减少痛苦。对不能手术及放、化疗的晚期肝癌病人，应以中西药物为主综合治疗以改善症状、提高生活质量、延长生命。

（二）中医治疗

1.辨证论治

（1）肝气郁结证

治则：疏肝健脾，活血化瘀。

方药：柴胡疏肝散（柴胡、枳壳、香附、陈皮、川芎、白芍、甘草）。

加减：疼痛较明显者，可加郁金、延胡索以活血止痛。已出现胁下肿块者，加莪术、桃仁、半夏、浙贝母等破血逐瘀，软坚散结。纳呆食少者，加党参、白术、薏苡仁、神曲等开胃健脾。

（2）气滞血瘀证

治则：行气活血，化瘀消积。

方药：复元活血汤（大黄、当归、天花粉、桃仁、红花、柴胡、穿山甲、甘草）。

加减：胁痛及痞块巨大者可酌加三棱、莪术、延胡索、郁金、水蛭、䗪虫等以增强活血定痛，化瘀消积之力；或配用鳖甲煎丸或大黄䗪虫丸，以消症化积。若转为鼓胀之腹胀大，皮色苍黄，脉络暴露者，加甘遂、大戟、芫花攻逐水饮，或改用调营饮活血化瘀，行气利水。

（3）湿热聚毒证

治则：清热利湿，泻火解毒。

方药：茵陈蒿汤（茵陈、山栀子、生大黄）。

加减：常加白花蛇舌草、黄芩、蒲公英清热泻火解毒。疼痛明显者，加柴胡、香附、延胡索疏肝理气，活血止痛。

（4）气阴亏虚证

治则：益气养阴，养血柔肝。

方药：滋阴益气汤（生晒参、党参、黄芪、麦冬、生地、五味子、柴胡、山药、陈皮、云苓、生甘草）。

加减：出血者，加仙鹤草、白茅根、牡丹皮清热凉血止血。出现黄疸者，可合茵陈蒿汤清热利胆退黄。肝阴虚日久，累及肾阴，而见阴虚症状突出者，加生鳖甲、生龟板、女贞子、旱莲草滋肾阴，清虚热。肾阴虚日久常可阴损及阳而见肾之阴阳两虚，临床见形寒怯冷、腹胀大、水肿、腰酸膝软等症，可用金匮肾气丸温补肾阳为主方加减化裁。

2.静脉注射中成药

（1）羟喜树碱：静注，每次4～8 mg，用10～20 mL等渗盐水稀释，每日或隔日1次，一疗程60～120 mg。羟喜树碱为主与其他化疗药物配合使用，对进展期肺癌有一定疗效。用量因化疗方案的不同而异。主要毒、副作用有：①胃肠道反应有恶心、呕吐。②骨髓抑制，主要使白细胞下降。③少数病人有脱发、心电图改变及泌尿道刺激症状。

（2）蟾酥注射液：缓慢静滴，每次10～20 mL，每日1次，1～30天，用5%葡萄糖注射液500 mL稀释后缓慢滴注，联合其他化疗药物使用对进展期肝癌有一定疗效。对化疗药物能起到增强疗效作用。主要副作用有白细胞下降、恶心呕吐等。

（3）康莱特注射液：缓慢静滴，20 g（200 mL），每日1次，1～21天（配合化疗药物使用）。有一定的抗肿瘤作用有提高化疗药物疗效及减轻其毒副反应作用，能提高机体免疫能力及改善患者的生活质量。适用于各期肝癌。

（4）榄香烯注射液：静滴，400 mL，每日 1 次，1～10 天（配合化疗药物使用）。有一定的抗肿瘤作用有提高化疗药物疗效及减轻其毒副反应作用，能提高机体免疫能力及改善患者的生活质量。适用于各期肝癌。

（5）复方苦参注射液：成分为苦参、土茯苓。静脉滴注，12～20 mL 加入0.9%生理盐水 200 mL 中，每日 1 次；或 8～10 mL 加入 100 mL 生理盐水中滴入，每日 2 次，用药总量 200 mL 为一疗程。功能与主治：清热利湿，凉血解毒，散结止痛。用于癌性疼痛及出血。有一定的抗肿瘤作用；对轻、中度癌痛有一定疗效。适用于各期肝癌。

（6）鸦胆子油乳注射液：静滴，3 g 加入 0.9%生理盐水 250 mL 中，每日 1 次，30 天为一疗程。细胞周期非特异性抗癌药，抑制肿瘤细胞生长，能提高机体免疫能力。

（7）参芪注射液：静滴，20～60 mL 加入 5%葡萄糖注射液 250 mL 中，每日 1 次，5 周为一疗程。有益气健脾、减少化疗药物的消化道反应、骨髓抑制等作用，并能适当提高化疗药物的疗效。适用于脾肝虚寒、气血双亏型肝癌。

（8）香菇多糖注射液：静滴，1 mg 加入 0.9%生理盐水或 5%葡萄糖注射液250～500 mL 中，每周 2 次，8 周为一疗程。能提高肿瘤患者机体免疫能力，改善患者生活质量，对放、化疗有减毒增效的作用。适用于各期肝癌。

（9）人参多糖注射液（百扶欣）：静滴，12～24 mg 加入 0.9%生理盐水或 5%葡萄糖注射液 250～500 mL 中，每分钟 40～60 滴，每日 1 次，1～30 天（可配合化疗药物使用）。有提高化疗药物疗效及减轻其毒副反应作用，能提高机体免疫能力，适用于各期肝癌。

（10）康艾注射液：成分为黄芪、人参、苦参素。静脉滴注，40～60 mL，用5%葡萄糖注射液或 0.9%生理盐水 250～500 mL 稀释后使用，每日 1～2 次，30 天为一疗程。功能主治：益气扶正，增强机体免疫功能。

3. 口服中成药

（1）平消胶囊：口服，每次 1.68 g，每日 3 次，3 个月为一疗程。有清热解毒，化瘀散结抗肿瘤的功效，适于各期肝癌。

（2）安替可胶囊：软坚散结，解毒定痛，养血活血。可单独应用或与放疗合用，可增强放疗疗效。口服，每次 0.44 g，每日 3 次，饭后服用，疗程 6 周，或遵医嘱，少数患者使用后可出现恶心、血象降低。过量、连续久服可致心慌。

（3）扶正消瘤汤颗粒剂：适用于各期肝癌。温开水冲服，每日 1 剂，分 2～3 次冲服。

（4）槐耳颗粒：每次 1 袋，每月 3 次，冲服，1 个月为一疗程。有扶正活血的功效，适于肝癌的辅助治疗。

（5）复方木鸡冲剂：每次1袋，每日3次，饭后冲服。

（6）复方鹿仙草颗粒：每次1包，每日3次，口服，30天为一疗程。具有舒肝解郁，活血解毒之效，用于肝郁气滞，毒瘀互阻所致的原发性肝癌。

（7）软坚口服液：每日3次，每次2支，口服，30天为一疗程。化瘀、解毒、益气。

（8）复方斑蝥胶囊：每次2粒，每日3次，口服，30天为一疗程。

（9）无为消癌平片：口服，每次8～10片，每日3次。抗癌、消炎，可配合肝癌放疗、化疗及手术后治疗。

（10）至灵胶囊：适用于各期肝癌。口服，每次2～3粒，每日2～3次，或遵医嘱。

（11）贞芪扶正胶囊：适用于肝癌放、化疗引起的骨髓造血功能抑制、血细胞减少。口服，每次6粒，每日2次，或遵医嘱。

（12）滋阴益气汤颗粒剂：适用于中医辨证属于气阴两虚型的肝癌患者。温开水冲服，每日1剂，分2～3次冲服。

4.针灸治疗

（1）针刺足三里、脾愈、章门、阳陵泉、胃俞等穴以调补脾胃，治疗肝癌晚期食欲不振。用平补平泻法。

（2）针刺期门、支沟、阳陵泉、足三里、太冲等穴以理气活血止痛，辅助治疗肝癌两胁疼痛。用泻法。

（3）针刺内关、足三里、公孙等穴以降胃气止呕，治疗肝癌有呕吐者。用平补平泻法。

（4）穴位注射：选20%～50%紫河车注射液，每次10～16 mL，分别注射于足三里、大椎公安穴、阿是穴，每日或隔日1次，连续注射15次为一疗程。适于肝癌正气虚衰者。

5.中药外治法

（1）蟾乌巴布膏：活血化瘀，消肿止痛。用于肺癌症引起的疼痛。外用，加温软化，贴于患处。

（2）阿魏化痞膏：化痞消积。用于气滞血凝，症瘕痞块，脘腹疼痛，胸胁胀满。外用，加温软化，贴于脐上或患处。

（3）博生癌宁：外敷部位有癌肿病灶和疼痛处，肿瘤病灶前后对应贴敷，放化疗后白细胞下降、骨髓抑制者可贴敷背部两侧的俞穴处，每次任先两个俞穴。

（4）加味小半夏药膜：化疗当日给药1次。取穴足三里、内关、中脘、公孙等，每次选穴2～3个。呕吐甚者加梁门、太冲。

（三）西医治疗

1.外科手术治疗

（1）根治性手术

肝癌的治疗仍以手术切除为首选，早期切除是提高生存率的关键，肿瘤越小，五年生存率越高。手术适应证为：①诊断明确，估计病变局限于一叶或半肝者；②无明显黄疸、腹水或远处转移者；③肝功能代偿尚好，凝血酶时间不低于50%者；④心、肝、肾功能耐受者。在肝功能正常者肝切除量不超过70%；中度肝硬化者不超过50%，或仅能做左半肝切除；严重肝硬化者不能做肝叶切除。手术和病理证实约80%以上肝癌合并肝硬化，公认以局部切除代替规则性肝叶切除无期效果相同，而术后肝功能紊乱减轻，手术死亡率亦降低。由于根治切除仍有相当高的复发率，故术后宜定期复查AFP及超声显像以监察复发。

由于根治切除术后随访密切，故常检测到"亚临床期"复发的小肝癌，乃以再手术为首选，第二次手术后五年生存率仍可达38.7%。肝移植术虽不失为治疗肝癌的一种方法，国外报道较多，但在治疗肝癌中的地位长期未得到证实，术后长期免疫抑制剂的应用，病人常死于复发。对发展中国家而言，由于供体来源及费问题近年仍难以推广。

（2）姑息性外科治疗

适于较大肿瘤或散在分布或靠近大血管区，或合并肝硬化限制而无法切除者，方法有肝动脉结扎和/或肝动脉插管化疗、冷冻、激光治疗、微波治疗、术中肝动脉栓塞治疗或无水酒精瘤内注射等，有时可使肿瘤缩小，血清AFP下降，为两步切除提供机会。

（3）多模式的综合治疗

这是近年对中期大肝癌积极有效的治疗方法，有时使不能切除的大肝癌转变为可切除的较小肝癌。其方法有多种，一般多以肝动脉结扎加肝动脉插管化疗的二联方式为基础，加外放射治疗为三联，如合并免疫治疗四联。以三联以上效果最佳。经多模式综合治疗患者肿瘤缩小率达31%，因肿瘤明显缩小，获二步切除，二步切除率达38.1%。上海医科大学肝癌研究所亦曾研究超分割放疗及导向治疗，超分割外放射和肝动脉插管化疗联合治疗的方法是：第一周，肝动脉导管内化疗顺铂（CDDP）每日20 mg，连续3天。第二周，肝肿瘤区局部外放射上、下午各2.5 Gy（250 rads），连续3天；2周为一疗程，如此隔周交替可重复3～4个疗程。导向治疗，以131I-抗肝癌铁蛋白抗体或抗肝癌单克隆抗体或131I-lipiodol肝动脉导管内注射，每隔1～2月1次，治疗间期动脉内化CDDP 20 mg每日1次，连续3～5天。若上述治疗同时加免疫治疗如干扰素、香菇多糖、白介素-2等则更佳。

2. 肝动脉栓塞化疗（TAE）

这是20世纪80年代发展的一种非手术的肿瘤治疗方法，对肝癌有很好疗效，甚至被推荐为非手术疗法中的首选方案。多采用碘化油（Lipiodol）混合化疗法药或131I 或 125I-Lipiodol，或90钇微球栓塞肿瘤远端血供，再用吸收性明胶海棉栓塞肿瘤近端肝动脉，使之难以建立侧支循环，致使肿瘤病灶缺血坏死。化疗药常用 CDDP 80～100 mg，加5Fu 1000 mg，丝裂霉素 10 mg，或阿霉素（ADM）40～60 mg，先行动脉内灌注，再混合丝裂霉素（MMC）10 mg 于超声乳化的 Lipiodol 内行远端肝动脉栓塞。肝动脉栓塞化疗应反复多次治疗，效果较好。对肝功能严重失代偿者此法属禁忌，门脉主干癌栓阻塞者亦不相宜。

对肝癌较为有效的药物以 CDDP 为首选，常用的还有5Fu、阿霉素（ADM）及其衍生物、丝裂霉素、VP16和氨甲蝶呤等。一般认为单个药物静脉给药疗效较差。采用肝动脉给药和/或栓塞，以及配合内、外放射治疗应用较多，效果较明显。对某些中晚期肝癌无手术指征，且门静脉主干癌栓阻塞不宜肝动脉介入治疗者和某些姑息性手术后患者可采用联合或序贯化疗，常用联合方案为顺铂20 mg+5Fu750 mg 静脉滴注共5天，每月1次，3～4次为一疗程。阿霉素40～60 mg第一天，继以5Fu500～750 mg 静脉滴注连续5天，每月1次连续3～4次为一疗程，上述方案效果评价不一。

3. 无水酒精瘤内注射

超声导下经皮肝穿于肿瘤内注入无水酒精治疗肝癌。以肿瘤直径≤3 cm，结节数在3个以内者伴有肝硬化而不能手术的肝癌为首选。对小肝癌有可能治愈；≥5 cm 效果差。

4. 放射治疗

放射治疗适于肿瘤仍局限的不能切除肝癌，通常如能耐受较大剂量，其疗效也较好，外放射治疗经历全肝放射、局部放射、全肝移动条放射、局部超分割放射、立体放射总量超过近有用质子做肝癌放射治疗者。有报道放射总量超过40 Gy（4000 rads 容气量）合并理气健脾中药使一年生存率达72.7%，五年生存率达10%，与手术、化疗综合治疗可起杀灭残癌之作用，化疗亦可辅助放疗起增敏作用。肝动脉内注射 Y-90 微球、131I-碘化油，或同位素标记的单克隆抗体等可起内放射治疗作用。

5. 生物治疗

生物治疗不仅起配合手术、化疗、放疗以减轻对免疫的抑制，消灭残余肿瘤细胞的作用。应用重组淋巴因子和细胞因子等生物反应调节因子（BRM）对肿瘤生物治疗已引起医学界普遍关注，已被认为是第四种抗肿瘤治疗，目前临床已普遍应用α和γ干扰素（IFN）进行治疗，天然和重组IL-2，TNF 业已问世，此外，淋巴因子激活的杀伤细胞-LAK细胞肿瘤浸润淋巴细胞（TIL）等已开始试用。所用各种生物治疗剂的疗效仍有待更多的实践和总结。基因治疗为肝癌的生物治疗提供了新的前景。

（四）疗效标准

1.WHO实体瘤疗效评价标准

（1）完全缓解（CR）：可见肿瘤消失并持续1个月以上。

（2）部分缓解（PR）：肿瘤两个最大的相互垂直的直径乘积缩小50%以上并持续1个月以上。

（3）稳定（SD）：肿瘤两个最大的相互垂直的直径乘积缩小不足50%，增大不超过25%并持续1个月以上。

（4）恶化：肿瘤两个最大的相互垂直的直径乘积增大不超过25%。

2.以甲胎蛋白的含量变化作为衡量疗效的标准

术后AFP降至正常为手术属根治的依据。

3.生活质量评价标准

手术和放、化疗治疗后的疗效评价以生活质量改善为标准，采用EORTC（欧洲癌症治疗研究组织）-QLQ-C30量表第三版（见附录1），该表为自评式生活质量表，共30个项目，包括6个功能量表：躯体功能、角色功能、认知功能、情绪功能、社会功能、总体健康状况等。它从机体功能、心理状态、社会状态和自觉状态等多个角度对患者进行评价。

评价方法：于治疗前和各个观察周期分别将上述六个评价项目的各分值相加，得出各个项目的总得分，疗效百分比=（治疗前总得分-治疗后总得分）÷治疗前总得分×100%。

显效：积分减少≥75%。

有效：50%≤积分减少<75%。

稳定：25%≤积分减少<50%。

无效：积分减少<25%。

（金宇　陈启庭）

# 第七章　大肠癌

## 一、概述

大肠癌是起源于大肠黏膜上皮的恶性肿瘤，是最常见的消化道恶性肿瘤之一。大多发生于40岁以上，男性患者约为女性的2倍，根据肿瘤发生的部位，可分为直肠癌和结肠癌。我国结肠癌的发病率超过直肠癌。临床常见血便或黏液脓血便，大便形状或习惯发生改变，腹痛、腹部包块等。根据其发生部位不同，其临床表现常各有其特殊性，大肠癌起病隐匿，病情发展较慢，早期常无明显的临床表现，远期疗效优于其他消化道恶性肿瘤，预后相对较好；但大肠癌发病率高并有连年上升趋势。

中医古籍文献中无"大肠癌"这一名称，从其发病及临床特征分析，应属中医学的"肠积""积聚""癥瘕""肠覃""肠风""脏毒""下痢""锁肛痔"等病的范畴。《黄帝内经·灵枢·水胀》说："肠覃何如？岐伯曰，寒气客于肠外，与卫气相搏……肉乃生。其始也，大如鸡卵，稍以益大，至其成也，如怀子之状，久者离岁，按之则坚，推之则移……"其症状的描述颇似结肠癌腹内结块的表现。明代《外科正宗·脏毒》说："蕴毒结于脏腑，火热流注肛门，结而为肿，其患痛连小腹，肛门坠重，二便乖违，或泻或秘，肛门内蚀，串烂经络，污水流通大孔，无奈饮食不餐，作渴之甚，凡此未得见其生。"类似于大肠癌的病因、主要症状，并明确指出预后不良。综上所述，可见中医有关肠覃的症状与大肠癌很相似。

## 二、西医病因病理

### （一）病因

目前并不十分清楚，可能与以下癌前病变和一些因素有关：

1. 结肠息肉

部分结肠息肉可以恶变，其中乳头状腺瘤最易恶变，可达40%；在家族性息肉病的病人中，癌变的发生率则更高，说明结肠癌与结肠息肉关系密切。

2. 大肠腺瘤和慢性溃疡性结肠炎

大肠腺瘤和慢性溃疡性结肠炎与大肠癌的关系密切。前者为癌前病变，如不治疗，40岁前后极易发生癌变，腺瘤发展成癌约需3～5年，后者往往在发病10年后开始，每10年约有10%～20%发生癌变；出血性溃疡性直肠、结肠炎的恶变危险更大，患病超过10年者，约50%发展为癌。部分慢性溃疡性结肠炎可以并发结肠癌，发生率可能比正常人群高出5～10倍。发生结肠癌的原因可能与结肠黏膜慢性炎症刺激有关，一般认为在炎症增生的过程中，经过炎性息肉阶段发生癌变。

3. 大肠血吸虫病

一般认为大肠黏膜上血吸虫卵长期沉积，可造成黏膜反复溃疡及慢性炎症等病变，出现腺瘤样增生，在此基础上发生癌变。在中国，血吸虫病并发结肠癌的病例并不少见，但对其因果关系仍有争论。

4. 饮食习惯

据世界肿瘤流行学调查统计，结肠癌在北美、西欧、澳大利亚、新西兰等地的发病率高，而在日本、芬兰、智利等地较低。研究认为，这种地理分布与居民的饮食习惯有关系，高脂肪饮食者发病率较高。服用过多的脂肪类食品，可致大肠癌发病率明显增加。这与脂肪类物质可能引起肠壁内胆盐和胆固醇代谢的质和量有关。高脂肪在人体消化代谢过程中，因氧化会产生致癌物质亚硝胺等，此类物质在消化道积蕴过多或时间过长，都是导致大肠癌发病的危险因素。

5. 遗传因素

结肠癌的发生率可能与遗传因素有关，这已越来越被引起重视。

6. 其他因素

如亚硝酸类化合物中致癌物，为大肠癌的致病因素之一；放射线损害也是一种致病因素，盆腔接受放疗后，结、直肠癌发病率增加4倍，大多发生在放疗后10～20年。癌灶位于原放射野内；原发性与获得性免疫缺陷也与大肠癌发生有关。

（二）病理

1. 乳头状腺癌

少见，约占5%。癌细胞组成乳头状结构，分化程度不一，分化好的癌细胞多呈高柱状，形态接近正常的大肠上皮细胞；分化差的癌细胞为砥柱状、立方或多边形，胞质少，核大，异形明显，容易找到核分裂象；介于二者之间的为中度分化癌细胞。

2. 管状腺癌

最常见，占66%～80%。癌组织主要由腺管状结构组成。分化好的癌细胞呈高柱状，排列为单层，核多位于细胞基底部，胞质内常有较多黏液，出现杯状细胞分化。中度分化的癌细胞大小不一致，呈假复层状，胞质内有少量或无黏液，核较大，位置参差不齐，所形成的腺管形态不规则。低分化的癌细胞呈多形性，大小不一，核大，胞质少，容易找到核分裂象。

3. 黏液腺癌

占16%左右，癌组织中出现大量黏液为其特征，黏液可积聚在细胞内或细胞外，前者黏液将细胞核挤到一侧形成"印戒细胞"；后者黏液分布在癌细胞间，形成黏液池，其中漂浮小堆癌细胞。黏液腺癌生长较慢，但局部淋巴结转移多见，预后较差，术后易复发。

**4.印戒细胞癌**

是从黏液腺癌中分出来的一种类型，占3%～7.5%。癌细胞多呈中、小圆形细胞，胞质内充满黏液。核偏向一侧，呈圆形或卵圆形。整个细胞呈印戒形。癌细胞弥漫成片或呈小堆，不构成腺管，有时可伴少量分化较好的黏液腺癌或管状腺癌。预后很差。

**5.未分化癌**

很少见，仅占1.6%以下。癌组织呈弥漫性浸润，不形成腺管样结构。细胞较小，形状不规则或呈圆形，核异形性明显，常侵入淋巴管或小静脉，预后很差。

**6.腺鳞癌**

较罕见，占0.6%，偶见于直肠和肛管。肿瘤内腺癌和鳞状细胞癌两种成分混合出现。鳞状细胞癌部分分化较差，而腺癌部分分化较好，有明显腺样结构。

**7.鳞状细胞癌**

占1%左右，偶见于直肠和肛管。癌细胞呈典型的鳞状细胞癌结构，多为中到低度分化。

**三、中医病因病机**

大肠癌的病因不外内因、外因两方面。外因由寒气客于肠外，或饮食失节，损伤脾胃，运化失职；内因为忧思抑郁，脾胃失和，两者均可导致湿热邪毒，流注大肠，发为肿瘤。如宋窦汉卿《疮疡经验全书》所云："多由饮食不节，醉饱无时，恣食肥腻……不避严寒酷暑，或久坐湿地，恣已耽着，久不大便，遂致阴阳不和，关格壅塞，风热下冲乃生五痔。"《黄帝内经》记述："肠覃如何，岐伯曰，寒气客于肠外与卫气相搏，气不得荣，因有所系癖而内著，恶气乃起，息肉乃生。"说明此病与外邪入侵，营卫失调有关，巢元方《诸病源候论》中说："症者，寒温失节，致脏腑之气虚弱而饮食不消，聚结在内，逐渐生长肿块，盘牢不移动者是症也。"指出腹中包块及病因病机，至清朝《医宗金鉴》说："此病有内外阴阳之别，发于外者，由醇酒厚味，勤劳辛苦，蕴注于肛门，两旁肿突，形如桃李，大便秘结，小水短赤，甚则肛门重坠紧闭，下气不通……发于内者，兼阴虚湿热下注肛门，内结蕴肿，刺痛如锥……大便虚闭……"总之，中医认为在内、外因素作用下，湿热、瘀毒等浸淫肠道而致。

**四、诊断**

（一）病史采集

1.大便习惯和性状改变

便频、腹泻、便秘或两者交替及排便不尽，肛门坠重、大便变形、变细等。

2.便血

便血颜色、便血量、便血时间，有无黏液等。

3.腹部肿块

发现腹部肿块时间、肿块部位、大小、形状、肿块质地、活动度等。

4.全肠梗阻或肠梗阻

腹胀、隐痛不适或阵发性腹痛、肠鸣、排便困难、排气停止等。

5.全身症状

贫血、消瘦、发热、乏力等。

（二）体格检查

1.视诊

病人有无贫血、消瘦、脱水、恶病质等。

2.触诊

检查锁骨上、腋窝、腹股沟淋巴结是否肿大，注意其硬度、数量、活动度。

3.腹部检查

腹部有无隆起、凹陷，有无肠型，有无压痛、反跳痛，有无肿块，注意肿块部位、形状、大小（cm），肿块质地及表面状况、活动度。肝脾是否肿大，有无腹水，肠鸣音有无异常。

4.直肠指检

直肠有无肿块，肿块与肛门缘距离，肿块大小、质地、活动度，肠腔狭窄程度和出血等。

（三）辅助检查

1.大便潜血试验

作为大肠癌普查初筛方法和结肠疾病的常规检查。

2.结肠 X 线检查

结肠气钡双重对比造影是发现结肠病变的重要手段，观察肠黏膜有无破损、肠壁僵硬、肠管狭窄等。

3.纤维结肠镜检查

能在直视下观察病灶情况，并能取活检作为病理学诊断，是结肠癌最可靠的诊断方法。其适应于：

（1）原因不明的便血和大便潜血持续阳性，疑有结肠肿瘤者。

（2）X线检查发现结肠息肉需鉴别良、恶性者。

（3）术前需了解结肠癌病变范围和术后有无复发者。

4.超声显像检查

可判定病变累及肠壁范围，肠壁浸润深度以及邻近器官有无转移，尤对发现肝脏占位性病变、腹主动脉周围病灶、盆腔转移病灶有较高的灵敏度。

5.病理学检查

（1）脱落细胞学检查：采用直肠冲洗、直肠镜下刷取，肛门直肠病灶处指检涂片做涂片细胞学检查。

（2）活检标本的病理取材的检查。

6.CT检查

主要适用于了解肿瘤向肠管外浸润的程度和有无淋巴结转移或远处脏器的转移。亦可为术前分期及术后复查提供依据。

7.癌胚抗原（CEA）检查

对判断癌肿预后，监察疗效和复发方面具有一定帮助。

8.基因检测

包括粪便和癌组织的癌基因或癌基因产物的检测。大肠癌患者往往存在p53和K-ras基因的阳性高表达，部分患者存在K-ras基因和B-raf基因的突变，因此基因检测为结肠癌的早期临床诊断提供了新的手段。确定为大肠癌时，建议检测错配修复（MMR）蛋白（MLH1、MSH2、MSH6、PMS2）及Ki-67的表达情况；确定为复发或转移性结直肠癌时，推荐检测肿瘤组织Ras基因及其他相关基因状态，以指导进一步治疗。

（四）诊断要点

早期大肠癌无明显症状和体征，随病情发展出现临床表现：

1.持续性腹部不适、隐痛、大便不规则、腹泻便秘交替出现，排便次数增多、黏液便、里急后重、便血、贫血消瘦。肠梗阻时可见阵发性腹痛、恶心、呕吐、排便困难、排气停止等。

2.部分病人腹部触及包块。

3.临床特殊检查

（1）肛诊。

（2）内窥镜检查，可使部分早期大肠癌病人获得诊断。

（3）病理学活检。

（4）双重气钡对比造影。

（5）B超、CT检查可见异常。

（6）癌胚抗原检查可能阳性。

（五）分型

1.大肠癌的大体分型

（1）早期大肠癌

癌肿限于大肠黏膜层及黏膜下层者称早期大肠癌，一般无淋巴结转移，但其中癌肿浸润至黏膜下层者，有5%～10%病例出现局部淋巴结转移，根据肉眼观察早期大肠癌分为三型。

①息肉隆起型：外观可见有局部隆起的黏膜，有蒂或亚蒂或呈现广基3种情况。此型多为黏膜内癌。

②扁平隆起型：黏膜略厚，近乎正常，表面不突起，或轻微隆起，似硬币样。

③扁平隆起伴溃疡；如小盘状，边缘隆起而中心凹陷。仅见于黏膜下层癌。

（2）中、晚期大肠癌

系指癌组织侵犯在黏膜层以下，直至浆膜层者。肉眼观察分为四型。

①隆起型：肿瘤向肠腔突出，呈结节状、息肉状或菜花状隆起。边缘清楚，有蒂或为广基。切面见肿瘤组织呈灰白或灰黄色，均质，较硬，浸润浅表而局限。此型浸润性小，淋巴转移发生较迟，预后较好。

②溃疡型：初起为扁平状肿块，以后中央部坏死，形成大溃疡，边缘外翻呈蝶形，表面易出血、感染。一般深达肌层，又有局限和浸润之分。

③浸润型：癌肿瘤向肠壁各层浸润，使局部肠壁增厚，表面无明显溃疡或隆起，常伴明显纤维增生，致使肠壁变硬，肠管周径缩小而形成狭窄和梗阻。此型淋巴转移较早，预后较差。

④胶样型：有上述三种外形，且外观和切面均呈半透明胶冻状。

2.大肠癌的组织学分型

一般分为腺癌、黏液癌及未分化癌。

（1）腺癌

癌细胞排列呈腺管状或腺泡状。根据其分化程度，按Broder法分为Ⅰ～Ⅳ级，即低度恶性（高分化）、中等恶性（中分化）、高度恶性（低分化）和未分化癌。本型较多见。

（2）黏液癌

癌细胞分泌较多黏液，黏液可在细胞外间质中或集聚在细胞内将核挤向边缘，细胞内黏液多者预后差。

（3）未分化癌

癌细胞较小，呈圆形或不规则形，呈不整齐的片状排列，浸润明显，易侵入小血管及淋巴管，预后差。

（六）临床分期

1.国际TNM分期

美国癌症联合委员会（AJCC）/国际抗癌联盟（UICC）结直肠癌TNM分期系统（2010年第七版）

（1）原发肿瘤（T）分期

$T_x$：原发肿瘤无法评估。

$T_0$：无原发肿瘤。

$T_{is}$：原位癌，局限于上皮内或侵犯黏膜固有层。

$T_1$：肿瘤侵犯黏膜下层。

$T_2$：肿瘤侵犯固有肌层。

$T_3$：肿瘤穿透固有肌层到达浆膜下层，或侵犯无腹膜覆盖的结肠周围或直肠周围组织。

$T_{4a}$：肿瘤穿透腹膜脏层。

$T_{4b}$：肿瘤直接侵犯或粘连于其他器官或结构。

（2）区域淋巴结（N）

$N_x$：区域淋巴结无法评价。

$N_0$：无区域淋巴结转移。

$N_1$：有1～3枚区域淋巴结转移。

$N_{1a}$：有1枚区域淋巴结转移。

$N_{1b}$：有2～3枚区域淋巴结转移。

$N_{1c}$：浆膜下、肠系膜、无腹膜覆盖结肠/直肠周围组织内有肿瘤种植（Tumor Deposit，TD），无区域淋巴结转移。

$N_2$：有4枚以上区域淋巴结转移。

$N_{2a}$：4～6枚区域淋巴结转移。

$N_{2b}$：7枚及更多区域淋巴结转移。

（3）远处转移（M）

$M_0$：无远处转移。

$M_1$：有远处转移。

$M_{1a}$：远处转移局限于单个器官或部位（如肝，肺，卵巢，非区域淋巴结）。

$M_{1b}$：远处转移分布于一个以上的器官/部位或腹膜转移。

2.TNM临床分期

表13　TNM临床分期表

| 分期 | T | N | M |
|---|---|---|---|
| 0期 | $T_{is}$ | $N_0$ | $M_0$ |
| I期 | $T_{1\sim2}$ | $N_0$ | $M_0$ |
| II期 | $T_{3\sim4}$ | $N_0$ | $M_0$ |
| III期 | 任何T | $N_{1\sim2}$ | $M_0$ |
| IV期 | 任何T | 任何TN | $M_1$ |

3.Dukes分期

由著名的大肠癌专家Dukes创立。该分期经改良后，以肿瘤浸润最大深度和有无远处转移为依据，将大肠癌分为A、B、C、D四期。

A期：病变局限于肠壁内。

B期：病变侵及肠壁外。

C期：无论癌局限于肠壁内还是侵及肠壁外，只要有淋巴结转移就是C期，其中癌灶邻近淋巴结转移者属于$C_1$期，肠系膜高位淋巴结转移者属于$C_2$期。

D期：已有远处转移。

4.我国大肠癌分期

根据Dukes分期方法，1978年我国第一次全国大肠癌科研协作会议上提出了我国大肠癌临床分期的试用方案，现已经成为目前国内较为统一的分期方案。

（1）I期（Dukes A期）：病变局限于肠壁内。进一步分为三个亚期：

I 0期：病变限于黏膜层（原位癌）。

I 1期：病变侵及黏膜下层。

I 2期：病变侵及肠壁肌层。

（2）II期（Dukes B期）：病变侵及浆膜，或侵及周围组织和器官，但无淋巴结转移，尚能一起做整块切除。

（3）III期（Dukes C期）：有局部淋巴结转移。

III 1期：伴病灶附近淋巴结转移（指肠壁旁或边缘血管旁淋巴结转移）。

III 2期：伴供应血管和系膜切缘附近淋巴结转移。

（4）IV期（Dukes D期）：有远处转移或腹腔转移，或侵及邻近器官无法切除者。

IV 1期：伴远处脏器转移（如肝、肺、骨、脑等处转移）。

IV 2期：伴远处淋巴结转移（如锁骨上淋巴结转移等），或供应血管根部淋巴结广泛转移无法全部切除者。

IV 3期：伴腹膜广泛播散，无法全部切除者。

Ⅳ4期：病变已经广泛浸润邻近器官无法全部切除者。

（七）中医证型

1.湿热蕴结证

证候：腹痛偶作，下痢赤白，里急后重，肛门灼热，大便黏滞恶臭，发热寒战，胸闷口渴，舌红，苔黄腻，脉滑数。

2.气滞血瘀证

证候：便血、腹胀、腹痛，痛有定处，腹部触及肿块，结节，胸闷不舒，舌质黯，有瘀斑，脉弦涩或细涩。

3.脾肾阳虚证

证候：腹痛，肢冷便溏，少气无力，五更泻，脉细弱，舌苔白。

4.肝肾阴虚证

证候：五心烦热，口苦舌干，腰酸腿软，头晕目眩，便秘，舌质红，脉细弦。

5.气阴两虚证

证候：气短乏力，颧红，盗汗，脱肛，便溏，舌质淡红，脉沉细虚数。

中医辨证分型有时并不单纯，或扶杂兼症，或两型同见。一般而言，前两型多见于Ⅰ、Ⅱ期，后三型多见于Ⅲ、Ⅳ期病人，临床当随症辨治。

**五、鉴别诊断**

（一）西医鉴别诊断

大肠癌须与其他一些具有腹部肿块、腹部绞痛，直肠出血或大便习性改变等症状的肠道病变相鉴别，包括大肠的良性肿瘤或息肉样病变如腺瘤、炎性息肉、幼年性息肉、肠壁脂肪瘤、血管瘤、平滑肌瘤等；大肠各类炎症性疾病如溃疡性结肠炎、Crobn氏病、阿米巴肠炎、日本血吸虫病、肠结核、结肠憩室炎、阑尾炎周围炎症性包块、放射性肠炎、性病性淋巴肉芽肿等；良性直肠、肛管疾患如痔、肛裂、肛瘘等；其他如肠套叠、乙状结肠粪块积贮及罕见的肠道子宫内膜异位症等亦属于鉴别之列。由于大肠癌症状并不特异，与肠道多种疾病临床表现相重叠，故在临床诊断中多采取主动性诊断方式，排除诊断法少用，对于可疑患者，详细询问病史后仔细检查，配合纤维结肠镜或X线钡餐灌肠及病理活检往往能做出明确诊断。结肠癌主要应与结肠炎症性疾病鉴别，包括肠结核、Crohn病、溃疡性结肠炎、血吸虫病肉芽肿、阿米巴病肉芽肿等。此外，还应与原发性肝癌、胆道疾病、阑尾脓肿相鉴别。直肠癌应与菌痢、阿米巴痢疾、痔、血吸虫病、慢性结肠炎等相鉴别。

1.细菌性痢疾

主要与慢性细菌性痢疾鉴别。病人有腹痛、腹泻、里急后重、黏液脓血便、大便次数增多、左下腹压痛等为特征。如为慢性细菌性痢疾，可有急性发作，除上述症状加剧外尚有发热、头痛、食欲不振。本病有流行病学特征，大便培养痢疾杆菌阳性。乙状结肠镜检查肠黏膜除充血、水肿、溃疡外，黏膜呈颗粒状，可有瘢痕和息肉，取肠壁黏液脓性分泌物做细菌培养阳性率高，应用呋喃唑酮、诺氟沙星、氧氟沙星等抗菌药物治疗有效。

2.阿米巴痢疾

病人表现腹胀、腹痛、腹泻或有里急后重，大便呈黏液带脓血、排便次数增多。慢性型者可有消瘦、贫血，结肠常粗厚可触，左右两下腹及上腹部常有压痛，易和直肠癌或结肠癌相混淆。但阿米巴痢疾时大便有腥臭，粪中可找到阿米巴包囊或滋养体。乙状结肠镜检查见到正常黏膜上有典型的散在溃疡，从溃疡底刮取材料做镜检可找到原虫。

3.痔

临床上将直肠癌误诊为痔者实不少见。据上海肿瘤医院统计590例直肠癌被误诊为痔者156例，误诊率高达26.4%。误诊的主要原因系对病史了解不够，又未能做指检。一般内痔多为无痛性出血，呈鲜红色，不与大便相混，随出血量的多寡而表现为大便表面带血、滴血、线状流血甚至喷射状出血。而直肠癌患者之粪便常伴有黏液和直肠刺激症状，直肠指检或乙状结肠镜检查可将痔与直肠癌鉴别。

4.肠结核

肠结核以右下腹痛、腹泻、糊样便、腹部包块和全身结核中毒症状为特征。增生型肠结核，多以便秘为主要表现。X线胃肠钡餐造影可与大肠癌鉴别。溃疡型肠结核，钡剂在病变肠段可见激惹征象，充盈不佳，而在病变上下肠段的钡剂则充盈良好，称为X线钡影跳跃征象。黏膜皱襞粗乱，肠壁边缘不规则，有时呈锯齿状。增生型肠结核见肠段增生性狭窄、收缩与变形，可见充盈缺损、黏膜皱襞紊乱，肠壁僵硬与结肠袋消失。如做纤维结肠镜检查，从病变部位做活检可获进一步确诊。

5.血吸虫病

血吸虫病的肠道病变多见于直肠、乙状结肠和降结肠，虫卵沉积于肠黏膜使局部充血、水肿、坏死，当坏死黏膜脱落后即形成浅表溃疡，临床上表现腹痛、腹泻及便血等症状，进一步出现结缔组织增生，最后使肠壁增厚，严重者引起肠腔狭窄和肉芽肿，应与大肠癌相鉴别。但日本血吸虫病与大肠癌有一定相互关系，因此，在结肠镜检查时应在病变部位，尤其对肉芽肿病变进行组织活检。

6.克罗恩病

克罗恩病为肉芽肿炎性病变，并发纤维性变与溃疡，好发于青壮年。腹泻一般轻，每天排便3～6次，腹痛多在右下腹，排便后腹痛可减轻，约1/3病例在右下腹可扪及包块，并可出现肛瘘、肛门周围脓肿。钡灌肠有特征改变，可见肠壁增厚、僵硬、肠腔狭窄，黏膜皱襞消失、变粗、变平、变直，多呈一细条状阴影；

纵形溃疡或横行裂隙状溃疡；正常黏膜呈充血、水肿、纤维化，呈假息肉样病变称卵石征。纤维结肠镜可见黏膜水肿、稍充血、卵石样隆起，伴有圆形、线状或沟漕样溃疡。病人常并发发热、贫血、关节炎及肝病。

7.溃疡性结肠炎

溃疡性结肠炎是一种原因不明的直肠和结肠慢性炎性疾病，95%以上病例有直肠受累。以20～50岁多见。临床上以腹泻、黏液脓血便、腹痛和里急后重为主要表现，故与直肠癌易混淆。纤维结肠镜检查可见病变黏膜呈弥漫性充血、水肿，黏膜表面呈颗粒状，常有糜烂或浅小溃疡，附有黏液和脓性分泌物，重者溃疡较大。后期可见假性息肉，结肠袋消失。气钡双重对比造影可见黏膜皱襞粗大紊乱，有溃疡和分泌物覆盖时，肠壁边缘可呈毛刺状或锯齿状，后期肠壁僵硬，肠腔狭窄，结肠袋消失，假性息肉形成后可呈圆形或卵石形充盈缺损。

8.肠易激综合征

肠易激综合征是一种肠功能紊乱性疾病，其发生与精神心理因素有关。腹痛、腹泻、便秘、腹泻与便秘交替、消化不良为其主要表现。但一般情况良好，多次粪常规及培养均阴性，X线钡灌和纤维结肠镜检查均无阳性发现。

（二）中医类症鉴别

肠癌早期症状不明显，缺乏特异性，易与消化系统、腹腔内其他脏器疾病混淆，尤其是与休息痢、奇恒痢、泄泻、肠风、伏梁、肠痨、肠痈、肠郁蛊虫病、脾约、内痔等的临床表现有类似之处，当病情呈进行性发展，疑有肠癌可能时，应进行多项检查，如粪检、直肠指检、X线钡灌肠、腹部B超、CT、纤维结肠镜检及活检等，以资鉴别。

1.痢疾

多发于夏季，以腹痛、里急后重，下利赤白脓血为主症。而直肠之腹痛、里急后重无季节性，故可鉴别。另外，腹部B超、CT等可以发现肠内占位。

2.泄泻

多指排便次数增多、粪质稀薄，甚则泻出如水，一般与饮食、环境、季节等有关，体重无明显下降。肠癌也可出现大便次数增多，并伴有腹痛及大便性状的改变，需要与休息痢疾鉴别。另外，腹部B超、CT等可以发现肠内占位。

3.肠风

多由风热客于肠胃或湿热蕴积肠胃，久而损伤阴络，致大便前出血如注，血色鲜红，肛门无肿痛等。

4.腹痛

多指胃脘以下、耻骨毛际以上的部位发生疼痛，出现于多种疾病中。而肠癌之腹痛，常常部位固定、难以缓解并可触及肿块。

## 六、治疗

（一）治疗原则

大肠癌的根治性治疗方法迄今首选手术切除治疗。对于Ⅰ期大肠癌病人经根治性手术治疗后，可不用放疗或化疗，但应注意术后定期复查；对于Ⅱ、Ⅲ期大肠癌应采用根治性手术治疗为主的综合治疗，可根据具体情况，采用手术前放疗或化疗—根治性手术—术后化疗或放疗等治疗；对于Ⅳ期大肠癌应采用姑息性手术治疗，并配合放疗、化疗及中药治疗；对于失去姑息性手术机会的Ⅳ期大肠癌病人应以中药治疗及其他综合治疗为主。总之，对大肠癌的治疗应强调首次根治性治疗的重要性及多种手段的综合治疗。

（二）中医治疗

1.辨证论治

（1）湿热蕴结证

治法：清热利湿解毒。

方药：槐花地榆汤加减（槐花、地榆、白头翁、败酱草、马齿苋、黄檗、薏苡仁）。

加减：发热、口渴加生地黄，牡丹皮以清热凉血；小便短赤加车前草、木通以通利小便。

（2）气滞血瘀证

治法：行气化瘀，解毒散结。

方药：桃红四物汤加减（熟地黄、当归尾、赤芍、川芎、桃仁、红花、半枝莲、白花蛇舌草）。

加减：腹胀嗳气，腹痛窜痛者，加青皮、沉香、枳壳，以行气宽肠止痛；便秘者加生大黄（后下），以泻下攻积，清热解毒，活血祛瘀。

（3）脾肾阳虚证

治法：温补脾胃。

方药：参苓白术散（炒党参、炒白术、茯苓、薏苡仁、豆蔻、补骨脂、吴茱萸、诃子肉）。

加减：食欲不振、脘腹胀闷、痰涎壅盛、舌苔厚腻者，属痰湿中阻，可加木香、砂仁、陈皮、半夏、竹茹、神曲，以化痰除湿。

（4）肝肾阴虚证

治法：滋养肝肾。

方药：知柏地黄汤加减（知母、黄檗、生地黄、熟地黄、枸杞子、女贞子、茯苓、泽泻）。

加减：睡少梦多者加远志、珍珠母，以养心安神；长期低热不退者，则应加地骨皮、青蒿、银柴胡，以清虚热。

（5）气阴两虚证

治法：益气养阴。

方药：滋阴益气汤（生晒参、党参、黄芪、麦冬、生地、五味子、柴胡、山药、陈皮、云苓、生甘草）。

加减：若便血量多者，应重加侧柏叶、山楂炭、地榆炭、仙鹤草，以收敛止血；便秘者加肉苁蓉，以温阳通便。

2.静脉注射中成药

（1）华蟾素注射液：缓慢静滴，每次10～20 mL，每日1次，1～30天用5%葡萄糖注射液500 mL稀释后缓慢滴注，联合其他化疗药物使用对进展期大肠癌有一定疗效。对化疗药物能起到增强疗效作用。主要副作用有白细胞下降、恶心呕吐等。

（2）康莱特注射液：缓慢静滴，20 g（200 mL），每日1次，1～21天（配合化疗药物使用）。有一定的抗肿瘤作用有提高化疗药物疗效及减轻其毒副反应作用，能提高机体免疫能力及改善患者的生活质量。适用于各期大肠癌。

（3）榄香烯注射液：静滴，400 mL，每日1次，1～10天（配合化疗药物使用）。有一定的抗肿瘤作用有提高化疗药物疗效及减轻其毒副反应作用，能提高机体免疫能力及改善患者的生活质量。适用于各期胃大肠癌。

（4）复方苦参注射液：成分为苦参、土茯苓。静脉滴注，12～20 mL加入0.9%生理盐水200 mL中，每日1次；或8～10 mL加入100 mL生理盐水中滴入，每日2次，用药总量200 mL为一疗程。功能与主治：清热利湿，凉血解毒，散结止痛。用于癌性疼痛及出血。有一定的抗肿瘤作用；对轻、中度癌痛有一定疗效。适用于各期大肠癌。

（5）鸦胆子油乳注射液：静滴，3 g加入0.9%生理盐水250 mL中，每日1次，30天为一疗程。细胞周期非特异性抗癌药，抑制肿瘤细胞生长，能提高机体免疫能力。

（6）参芪注射液：静滴，20～60 mL加入5%葡萄糖注射液250 mL中，每日1次，5周为一疗程。有益气健脾、减少化疗药物的消化道反应、骨髓抑制等作用，并能适当提高化疗药物的疗效。适用于脾胃虚寒、气血双亏型大肠癌。

（7）香菇多糖注射液：静滴，1 mg加入0.9%生理盐水或5%葡萄糖注射液250～500 mL中，每周2次，8周为一疗程。能提高肿瘤患者机体免疫能力，改善患者生活质量，对放、化疗有减毒增效的作用。适用于各期大肠癌。

（8）人参多糖注射液（百扶欣）：静滴，12～24 mg加入0.9%生理盐水或5%葡萄糖注射液250～500 mL中，每分钟40～60滴，每日1次，1～30天（可配合化疗药物使用）。有提高化疗药物疗效及减轻其毒副反应作用，能提高机体免疫能力，适用于各期大肠癌。

（9）康艾注射液：成分为黄芪、人参、苦参素。静脉滴注，40～60 mL，用

5%葡萄糖注射液或0.9%生理盐水250～500 mL稀释后使用，每日1～2次，30天为一疗程。功能主治：益气扶正，增强机体免疫功能。

3.口服中成药

（1）平消胶囊：口服，每次1.68 g，每日3次，3个月为一疗程。有清热解毒，化瘀散结抗肿瘤的功效，适于各期大肠癌。

（2）安替可胶囊：软坚散结，解毒定痛，养血活血。可单独应用或与放疗合用，可增强放疗疗效。口服，每次0.44 g，每日3次，饭后服用；一疗程6周，或遵医嘱，少数患者使用后可出现恶心、血象降低。过量、连续久服可致心慌。

（3）扶正消瘤汤颗粒剂：适用于各期大肠癌。温开水冲服，每日1剂，分2～3次冲服。

（4）槐耳颗粒：适用于各期大肠癌。口服。每次20 g，每日3次。1个月为一疗程，或遵医嘱。

（5）至灵胶囊：适用于各期大肠癌。口服，每次2～3粒，每日2～3次，或遵医嘱。

（6）贞芪扶正胶囊：适用于大肠癌放、化疗引起的骨髓造血功能抑制、血细胞减少。口服，每日6粒，每日2次，或遵医嘱。

（7）滋阴益气汤颗粒剂：适用于中医辨证属于气阴两虚型的大肠癌患者。温开水冲服，每日1剂，分2～3次冲服。

4.针灸治疗

（1）灸法：艾灸大椎、膈俞、胃俞、肾俞等穴。每日1次，连续7～9天。对防治大肠癌病人化疗、放疗期间白细胞减少有效。

（2）针刺穴位注射：取穴百会、内关、足三里、三阴交，并以胎盘注射液注入。每日或隔日，连续15天。对大肠癌晚期疼痛有止痛作用。

（3）推拿疗法：取穴合谷、内关、足三里、三阴交等，行擦、拿、转、摇等手法。能健脾和胃，调理胃肠功能，起到扶正固本的作用。

5.中药灌肠治疗

适用于大肠癌有便秘、脓血便的患者或直接对局部病灶进行治疗，多与其他疗法如内服中药等同时使用。

（三）西医治疗

1.外科手术治疗

大肠癌的手术治疗适应于大肠各个不同部位的癌瘤，进行完整的瘤体、部分肠段切除以及清扫所属区域淋巴结。但对有严重心肺肝肾疾患不能耐受手术者，全身情况不良未能矫正者，有广泛转移者等不宜手术。可根据肿瘤的不同部位选择相应手术方法。

（1）右半结肠切除术，横结肠切除术，左半结肠切除术，乙状结肠切除术，全结肠切除术，姑息性手术。

（2）会阴直肠联合切除术及腹部造瘘，经腹直肠切除术，直肠扩大根治术，姑息性手术。

2. 化学治疗

大肠癌对化疗敏感性较差，很多药物治疗大肠癌效果偏低或无效。

（1）术后辅助性化疗：适合于 Dukes' B、C 期术后病人。指征为：①侵犯浆膜；②直肠周围脂肪累及；③累及血管或淋巴管；④区域淋巴结转移；⑤疑术后组织有癌残留；⑥晚期病人姑息性化疗，对晚期大肠癌无法手术切除，或术后复发转移的病人，姑息性化疗可起到减轻症状的作用。

（2）局部区域化疗：对于大肠癌肝转移，不适合手术的病人，可行肝动脉灌注化疗药物的方法。

（3）化疗常用方案：① 5-FU+CF；②5-FU+DDP；③去氧氟尿苷。

3. 放射治疗

大肠癌的放射治疗多用于术前、术后及晚期不能手术的直肠癌病人，或老年伴有其他脏器并发症不能接受手术治疗的病人。

（1）术前放疗：对于结肠癌局部的巨大肿瘤与周围组织浸润粘连固定无梗阻、感染、坏死者，行术前放疗缩小肿瘤体积，减轻癌性粘连，降低癌细胞活性，关闭脉管，增加手术切除率和成功率，减少复发和术中医源性播散。

（2）术后放疗：对于肿瘤较大切除不彻底，或肿瘤与邻近组织浸润粘连，或淋巴结清扫不彻底，或吻合口有残留癌细胞者，术后应行放疗，以减少局部复发率和转移率。

（3）姑息性放疗：晚期大肠癌无法切除，或已有肝、腹膜后或其他部位转移或术后复发的病人。放疗以缓解肿瘤引起疼痛、出血、压迫等症状。

4. 生物治疗

应用放疗、化疗、中药同时，还将可以采用胸腺素、免疫核糖核酸、IL-2、干扰素进行生物治疗提高机体免疫功能。

5. 靶向治疗

在大肠癌靶向治疗方面应用最多，并取得令人瞩目成就的靶向治疗的药物是西妥昔单抗和贝伐单抗。

（四）疗效标准

1.WHO实体瘤疗效指标

（1）可以测量的病灶评定

①完全缓解（CR）：大肠癌可见病灶经治疗后完全消失，不少于4周。

②部分缓解（PR）：大肠癌可见病灶经治疗后缩小50%以上，持续缓解达4周或4周以上，同时无新病灶出现。

③稳定或无变化（NC）：大肠癌可见病灶经治疗后缩小不超过50%或增大不超过25%。

④进展（PD）：一个或多个病灶经治疗后范围增大超过25%或出现新病灶。

（1）不可以测量的病灶评定

①完全缓解（CR）：大肠癌所有可见病灶经治疗后完全消失，不少于4周。

②部分缓解（PR）：大肠癌病灶经治疗后估计缩小50%以上，持续缓解达4周或4周以上，同时无新病灶出现。

③稳定或无变化（NC）：病变无明显变化维持4周，或肿瘤增大估计不足25%，或缩小不到50%。

④进展（PD）：出现新病灶或病灶估计增大不少于50%。

2.远期疗效指标

（1）缓解期：自出现达PR疗效之日至肿瘤复发不足PR标准之日为止的时间缓解期，一般以月计算，将各个缓解病例的缓解时间（月）列出，由小到大排列，取其中间数值（月）即为中位缓解期，按统计学计算出中位数。

（2）生存期：从治疗开始之日起至死亡或末次随诊之日为生存期或生存时间，一般以月或年计算，中位生存期的计算方法与上同。

（3）生存率：N年生存率=生存N年以上的病例数÷随诊5年以上的总病例数×100%。

3.病人生活质量评价

手术和放、化疗治疗后的疗效评价以生活质量改善为标准，采用EORTC（欧洲癌症治疗研究组织）-QLQ-C30量表第三版（见附录1），该表为自评式生活质量表，共30个项目，包括6个功能量表：躯体功能、角色功能、认知功能、情绪功能、社会功能、总体健康状况等。它从机体功能、心理状态、社会状态和自觉状态等多个角度对患者进行评价。

评价方法：于治疗前和各个观察周期分别将上述六个评价项目的各分值相加，得出各个项目的总得分，疗效百分比=（治疗前总得分-治疗后总得分）÷治疗前总得分×100%。

显效：积分减少≥75%。

有效：50%≤积分减少<75%。

稳定：25%≤积分减少<50%。

无效：积分减少<25%。

（田欢）

# 第八章　胰腺癌

## 一、概述

胰腺癌是指原发于胰腺的恶性肿瘤，主要来源于胰腺导管上皮细胞，较少源自胰腺泡细胞。属中医"伏梁"范畴，亦有以"症积""黄疸"等病证做描述的。

胰腺癌是消化系统恶性度最高的恶性肿瘤。胰腺癌早期无明显症状或症状不典型，又缺乏有效的早期诊断手段，所以胰腺癌患者90%以上，在确诊时已属晚期。胰腺癌的手术治疗率低，而且术后复发率高，是预后最差的恶性肿瘤之一，5年生存率仅为1%～3%。

## 二、西医病因病理

### （一）病因

胰腺癌的病因尚不清楚。根据流行病学资料，可能有多种因素参与胰腺癌的发病，主要包括环境因素、疾病因素、遗传因素和职业因素等四大类。

1.环境与饮食因素

长期接触氯化烃、镍、铬、多环芳香烃等，发生胰腺癌的风险增加。吸烟是目前公认的胰腺癌的危险因素，吸烟量的多少与胰腺癌的发病呈正相关。长期饮酒、饮用咖啡，过量摄入动物蛋白、脂肪等都可能增加胰腺癌的风险。

2.疾病因素

慢性胰腺炎被认为是胰腺癌的危险因素，胆结石、胆囊切除术和胃切除术手术史等患者的胰腺癌风险升高，糖尿病或者糖耐量异常可能是胰腺癌的危险因素，也可以是胰腺癌的并发症。

3.遗传因素：遗传因素与胰腺癌的发病有一定关系。

### （二）病理

1.大体分型

胰腺癌按其发病部位，分为胰头癌、胰体癌、胰尾癌和全胰癌。胰头癌，发生于胰腺的头部，包括乳头和胆管下端，所以有胰头癌、乳头癌、壶腹部癌和胆管下端癌等名称的区别。胰体、胰尾癌，因脂体部与尾部的界线划分不是很清楚，故统称为胰体尾癌。全胰腺癌，又称胰广泛癌，可在发病即为弥漫性，也可由胰头、胰体、胰尾癌发展而来。

2.组织学分类

胰腺癌根据其来源，分为导管腺癌、浆液性囊腺癌、黏液性囊腺癌、腺泡细胞癌、胰母细胞瘤及其他类型。导管腺癌为最常见的类型，约占90%。

### 三、中医病因病机

（一）病因

1.饮食不节

酒食不节，嗜食肥甘厚腻，脾胃受损，运化失调，致湿浊内生、邪毒留滞，日久痰浊与气血互结，形成症积。

2.情志内伤

情志抑郁，肝气不舒，气机不畅，痰浊内生，气血痰浊积聚，日久则为症积。

3.他病传变

诸如黄疸、砂石等症，经久不愈，致气机不利、脾湿困阻，日久成毒，痰湿与瘀血热毒交阻，结为积块。

（二）病机

本病病位在上腹，常因酒食不节、忧思恼怒等因素，导致脾胃受损、肝气郁结，致痰湿内蕴、瘀毒内结，日久不散，积而成症积。其发病与脾、胃、肝、胆功能失调密切相关。正气虚损、痰湿瘀毒内阻为本病的主要病机，而湿、毒、瘀是本病发病的关键。

### 四、西医诊断

（一）病史采集

1.注意询问与胰腺癌发病有关的危险因素，如长期吸烟、肥甘厚腻饮食、职业环境、家族史；慢性胰腺炎、新发血糖异常等病史。

2.症状：胰腺癌早期多无症状或症状不典型，包括食欲不振、厌食油腻、腹泻或便秘，进行性消瘦、畏寒等；进行性黄疸、上腹痛或向背部放射痛等是胰腺癌典型的首发症状。

（二）体格检查

胰腺癌患者早期无特异性体征；中晚期患者常见体征为黄疸、腹水、腹部肿块及恶病质等。

（三）辅助检查

1.影像检查

（1）彩超：腹部彩超是首选的筛查方法，能较好地显示胰腺结构、肿块形态、胆道梗阻情况等；但受肠内气体影响，有时难以观察。

（2）CT：腹部CT是目前最佳的检查方法。B超显示有胰腺肿瘤时应该进行CT增强扫描。

（3）MR：与CT所见相似，当患者对CT增强造影剂过敏时可选择MR。MRCP对胆道有无梗阻及梗阻部位、梗阻原因具有明显优势。

（4）PET-CT：主要用于检查胰腺癌患者远处转移灶。

2.实验室检查

（1）血清肿瘤标志物：CA199、CA50、CA242、CEA、FER是临床上常用的标志物。胰腺癌较为特异性的标志物是CA199，特异性在70%左右，CA50、CA242的特异性和敏感性比CA199低，CEA、FER在胰腺癌患者中可见升高，可用于预后判断。

（2）血生化检查：肿瘤浸润胰腺可致内分泌不足，引起血糖升高；肿瘤阻塞胆管，可引起胆红素升高；肿瘤阻塞胰管，可引起继发性胰腺炎致血尿淀粉酶升高。

3.组织细胞病理检查

通过内镜超声穿刺活检，做组织或细胞病理学诊断，是胰腺癌的确定性诊断。

（四）临床分期

1.TNM分期（AJCC 2010）

（1）T：原发肿瘤

$T_{is}$：原位癌

$T_1$：肿瘤局限在胰腺组织内，最大直径小于等于2 cm。

$T_2$：肿瘤局限在胰腺组织内，最大直径大于2 cm。

$T_3$：肿瘤侵犯至胰外，但未累及腹腔干或十二指肠上动脉。

$T_4$：肿瘤累及腹腔干或肠系膜上动脉。

$T_x$：原发肿瘤无法评估。

（2）N：区域淋巴结

$N_x$：区域淋巴结无法评估。

$N_0$：无区域性淋巴结转移。

$N_1$：有区域性淋巴结转移。

（3）M：远处转移

$M_0$：肿瘤无远处转移。

$M_1$：肿瘤有远处转移。

2.TNM临床分期

表14　TNM临床分期表

| 分期 | T | N | M |
|---|---|---|---|
| 0期 | $T_{is}$ | $N_0$ | $M_0$ |

| 分期 | T | N | M |
|---|---|---|---|
| Ⅰa期 | $T_1$ | $N_0$ | $M_0$ |
| Ⅰb期 | $T_2$ | $N_0$ | $M_0$ |
| Ⅱa期 | $T_3$ | $N_0$ | $M_0$ |
| Ⅱb期 | $T_{1\sim3}$ | $N_1$ | $M_0$ |
| Ⅲ期 | $T_4$ | $N_{0/1}$ | $M_0$ |
| Ⅳ期 | $T_{1\sim4}$ | $N_{0/1}$ | $M_1$ |

### 五、中医辨证

（一）辨证要点

1. 辨虚实

伏梁在临床上多表现为全身属虚，局部属实，虚实夹杂的证候；属虚者多为脾胃气虚或气血两虚之证，属实者多为气滞、痰湿、瘀毒之证。

2. 辨主症

伏梁常常因主要症状不同，归属"黄疸""症积""腹痛"等病证。黄疸多为中焦气机不畅，水湿不化，郁久化热，湿热蕴结，日久成毒，湿热熏蒸肝胆，而致身、目、小便俱黄；上腹或腰背疼痛多因气滞、痰湿、瘀毒交阻，腑气或经脉不通所致；腹部包块多为气滞血瘀或痰瘀互结；进行性消瘦、食欲减退等多因脾胃受损，而致受纳、运化失调，水谷精微不化，气血生化乏源所致。

（二）中医证型

1. 脾虚痰结证

证候：上腹部不适或疼痛，喜按，或全身黄疸，面色萎黄，消瘦，神疲乏力，不思饮食，脘腹胀闷，恶心呕吐，大便溏泄，舌质淡，苔白或腻，脉沉或滑。

2. 肝郁血瘀证

证候：腹胀满、疼痛，拒按，痛无休止，痛处固定；黄疸日久，色泽晦黯，面色黧黑；恶心呕吐或呃逆，形体消瘦，纳呆食少，舌质紫黯，边有瘀斑，苔薄白，脉弦细或涩。

3. 湿热蕴结证

证候：上腹部胀满不适或胀痛，发热缠绵，口渴而不喜饮，或见身黄、目黄、小便黄，口苦口臭，便溏臭秽，舌红，苔黄或腻，脉弦滑。

4. 阴虚热毒证

证候：上腹部胀满不适或胀痛，低热不退，盗汗，心烦不寐，咽干口燥，口干喜饮，便燥行艰，舌质红苔燥或少苔，脉细数。

## 六、鉴别诊断

（一）西医鉴别诊断

1.慢性胃炎

胰腺癌早期临床表现无特异性，以上腹部不适、疼痛，纳差等上消化道症状出现时，须与慢性胃炎相鉴别，后者为非进行性，多无体重下降，胃镜、B超有助于鉴别。

2.病毒性肝炎、胆管结石

胰腺癌以黄疸症状起病时，须与肝炎、胆管结石相鉴别。病毒性肝炎，可见肝炎病毒感染标记物阳性、转氨酶升高；胆管结石以阵发性右上腹绞痛为主症，反复发作史，伴发热，腹部彩超有助于鉴别。

3.慢性胰腺炎

特别是肿块型胰腺炎与胰腺癌在临床症状、彩超、CT检查等表现相似，前者病程长，病情反复，进展缓慢，需要穿刺活检才能鉴别。

（二）中医类证鉴别

1.瘕聚

瘕聚为腹部脐下有块，结块无形，推之可移，时聚时散，痛无定处，其为腑病，属气分，病程短，病情轻。

2.胃痛

胃痛是以上腹部疼痛或胀满不适，伴有恶心欲吐、吞酸嘈杂等症。其痛热较缓，病情反复，不伴极度消瘦、神疲乏力等症。

3.胁痛

胁痛指自觉一侧或两侧胁肋部疼痛的病证，其病位在肝胆，病机为肝络失和，其病理变化可归结为"不通则痛"与"不荣则痛"两类。

4.黄疸

黄疸是由于感受湿热疫毒等外邪，导致湿浊阻滞，脾胃肝胆功能失调，胆液不循常道，随血泛溢引起的，以目黄、身黄、尿黄为主要临床表现的一种病证。

## 七、治疗

（一）中医治疗

1.辨证论治

（1）脾虚痰结证

治则：健脾理气，化痰散结。

方药：参苓白术散加减，生薏苡仁30 g，党参20 g，白术15 g，茯苓15 g，扁豆10 g，陈皮10 g，法半夏10 g，白豆蔻10 g，鳖甲10 g，生牡蛎10 g，茵陈10 g，桂枝5 g，藤梨根10 g，肿节风10 g。

加减：疼痛较甚可加玄胡、川楝子；腹部结块较硬可加胆南星、猫爪草以化痰散结；尿少肢肿可加车前草、木瓜；乏力气短较甚可加黄芪；食欲不振较甚者可加山楂。

（2）肝郁血瘀证

治则：疏肝解郁，活血化瘀。

方药：膈下逐瘀汤加减，当归10 g，川芎10 g，桃仁10 g，红花5 g，赤芍10 g，香附10 g，柴胡5 g，茵陈10 g，金钱草15 g，郁金10 g，鳖甲10 g，姜黄10 g，肿节风10 g，延胡索10 g，莪术10 g，白花蛇舌草30 g。

加减：气短乏力甚者，加党参、白术、茯苓；腹胀明显者，加木香、大腹皮；兼有痰湿、呕吐较甚或大便溏薄者，加陈皮、法半夏。

（3）湿热蕴结证

治则：清肝利胆，祛湿散结。

方药：茵陈蒿汤加减，柴胡10 g，茵陈10 g，栀子15 g，生川军10 g，枳实10 g，厚朴10 g，姜黄10，虎杖10 g，泽泻10 g，鬼箭羽10 g，半枝莲15 g，八月札15 g。

加减：疼痛较甚可加延胡索；腹胀较甚者可加木香、大腹皮；胁胀者可加柴胡、香附；小便不利可加通草、车前草。

（4）阴虚热毒证

治则：养阴生津，泻火解毒。

方药：益胃汤加减，生地15 g，麦冬10 g，北沙参15 g，玉竹10 g，知母10 g，石斛10 g，川楝子10 g，半边莲15 g，白花蛇舌草15 g，石见穿10 g，八月札10 g。

加减：腹部肿块可加三棱、莪术；黄疸者可加茵陈；腹胀者，加大腹皮、香附；大便干结者可加大黄、芒硝。

2.静脉注射中成药

（1）康莱特注射液：静脉滴注200 mL，每日1次，20天为一疗程，间隔3～5天，可进行下一疗程。功能主治：益气养阴，消癥散结。用于气阴两虚、脾虚湿困证型的中、晚期胰腺癌的治疗。

（2）艾迪注射液：静脉滴注，每次50～100 mL，以0.9%生理盐水或5%～10%葡萄糖注射液400～450 mL稀释后使用，每日1次，30天为一疗程。功能与主治：清热解毒，消癥散结。适用于瘀血内结及正虚毒炽型胰腺癌。

（3）鸦胆子油乳注射液：静脉滴注，每次10～30 mL，以0.9%生理盐水250 mL稀释后使用，每日1次，30天为一疗程。功能主治：清热凉血，解毒消瘤。用于胰腺癌热毒炽盛证。

（4）蟾酥注射液：缓慢静滴，每次10～20 mL，用5%葡萄糖注射液500 mL稀释后缓慢滴注，每日1次，30天为一疗程。功能主治：清热解毒，作为抗肿瘤、抗放射的辅助用药。有缓解胰腺癌疼痛、减轻放疗毒副反应作用。

（5）复方苦参注射液：成分为苦参、土茯苓。静脉滴注，12～20 mL加入0.9%生理盐水200 mL中，每日1次；或8～10 mL加入100 mL生理盐水中滴入，每日2次，用药总量200 mL为一疗程。功能与主治：清热利湿，凉血解毒，散结止痛。用于癌性疼痛及出血。有一定的抗肿瘤作用；对轻、中度癌痛有一定疗效。

（7）参芪扶正注射液：成分为党参、黄芪。静脉滴注，每日1瓶，7～10天为一疗程。功能主治：益气扶正。用于气虚证患者，提高气虚证肿瘤患者的免疫功能、改善气虚症状及生存质量。与化疗合用有助于提高疗效、保护骨髓造血功能。

（8）康艾注射液：成分为黄芪、人参、苦参素。静脉滴注，40～60 mL，用5%葡萄糖注射液或0.9%生理盐水250～500 mL稀释后使用，每日1～2次，30天为一疗程。功能主治：益气扶正，增强机体免疫功能。与化疗合用有助于减轻毒副作用。

（9）香菇多糖注射液：静滴，1 mg加入0.9%生理盐水或5%葡萄糖注射液250～500 mL中，每周2次，8周为一疗程。能提高肿瘤患者机体免疫能力，改善患者生活质量，对放、化疗有减毒增效的作用。

（10）人参多糖注射液：肌肉注射，每次4 mL，每日2次。有提高化疗药物疗效及减轻其毒副反应作用，能提高机体免疫能力，适用于各种肿瘤。

3.口服中成药

（1）平消胶囊：口服，每次4～8粒，每日3次。功能主治：活血化瘀，清热解毒，散结止痛。对毒瘀内结所致的肿瘤患者，具有缓解症状、缩小瘤体、抑制肿瘤生长等作用。

（2）西黄丸：口服，每次3 g，每日2次。功能主治：清热解毒，和营消肿。用于热毒炽盛之胰腺癌疼痛，症见上腹部剧痛，局部灼热，拒按，高热，神昏、谵语、舌红、苔黄、脉数的治疗。胰腺癌痛剧者，也可用醋调糊外敷于痛处，每日1次，每次持续8小时。

（3）华蟾素胶囊：口服，每次2粒，每日3～4次。功能主治：清热解毒，利水消肿，软坚散结。适用于胰腺癌等癌瘤。

（4）槐耳颗粒：口服，每次20 g，每日3次。功能主治：扶正固本，活血消症。适用于正气虚弱，瘀血阻滞，有改善肝区疼痛、腹胀、乏力等症状的作用。用于胰腺癌肝转移者。

4.辨证协定处方

（1）扶正消瘤汤

组成：生黄芪30 g，党参30 g，陈皮10 g，法半夏5 g，百合30 g，莪术10 g，半枝莲15 g，白花蛇舌草15 g，仙鹤草15 g，猪苓30 g，山慈姑20 g，黄药子10 g，三棱10 g。

功效：益气健脾，消瘤散结。

主治：用于各种恶性肿瘤，属正虚邪实者。配合手术、放化疗，可增强免疫、减毒增效，预防复发。

（2）滋阴益气汤

组成：生黄芪30 g，党参30 g，太子参15 g，生地黄20 g，山药20 g，麦冬10 g，五味子10 g，柴胡5 g，陈皮10 g，茯苓20 g，甘草5 g。

功效：益气养阴。

主治：用于各种恶性肿瘤在放化疗后热毒耗气伤阴，或恶性肿瘤中晚期，气阴两虚证。

5.针灸推拿治疗

（1）毫针法

针方：中脘、日月、梁门、足三里、阳陵泉、梁丘。

操作：毫针刺，补泻兼施。每日1次，每次留针30分钟，10次为一疗程。

辨证配穴：脾虚痰湿证加灸脾俞、丰隆。湿热蕴结证加内庭、侠溪。气滞湿阻证加三阴交、太冲。阴虚内热证加然谷、内庭。气滞血瘀证加支沟、膈俞。

随症配穴：恶心、呕吐者，加内关、公孙。黄疸较重者，加三阴交、阴陵泉、胆俞。大便秘结者，加支沟、天枢。腹水者加神阙隔生甘遂灸。

（2）耳针法

针方：皮质下、脑干、胰腺、胃、十二指肠、腹，轮4～6反应点。

恶心呕吐加贲门、胃；呃逆加耳中；便秘加大肠、便秘点。毫针刺，中强度刺激，每次留针30分钟，间歇运针2～3次，10次为一疗程。或用揿针埋藏或王不留行籽贴压，每3～5日更换一次。

（3）推拿法

取穴大椎、肩井、脾俞、胃俞、中脘、气海、天枢、足三里等。能扶正固本，理气止痛。适用于胰腺癌腹痛、腹胀、恶心呕吐。

6.胰腺癌并发症及放化疗副反应的中医外治疗法

（1）呕吐

外治处方：法半夏100 g，公丁香50 g，苏梗50 g，吴茱萸50 g，干姜50 g。

外治方法：以上药物打粉，取药粉20 g用鸡蛋清调匀，放置10～15分钟；取神阙、中脘、足三里、涌泉穴为贴敷部位，将已调好的药物均匀涂抹于小纱布，敷于上述三穴位处，用胶布固定。早晚各1次，每次3小时，1周为一疗程。

（2）腹腔积液

外治处方：大戟100 g，甘遂100 g，芫花100 g，商陆100 g，麝香1 g。

外治方法：以上药物打粉，取药粉15g用鸡蛋清调匀，放置10～15分钟；取神阙、大肠腧、小肠腧穴为贴敷部位，将已调好的药物均匀涂抹于小纱布，敷于上述三穴位处，用胶布固定。早晚各1次，每次6小时，1周为一疗程。

（3）癌性疼痛

外治处方：蟾酥100g，蜈蚣5条，冰片20g，麝香1g。

外治方法：以上药物打粉，取药粉10g用鸡蛋清调匀，放置10～15分钟；取神阙、阿是穴为贴敷部位，将已调好的药物均匀涂抹于小纱布，敷于上述穴位处，用胶布固定。早晚各1次，每次6小时，1周为一疗程。

（4）化疗后肢端神经损害

外治处方：桂枝5g，红花5g，乳香10g，没药10g，细辛5g，姜黄5g，透骨草10g，伸筋草15g，鸡血藤10g。

外治方法：将上药加入清水500～1000mL浸泡20～30分钟，然后取浓煎取药汁400mL；将药汁加温水稀释至2000mL左右，然后置入恒温桶中，温度设置为40℃，然后足浴或手浴20～30分钟；每日2次，2周为一疗程。

（5）放化疗后白细胞减少

艾灸取穴：神阙、气海、关元、足三里。

操作：每个穴位灸20～30分钟，每天1次，7天为一疗程，视患者病情行1～2个疗程。

（二）西医治疗

胰腺癌的主要治疗包括手术、化疗和放射治疗，其他治疗包括介入治疗、姑息治疗与营养支持等。对于无远处转移、局部病灶可切除患者，建议优先手术切除，并行术后辅助化疗；对于潜在可切除患者，建议新辅助化疗或放化疗后行手术切除；对于局部晚期不可手术切除，患者身体状况良好可以耐受化疗者，可采取全身化疗。切除后复发者，亦可考虑全身化疗。对于身体状况较差，肿瘤广泛转移者，以姑息治疗为主。目的在于预防并缓解痛苦，提高生活质量。

1.手术治疗

外科手术治疗有严格的适应证。术前进行多学科讨论，明确临床病理分期诊断和并发症，把握可根治切除手术治疗、可能切除手术治疗、姑息性手术治疗的标准。

2.化疗治疗

根据患者肿瘤分期、分子标记物及体能状况的全面评估，制定合理的化疗方案。对于可根治切除手术的胰腺癌患者，积极行术后辅助化疗，推荐吉西他滨或氟尿嘧啶类药单药治疗；对于体能良好者，可以考虑联合。对于可能切除的胰腺癌患者，可以通过新辅助化疗降期后，再行手术治疗。对于不可切除的晚期胰腺癌患者，积极化疗有利于减轻症状、延长生存期。到目前为止，吉西他滨仍然是胰腺癌的标准一线化疗方案，氟尿嘧啶如替吉奥、5-氟尿嘧啶等已成为胰腺癌的基本化疗药物。由于全身静脉化疗的严重毒副作用，限制了剂量的增加，影响了疗效的提高。近年来，改全身静脉化疗为区域灌注化疗或间质化疗，使药物在胰腺癌局部具有较高的浓度和作用时间，临床疗效有所提高，但给药不便限制了临床使用。

3.放射治疗

放射治疗可分为术前放疗、术中放疗、术后放疗及局部晚期胰腺癌同步放化疗。以吉西他滨或氟尿嘧啶类药物为基础的同步放化疗，为局部晚期胰腺癌的标准治疗手段。

4.分子靶向治疗

分子靶向药物如厄洛替尼、尼妥珠单抗等已在临床上应用，但目前还不能单独作为晚期胰腺癌的一线治疗药物。

5.其他治疗

短波深部加热治疗肿瘤、激素治疗等在胰腺癌的治疗中，起到提高疗效、减轻患者病痛的作用。

（三）中西医结合治疗

1.手术与中医药结合治疗

根治手术或姑息性手术，结合中药治疗，可以提高患者的免疫力，预防术后复发，延长生存期。胰腺癌术后方，以健脾和胃、益气养血为治则。

处方：生黄芪30 g，党参15 g，陈皮10 g，枳壳10 g，半夏10 g，厚朴10 g，石斛15 g，砂仁6 g，鸡内金10 g，炙甘草6 g，焦三仙30 g（各）。

加减：阴虚者加沙参、麦冬、生地黄；腹胀加莱菔子、大腹皮；便干加火麻仁；便溏加白术、茯苓。

2.化疗与中医药结合治疗

健脾益气中药，可减轻化疗毒副反应，提高化疗药物的疗效。如减轻化疗引起的恶心呕吐、食欲不振，提升骨髓抑制引起的红细胞、白细胞和血小板低下，改善疲倦、乏力等症状。

处方：生黄芪30 g，太子参30 g，白术10 g，云苓10 g，法半夏10 g，鸡血藤20 g，枸杞子15 g，菟丝子15 g，女贞子15 g，黄精10 g，沙参20 g，焦三仙30 g（各）。

3.放疗与中医药结合治疗

根治手术后采用放疗者，以疏肝健脾、益气滋阴中药治疗，能够增加肿瘤对放射线的敏感性，减轻放射线热毒伤阴，对提高远期生存具有一定意义。

处方：天冬10 g，麦冬10 g，北沙参20 g，石斛10 g，黄芪30 g，白芍10 g，白术10 g，茯苓15 g，柴胡5 g，陈皮10 g。

（四）疗效标准

1.WHO实体瘤疗效评价标准

（1）完全缓解：可见肿瘤消失并持续1个月以上。

（2）部分缓解：肿瘤两个最大的相互垂直的直径乘积缩小50%以上并持续1个月以上。

（3）稳定：肿瘤两个最大的相互垂直的直径乘积缩小不足50%，增大不超过25%并持续1个月以上。

（4）恶化：肿瘤两个最大的相互垂直的直径乘积增大不超过25%。

2.生活质量评价标准

手术和放、化疗治疗后的疗效评价以生活质量改善为标准，采用EORTC（欧洲癌症治疗研究组织）-QLQ-C30量表第三版（见附录1），该表为自评式生活质量表，共30个项目，包括6个功能量表：躯体功能、角色功能、认知功能、情绪功能、社会功能、总体健康状况等。它从机体功能、心理状态、社会状态和自觉状态等多个角度对患者进行评价。

评价方法：于治疗前和各个观察周期分别将上述六个评价项目的各分值相加，得出各个项目的总得分，疗效百分比=（治疗前总得分-治疗后总得分）÷治疗前总得分×100%。

显效：积分减少≥75%。

有效：50%≤积分减少<75%。

稳定：25%≤积分减少<50%。

无效：积分减少<25%。

（岳双冰）

# 第九章　胆囊癌

## 一、概述

胆囊癌是指原发于胆囊的恶性肿瘤。胆囊癌占据胆道恶性肿瘤的首位，是最常见、最具有侵袭性的胆道恶性肿瘤。临床症状以右上腹疼痛、黄疸为主，伴有食欲减退、乏力、恶心等症。中医根据其临床表现，将其归属于"黄疸""胁痛""积聚""症瘕"等范畴。

## 二、西医病因病理

### （一）病因

胆囊癌的病因尚不确定，可能是多种因素的综合作用，而主要因素可能与胆道疾病有关，其他相关的危险因素，包括年龄、性别、饮食等因素。

#### 1.疾病因素

胆囊癌的发生，与胆道疾病有密切关系，如胆囊结石、慢性胆囊炎、胆囊腺瘤、胆囊息肉、胆囊钙化等。可能是因为结石的慢性刺激、炎症、胆固醇代谢异常和胆汁的刺激作用，使黏膜增生、变性，继而发生癌变。胆道恶性肿瘤中，有70%～90%患者有胆结石；而胆结石患者中胆囊癌者占3%～14%。胆囊息肉是公认的癌前病变，息肉的大小与癌变之间有相关性，直径＞1.2 cm的息肉癌变率明显升高，约有25%。目前认为，胆囊慢性炎症伴有黏膜的不均匀钙化、点状钙化或多个细小钙化，属癌前病变。胆囊壁因钙化而形成的瓷性胆囊，与胆囊癌有高度相关性，约有25%的癌变率。

#### 2.饮食因素

高热量饮食由于摄取过多的单糖或双糖类，使胆汁的构成发生改变，从而增加胆囊癌的危险性。肥胖引起的代谢综合征可增加患胆囊癌的风险。化学物质如亚硝酸盐的致癌性早已成为共识，动物实验提示胆囊癌可能是胆石和二甲基亚硝胺共同作用的结果。

#### 3.遗传与性别、年龄因素

遗传因素是胆囊癌的重要危险因素，有胆囊癌家族史者，发病风险增加，有胆囊结石家族史者，发病风险亦增加。本病的发病年龄主要分布在55～65岁之间，具有明显的性别差异，女性的发病率高于男性，约比男性高3倍。

（二）病理

大体分型：结节型、乳头型、硬化型。病理组织学分类，95%以上为腺癌，其他包括腺鳞癌、鳞状细胞癌、未分化癌、神经内分泌癌等。

### 三、中医病因病机

中医学认为，胆为"奇恒之府""中精之府"。胆附于肝，与肝互为表里，扼守消化之要冲。胆储胆汁，胆汁疏泄下行，注入肠中，有助于饮食的消化与吸收，起到传化水谷与糟粕的作用，它的功能以通降下行为顺。

（一）病因

1.饮食不节

饥饱失常，过食肥甘厚腻，损伤脾胃，运化失调，致湿浊内生、邪毒留滞，郁而化热，熏蒸肝胆，胆腑中清功能失常，通降不利，胆汁外溢，浸淫肌肤，发为黄疸；湿热蕴结，气机阻滞，发为腹痛或积块。

2.情志内伤

情志抑郁，或暴怒伤肝，肝气不舒，气机不畅，胆气不通，胆汁外溢，浸淫肌肤，发为黄疸；气机阻滞，脉络受阻，血行不畅，气血瘀滞，日久而成症瘕。

3.他病传变

诸如黄疸、砂石等症，经久不愈，湿热瘀结，可成积成瘤。

（二）病机

本病的病位在胆，涉及肝肾、脾胃，尤以肝胆为主。病机是脾胃受损，肝气郁结，胆失通降，疏泄不利，肝胆瘀滞，加之痰湿互结，湿热交蒸，瘀毒内蕴，结于胆府，乃成疾病。病机关键为肝胆瘀滞，湿热蕴结；而脾肾不足，气血两亏是发病内因。

### 四、西医诊断

（一）病史采集

1.危险因素

注意与胆囊癌发病相关的危险因素，如肥甘厚腻饮食，胆结石、胆息肉、胆囊炎等胆道疾病病史、家族史等。

2.症状

右上腹及中上腹不适及疼痛，消化不良如厌油腻、胃纳差，发热，大便浅黄或陶土色，尿色深黄。

（二）体格检查

1.全身检查

皮肤、巩膜黄染，进行性消瘦。黄疸往往出现在右上腹部疼痛之后，多在晚期出现，呈持续性发展，多为阻塞性黄疸。

2.专科检查

右上腹可触及肿大之胆囊，肝脏肿大，腹部肿块，腹水。

（三）辅助检查

1.实验室检查

包括血常规、肝功能、肿瘤标记物等。胆囊癌晚期出现黄疸，血清胆红素水平升高；但是在无黄疸的病人中，约有2/3的血清碱性磷酸酶升高。目前尚未发现胆囊特异的肿瘤标志物，较常用的有血清癌胚抗原（CEA）及糖链抗原CA199、糖蛋白抗原CA50测定。

2.超声检查

腹部彩色多普勒超声检查，是筛查胆囊癌最直接、最普遍的检查方法。对肿瘤诊断的准确率可达80%。内镜超声检查，能更精确地显示胆囊腔内肿块及其浸润囊壁结构和深度，及对肝脏、胆道侵犯的情况。

3. CT检查

对胆囊癌的准确率为83.0%～93.3%，可显示胆囊壁侵犯程度及邻近脏器受累情况及腹腔淋巴结转移情况。

4.MRI检查

对胆囊癌的准确率为84.9%～90.4%，可诊断肿瘤大小、肝脏侵犯程度、是否合并胆管扩张、血管侵犯、腹腔淋巴结转移及远处转移等。

5.PET检查

它是胆囊癌重要的补充诊断手段，灵敏度高，可发现胆囊癌早期病变，并可检出直径≤1.0 cm的转移淋巴结和转移病灶。

（四）临床分期

1.TNM分期（AJCC 2010）

（1）T：原发肿瘤

$T_{is}$：原位癌。

$T_1$：肿瘤侵犯黏膜固有层或肌层。

$T_{1a}$：肿瘤侵犯黏膜固有层。

$T_{1b}$：肿瘤侵犯肌层。

$T_2$：肿瘤侵犯肌层周围结缔组织，但未突破浆膜层或侵犯肝脏。

$T_3$：肿瘤突破浆膜层（脏腹膜），和/或直接侵犯肝脏，和/或侵犯肝外1个相邻的脏器或组织结构，例如胃、十二指肠、结肠、胰腺、网膜或肝外胆管。

$T_4$：肿瘤侵犯门静脉主干，或肝动脉，或2个以上的肝外脏器或组织结构。

（2）N：区域淋巴结

$N_x$：区域淋巴结无法评估。

$N_0$：无区域性淋巴结转移。

$N_1$：胆囊管、胆总管、肝动脉、门静脉周围淋巴结转。

$N_2$：腹腔干周围淋巴结、胰头周围淋巴结、肠系膜上动脉周围淋巴结、腹主动脉周围淋巴结等。

（3）M：远处转移

$M_0$：肿瘤无远处转移。

$M_1$：肿瘤有远处转移。

2.临床病理分期

表15　临床病理分期表

| 分期 | T | N | M |
|---|---|---|---|
| 0期 | $T_{is}$ | $N_0$ | $M_0$ |
| Ⅰa期 | $T_{1a}$ | $N_0$ | $M_0$ |
| Ⅰb期 | $T_{1b}$ | $N_0$ | $M_0$ |
| Ⅱ期 | $T_2$ | $N_0$ | $M_0$ |
| Ⅲa期 | $T_3$ | $N_1$ | $M_0$ |
| Ⅲb期 | $T_{1\sim3}$ | $N_1$ | $M_0$ |
| Ⅳa期 | $T_4$ | $N_{0/1}$ | $M_0$ |
| Ⅳb期 | 任何T | $N_2$ | $M_0$ |
|  | 任何T | 任何N | $M_1$ |

（五）诊断要点

1.症状

临床有右上腹不适或疼痛，食欲减退，小便色深，贫血消瘦、体重下降。特别是50岁以上中老年人且患有胆囊结石、慢性胆囊炎、胆囊息肉等，病史有5年以上病史，近期症状加重，出现右上腹部持续性疼痛者，更应提高警惕。

2.体征

注意胆囊癌三联征：上腹痛、右上腹肿块、黄疸。

3.实验室检查

可见血清胆红素明显升高，有肝功能的异常，转氨酶、血清碱性磷酸酶升高等。肿瘤标志物CEA、CA199、CA50等可见升高。

4.B超、上腹部CT及MRI

可直接显示肿瘤的部位及大小或肝内外胆道的扩张情况及胆囊大小。

5.活体组织检查

对高度疑似病例，应进行手术探查活体组织检查。

6.PEC 和/或 ERCP

主要用于梗阻性黄疸的病人，可发现早期胆囊癌，了解胆道梗阻的部位。

### 五、中医辨证

（一）辨证要点

1.辨虚实

本病属本虚标实，多表现为虚实夹杂的复杂证候。发病初期正气未虚，以邪实为主要症候表现，如气滞、痰湿、肝胆湿热等；久病脾肾阳气受损或先天不足在发病早期即出现以正虚为主的症候，属虚者多为脾胃气虚或气血两虚之证。

2.辨主症

本病常常因主要症状不同，归属"黄疸""症积""腹痛"等病证。黄疸多为湿热蕴结，日久成毒，湿热熏蒸肝胆，而致胆汁疏泄失常，胆液不循常道外溢肌肤，或下注膀胱而发为阳黄；寒湿凝滞，胆液为寒湿所阻，则出现阴黄。上腹部疼痛多为气滞、痰湿、瘀毒交结，腑气不通或经络不通所致。腹部包块多为气滞血瘀或痰瘀搏结。进行性消瘦、食欲减退等多因脾胃受损，而致受纳、运化失调，水谷精微不化，气血生化乏源所致。

（二）中医证型

1.肝郁气滞证

证候：右上腹胀痛或闷痛，可触及包块，目黄、身黄、小便黄，低热，纳差，乏力，舌质黯淡，苔薄，脉弦。

2.肝胆湿热证

证候：右上腹胀痛，痛无休止，牵至右肩背，或右上腹包块，疼痛拒按，身目黄染，或往来寒热，口苦咽干，恶心呕吐，大便秘结，小便短赤。舌质红，苔黄腻，脉弦滑。

3.瘀毒内结证

证候：右上腹胀痛或刺痛，或见包块，疼痛拒按，或见身目黄染，纳呆，恶心，小便黄，大便秘结，舌质黯红，有瘀斑，脉弦或沉涩。

4.脾虚湿阻证

证候：右上腹隐痛或胀痛，缠绵不休，右上腹包块明显，全身黄染，色泽黯淡，神疲乏力，面色无华，面目浮肿，畏寒肢冷，脘闷腹胀，纳差便溏。舌质淡胖，苔白腻，脉沉细。

### 六、鉴别诊断

（一）西医鉴别诊断

**1.胆囊息肉**

可有食欲不振、厌油腻、上腹不适感等消化道症状，但症状和体征不明显，多无黄疸、右上腹包块，不发生恶病质。实验室检查肝功能、肿瘤标志物等有助于鉴别。

**2.慢性胆囊炎**

临床症状与胆囊癌早期难以区分，均可表现食欲不振、消化不良等，影像表现与胆囊癌也有相似之处，彩超检查为首选检查手段，必要时行CT或MRI增强检查有助于鉴别。

**3.胰腺癌**

腹痛位于上腹部，脐周，或右上腹部，性质为绞痛，阵发性或持续性进行性加重的疼痛，向腰背部放射，亦可向前胸及右肩胛部放射；体重减轻，迅速而显著；血糖增高伴有糖尿，血清淀粉酶增高。

**4.胆管癌**

疼痛部位及性质与胆囊癌难以区分，胆管癌的梗阻性黄疸发生更早，黄疸发展更快，常伴有皮肤瘙痒，彩超、CT、MRI有助于鉴别。

（二）中医类证鉴别

**1.瘕聚**

瘕聚为腹部脐下有块，结块无形，推之可移，时聚时散，痛无定处，其为腑病，属气分，病程短，病情轻。

**2.胁痛**

胁痛是自觉一侧或两侧胁肋部疼痛的病证，其病位在肝胆，病机为肝络失和，其病理变化可归结为"不通则痛"与"不荣则痛"两类。

**3.伏梁**

伏梁是指心下至脐部周围有包块，大如手臂，上下左右皆有根，推不移，久不愈，大多由于气血结滞所致。

### 七、治疗

（一）西医治疗

胆囊癌是一种具有侵袭性的恶性肿瘤，预后差。外科治疗是胆囊癌的最佳治疗措施，但是只有约25%的胆囊癌患者有手术治疗机会；放疗及化疗仅仅作为胆囊癌手术治疗的辅助疗法。

**1.手术治疗**

根治性手术是原发性胆囊癌患者获得治愈可能性的唯一方法。外科切除手术不仅发挥着治疗作用，而且有助于肿瘤分期、评判预后。外科手术方式的选择是基于胆囊癌的TNM分期：根据不同T分期的肿瘤入侵肝脏的途径和范围，确定肝切除范围；根据淋巴结受累的路径，确定淋巴结清扫范围；根据胆囊管切缘活组织检查结果，处理肝外胆管等。失去根治性手术机会的晚期胆囊癌患者，姑息性手术治疗的目的，仅限于解除胆道及消化道梗阻。

2. 放化疗治疗

胆囊癌对各种化疗药物均不敏感，对放疗有一定的敏感性。目前尚无统一的放、化疗标准。基于目前现有的研究报告，2015版指南提出以下建议方案：对于 $T_1N_0$ 期患者，$R_0$ 切除后无须化疗或放疗；对于 $T_2$ 期以上患者，$R_1$ 切除或淋巴结阳性，建议术后化疗和/或放疗；对于无法切除的局部晚期患者或远处转移患者，可选择姑息性化疗和/或放疗。

3. 介入治疗

介入治疗主要有介入性胆道引流术和区域性化疗及放疗两种方式。主要应用于晚期不能进行手术的患者，做对症性治疗和姑息性治疗，可给部分患者创造机会争取Ⅱ期手术切除，达到延长生命和改善生存质量的目的。

（二）中医治疗

1. 辨证论治

（1）肝郁气滞证

治则：疏肝利胆，理气导滞。

方药：大柴胡汤加减。

组成：柴胡10 g，黄芩10 g，法半夏10 g，枳实10 g，厚朴10 g，大黄10 g，白芍10 g，赤芍15 g，茵陈30 g，虎杖15 g，栝楼15 g，半枝莲30 g。

加减：腹痛甚者，加元胡、川楝子、郁金；气郁化火，口干口苦，溺黄便秘者，加丹皮、栀子、黄连；便溏者，加茯苓、山药、白术等。

（2）肝胆湿热证

治则：清热化湿，利胆退黄。

方药：龙胆泻肝汤合茵陈蒿汤加减。

组成：龙胆草10 g，茵陈30 g，黄芩12 g，柴胡10 g，车前草10 g，蒲公英30 g，山栀15 g，大黄10 g（后下），白花蛇舌草30 g。

加减：腹痛者加香附、川楝子，恶心呕吐严重者，加旋覆花、代赭石；口干欲饮者加生地、麦冬。

（3）瘀毒内结证

治则：活血化瘀，解毒散结。

方药：龙胆泻肝汤合桃红四物汤加减。

组成：龙胆草15 g，茵陈30 g，黄芩10 g，泽泻15 g，丹皮10 g，桃仁10 g，红花10 g，赤芍15 g，当归15 g，白花蛇舌草30 g，半枝莲30 g，半边莲30 g。

加减：腹痛甚者，加元胡、川楝子、枳壳；腹胀者，加莱菔子、厚朴、大腹皮等。

（4）脾虚湿阻证

治法：健脾和胃，利湿退黄。

方药：参苓白术散加减。

组成：党参30 g、白术20 g、茯苓25 g，山药20 g，扁豆30 g，砂仁10 g，泽泻10 g，苡仁30 g，茵陈30 g，陈皮6 g，炙甘草6 g。

加减：纳差者，加山楂、炒二芽、鸡内金、神曲；腹胀者加大腹皮、槟榔、枳壳。

2.静脉注射中成药

（1）康莱特注射液：静脉滴注200 mL，每日1次，20天为一疗程，间隔3～5天，可进行下一疗程。功能主治：益气养阴，消症散结。用于气阴两虚、脾虚湿困证型的中、晚期胆囊癌的治疗。

（2）艾迪注射液：静脉滴注，每次500～100 mL，以0.9%生理盐水或5%～10%葡萄糖注射液400～450 mL稀释后使用，每日1次，30天为一疗程。功能与主治：清热解毒，消症散结。可用于瘀血内结及正虚毒炽型胆囊癌。

（3）鸦胆子油乳注射液：静脉滴注，每次10～30 mL，以0.9%生理盐水250 mL稀释后使用，每日1次，30天为一疗程。功能主治：清热凉血，解毒消瘤。用于胆囊癌热毒炽盛证。

（4）蟾酥注射液：缓慢静滴，每次10～20 mL，用5%葡萄糖注射液500 mL稀释后缓慢滴注，每日1次，30天为一疗程。功能主治：清热解毒，可用于瘀热内结型的胆囊癌。

（5）复方苦参注射液：成分为苦参、土茯苓。静脉滴注，12～20 mL加入0.9%生理盐水200 mL中，每日1次；或8～10 mL加入100 mL生理盐水中滴入，每日2次，用药总量200 mL为一疗程。功能与主治：清热利湿，凉血解毒，散结止痛。用于癌性疼痛及出血。有一定的抗肿瘤作用；对轻、中度癌痛有一定疗效。

（6）清开灵注射液：成分为牛黄、郁金、栀子、黄芩、麝香、珍珠等。每次40～100 mL，加入5%葡萄糖注射液250～500 mL内静脉滴注，每日1次，30天为一疗程。具有清热解毒，醒脑开窍之功效，用于胆囊癌之肝胆实热证。

（7）参芪扶正注射液：成分为党参、黄芪。用法：静脉滴注，每日1瓶，7～10天为一疗程。功能主治：益气扶正。用于气虚证患者，提高气虚证肿瘤患者的免疫功能、改善气虚症状及生存质量。

（8）康艾注射液：成分为黄芪、人参、苦参素。静脉滴注，40～60 mL，用5%葡萄糖注射液或0.9%生理盐水250～500 mL稀释后使用，每日1～2次，30天为一疗程。功能主治：益气扶正，增强机体免疫功能。

（9）香菇多糖注射液：静脉滴注，1 mg加入0.9%生理盐水或5%葡萄糖注射液250～500 mL中，每周2次，8周为一疗程。能提高肿瘤患者机体免疫能力，改善患者生活质量。

（10）人参多糖注射液：肌肉注射，每次4 mL，每日2次。有提高化疗药物疗效及减轻其毒副反应作用，能提高机体免疫能力，适用于各种肿瘤。

3.口服中成药

（1）平消胶囊：口服，每次1.68 g，每日3次，3个月为一疗程。有清热解毒，化瘀散结抗肿瘤的功效，适于各期胆囊癌。

（2）安替可胶囊：口服，每次0.44 g，每日3次，饭后服用；一疗程6周，或遵医嘱。有软坚散结，解毒定痛，养血活血的功效。

（3）槐耳颗粒：口服，每次20 g，每日3次，1个月为一疗程，或遵医嘱。适用于各期胆囊癌。

（4）至灵胶囊：口服，每次2～3粒，每日2～3次，或遵医嘱。适用于各期胆管癌。

4.辨证协定处方

（1）扶正消瘤汤

处方：生黄芪30 g，党参30 g，陈皮10 g，法半夏5 g，百合30 g，莪术10 g，半枝莲15 g，白花蛇舌草15 g，仙鹤草15 g，猪苓30 g，山慈菇20 g，黄药子10 g，三棱10 g。

功效：益气健脾，消瘤散结。

主治：用于各种恶性肿瘤，属正虚邪实者。配合手术、放化疗，可增强免疫、减毒增效，预防复发。

（2）滋阴益气汤

处方：生黄芪30 g，党参30 g，太子参15 g，生地黄20 g，山药20 g，麦冬10 g，五味子10 g，柴胡5 g，陈皮10 g，茯苓20 g，甘草5 g。

功效：益气养阴。

主治：用于各种恶性肿瘤在放化疗后热毒耗气伤阴，或恶性肿瘤中晚期，气阴两虚证。

5.针灸推拿治疗

（1）毫针法

针方：章门、期门、胆俞、内关、公孙。

操作：毫针刺，补泻兼施。每日1次，每次留针30分钟，10次为一疗程。

随症配穴：疼痛者，加外关、足三里、支沟、阳陵泉；黄疸较重者，加三阴交、阴陵泉、胆俞；腹水加气海、三阴交、水道；恶心、呕吐者，加内关、公孙。

（2）耳针法

针方：交感、神门、肝、胆、皮质下、内分泌。

操作：毫针刺，中强度刺激，每次留针30分钟，间歇运针2～3次，10次为一疗程。或用揿针埋藏或王不留行籽贴压，每3～5日更换一次。

随症配穴：恶心呕吐加贲门、胃；便秘加大肠、便秘点。

（3）推拿法

取穴脾俞、胆俞、肝俞、气海、关元、中脘、天枢、足三里等。能扶正固本，理气止痛。适用于胆囊癌腹痛、腹胀、恶心呕吐。

6.胆囊癌并发症的中医外治疗法

（1）呕吐

外治处方：法半夏100g，公丁香50g，苏梗50g，吴茱萸50g，干姜50g。

外治方法：以上药物打粉，取药粉20g用鸡蛋清调匀，放置10～15分钟；取神阙、中脘、足三里、涌泉穴为贴敷部位，将已调好的药物均匀涂抹于小纱布，敷于上述三穴位处，用胶布固定。早晚各1次，每次3小时，1周为一疗程。

（2）腹腔积液

外治处方：大戟100g、甘遂100g、芫花100g、商陆100g、麝香1g。

外治方法：以上药物打粉，取药粉15g用鸡蛋清调匀，放置10～15分钟；取神阙、大肠腧、小肠腧穴为贴敷部位，将已调好的药物均匀涂抹于小纱布，敷于上述三穴位处，用胶布固定。早晚各1次，每次6小时，1周为一疗程。

（3）癌性疼痛

外治处方：蟾酥100g，蜈蚣5条，冰片20g，麝香1g。

外治方法：以上药物打粉，取药粉10g用鸡蛋清调匀，放置10～15分钟；取神阙、阿是穴为贴敷部位，将已调好的药物均匀涂抹于小纱布，敷于上述穴位处，用胶布固定。早晚各1次，每次6小时，1周为一疗程。

（五）疗效标准

1.WHO实体瘤疗效评价标准

（1）完全缓解（CR）：可见肿瘤消失并持续1个月以上。

（2）部分缓解（PR）：肿瘤两个最大的相互垂直的直径乘积缩小50%以上并持续1个月以上。

（3）稳定（SD）：肿瘤两个最大的相互垂直的直径乘积缩小不足50%，增大不超过25%并持续1个月以上。

· 202 ·</cite>

（4）恶化：肿瘤两个最大的相互垂直的直径乘积增大不超过25%。

2.生活质量评价标准

手术和放、化疗治疗后的疗效评价以生活质量改善为标准，采用EORTC（欧洲癌症治疗研究组织）-QLQ-C30量表第三版（见附录1），该表为自评式生活质量表，共30个项目，包括6个功能量表：躯体功能、角色功能、认知功能、情绪功能、社会功能、总体健康状况等。它从机体功能、心理状态、社会状态和自觉状态等多个角度对患者进行评价。

评价方法：于治疗前和各个观察周期分别将上述六个评价项目的各分值相加，得出各个项目的总得分，疗效百分比=（治疗前总得分-治疗后总得分）÷治疗前总得分×100%。

显效：积分减少≥75%。

有效：50%≤积分减少＜75%。

稳定：25%≤积分减少＜50%。

无效：积分减少＜25%。

（岳双冰）

# 第十章　子宫颈癌

## 一、概述

子宫颈癌多是宫颈阴道或宫颈管内的上皮细胞所发生的癌变，最常见的病理类型是鳞型细胞浸润癌，其次是来自宫颈内膜的腺癌以及少见的腺鳞癌、透明细胞癌等。本病属于中医"崩漏""五色带下""症瘕"等范畴。在中医学无宫颈癌的病名，但有类似子宫颈癌的记载。

子宫颈癌是仅次于乳腺癌的第二位常见的妇科恶性肿瘤，在女性生殖道恶性肿瘤中其发病率居第一位。好发于社会经济地位低下的妇女，可能和性卫生、人乳头瘤病毒感染、早婚、吸烟等有关。据统计，宫颈癌全世界每年新发病例约46.6万，80%来自发展中国家，其中约13万在中国。美国2007年预计将有大约11150例新发宫颈癌患者，并且将有3670例患者死亡。100年来子宫颈癌诊治研究，及近50年来国内外普遍开展的宫颈癌普查普治，使宫颈癌的发病率和病死率均有明显下降，早期宫颈癌已达满意疗效。但近年来地区增长及宫颈癌年轻化的趋势十分明显。为提高晚期癌疗效，近10年来国内外学者致力于宫颈癌的综合治疗并取得了一定的疗效。

## 二、西医病因病理

### （一）病因

宫颈癌的确切病因尚不明确，经过多年大量研究，认为与下列因素有关：

1.性行为和婚产情况

婚产情况及性行为与宫颈癌密切相关。如早婚、性生活紊乱、性生活过早、早年娩、密产、多产等因素导致宫颈癌的危险性增加。

2.病毒因素

宫颈癌具有性传播疾病的特点，提示性传播疾病与宫颈癌可能存在病因联系。近年来的实验研究和流行病学调查证实，通过性传播的病毒致癌的可能性最大。

3.其他因素

常包括种族、社会经济地位、孕产史以及食物、吸烟和宿主的遗传。

（二）病理

子宫颈分为颈管及宫颈阴道部。颈管被覆单柱状黏液上皮，宫颈阴道部被覆非角化鳞状上皮，宫颈鳞状上皮和柱状上皮的交接部位在宫颈外口，宫颈癌的组织发生总是位于宫颈鳞状和柱状腺体上皮的转化区，即活跃的鳞状和柱状上皮交界处。

1.原位癌

鳞状上皮全层均为不典型增生细胞；上皮分层结构消失，细胞极性消失；基底膜完整，不典型增生细胞可沿腺体基底膜及柱状上皮之间生长，但无间质浸润。

2.早期浸润癌

是指临床前宫颈癌，为临床分期中的Ia期宫颈癌，肉眼未见癌灶，仅在显微镜下可见浸润癌。

3.宫颈浸润性癌

主要组织类型为鳞癌（占70%）、腺癌（占20%）、腺鳞癌（占8%～10%），其他罕见的宫颈癌有小细胞未分化癌、腺样基底细胞癌、腺样囊性癌、腺肉瘤等。根据分化程度宫颈鳞癌、腺癌可分为高分化（Ⅰ级）、中分化（Ⅱ级）、低分化（Ⅲ级）3级。

4.病理形态

宫颈癌的大体病理形态有3种：

（1）外生型：一般来自宫颈外口，向外生长形成息肉、乳头状或菜花状肿物。肿瘤体积较大，但浸润宫颈组织线。可侵犯阴道，较少侵犯宫颈旁组织，故预后相对较好。

（2）内生型：来自颈管或从外口长出后向颈管内生长，浸润宫颈深部组织，宫颈增大成桶状或浸透宫颈达宫颈旁组织，此类型预后差。

（3）溃疡型：上述2型合并感染坏死后可形成溃疡，特别是内生型，溃疡可很深，甚至宫颈及阴道穹隆肿瘤可溃烂、消失、形成大空洞。

**三、中医病因病机**

对子宫颈癌的病机，古代医学家认为"崩中"与冲任损伤有关，如巢氏《诸病源候论》说："崩中之病，是伤损冲任之脉……冲任气虚，不能统制经血，故忽然崩下……伤损之人，五脏皆虚者，故五色随崩俱下。"后金元李东垣指出："妇人崩中者，由脏腑损伤，冲任二脉气血俱虚故也，二脉为经脉之海，血气之行，外循经络，内荣脏腑，若气血调适，经下依时，若劳动过极，脏腑俱伤，冲任之气虚不能制约其经血，故忽然而下，谓之崩中暴下。"肝、肾两脏与冲任密切关联，故崩漏与肝、肾受损有关；脾虚湿盛，湿郁化热，久遏成毒，湿毒下注，遂成带下。此病以七情所伤，肝郁气滞，冲任损伤，肝、脾、肾诸脏虚损为内因，外受湿热，或积冷结气、血寒伤络、瘀阻胞络所致。故此病以正虚冲任失调为本，湿热淤毒凝聚而成。古籍中还有"夫妇不睦，愤怒忧郁，遂病漏下，黄白如膏"，"下血未止而合阴阳，因漏不止，状如腐肉"的记载，说明七情所伤和性生活卫生亦与宫颈癌有关。

因此，中医认为该病的发生是多种原因综合的结果。或七情所伤，肝气郁滞，而生症瘕。或早婚多产，不节房事，肾阴亏虚，精血不足，以致冲任失养，或下血未止而合阴阳，或湿郁化火，久遏成毒，湿毒下注，遂成带下；或先天肾气不足，或早产、多产更损肾气。总之，可谓本病以正虚冲任失调为本，湿毒凝聚而成。

## 四、诊断

（一）病史采集

1.浸润前期的宫颈癌，可无症状，或仅有分泌物增多，粉色白带等宫颈糜烂的表现，部分患者可有接触出血（性交、阴道检查等）或排便后出血。

2.浸润癌主要表现为阴道不规则出血或米汤状的恶臭分泌物，晚期可有腰骶部疼痛、尿闭及肾功能不全等继发性症状。

（二）物理检查

1.体格检查

（1）癌前病变、原位癌及极早期浸润癌，宫颈光滑或为不同程度的糜烂，易有接触性出血。

（2）浸润癌可分为：

①外生型：菜花样、结节样，质脆、易出血。

②内生型：肥大，质硬，如桶状。

③晚期癌组织坏死脱落成溃疡空洞型。三合诊检查根据浸润程度可扪及主、骶韧带增粗，无弹性，甚至为"冰冻骨盆"。

2.辅助检查

（1）子宫颈刮片细胞学检查提示癌细胞存在。

（2）碘试验：不着色者为阳性，在该部位取活检。无阴道镜时可借助该试验发现异常部位。

（3）阴道镜检查：临床可疑或细胞学检查异常而又无明显的子宫颈癌体征时均应进行阴道镜检查，以协助定位，提高活检检出率。

（4）子宫颈活体组织检查：这是最可靠和不可缺少的方法，有钳取法、子宫颈管刮取法及子宫颈锥形切除法等，前两种常用。

（5）其他辅助检查：如胸片、静脉肾盂造影、膀胱镜、直肠镜、同位素肾图等视病情选择。

（三）诊断要点

1.病史

应详细询问病史，尤其是有无子宫颈细胞学结果异常或CIN治疗史。高危因素包括多个性伴侣、性传播性疾病史、长期应用免疫抑制药物或患有免疫抑制性疾病史、长期吸烟史、长期口服避孕药史和多年未行子宫颈癌筛查史等。

2.临床表现

CIN或早期子宫颈癌可以无任何症状。患者多有阴道出血或阴道分泌物增多。阴道出血可表现为性交后或妇科检查后接触性出血，非经期不规则阴道流血或绝经后阴道流血。阴道分泌物稀薄似水样或米泔水样，有腥味，可因癌组织坏死感染而呈恶臭味。晚期患者可出现盆腔疼痛、尿频、尿急、血尿、肛门坠胀、便血、下肢水肿和疼痛。终末期患者可出现发热、贫血、消瘦等恶病质表现。

3.妇科检查

（1）外阴检查：应观察有无新生物。

（2）阴道和子宫颈检查：应用窥阴器观察子宫颈及新生物大小、部位、形态，阴道穹隆和阴道壁是否受侵犯及浸润范围。CIN和早期子宫颈癌可无明显病灶，子宫颈呈光滑或糜烂状。外生型可见宫颈息肉状或菜花状新生物，质脆易出血。内生型可见宫颈增粗、质硬、呈桶状。

（3）双合诊及三合诊检查：应先行双合诊检查阴道壁和子宫颈，注意病灶部位、大小、质地、有无接触性出血。然后检查子宫体，再检查子宫双侧附件和宫旁组织，注意有无增厚和质地。最后行三合诊检查，主要注意检查盆腔后部及盆壁情况，了解子宫颈主、骶韧带和宫旁组织的厚度、弹性、有无结节形成、病灶是否已累及盆壁以及直肠壁、是否受到浸润等。

4.全身检查

除常规检查外，应注意全身浅表淋巴结有无肿大。特别是腹股沟区和锁骨上淋巴结。应注意脊肋角肾脏区有无压痛或包块。

（四）临床分期

1.宫颈癌临床分期（FIGO，2009）

（1）Ⅰ期：肿瘤严格局限于宫颈（扩展至宫体将被忽略）

Ⅰa：镜下浸润癌。间质浸润≤5 mm，水平扩散≤7 mm。

Ⅰa1：间质浸润≤3 mm，水平扩散≤7 mm。

Ⅰa2：间质浸润＞3 mm，且≤5 mm，水平扩散≤7 mm。

Ⅰb：肉眼可见病灶局限于宫颈，或临床前病灶＞Ⅰa期。

Ⅰb1：肉眼可见病灶最大径线≤4 cm。

Ⅰb2：肉眼可见病灶最大径线＞4 cm。

（2）Ⅱ期：肿瘤超过子宫颈，但未达骨盆壁或未达阴道下1/3

Ⅱa：无宫旁浸润。

Ⅱa1：肉眼可见病灶最大径线≤4 cm。

Ⅱa2：肉眼可见病灶最大径线>4 cm。

Ⅱb：有明显宫旁浸润。

（3）Ⅲ期：肿瘤扩展到骨盆壁和/或累及阴道下1/3和/或引起肾盂积水或肾无功能者

Ⅲa：肿瘤累及阴道下1/3，没有扩展到骨盆壁。

Ⅲb：肿瘤扩展到骨盆壁和/或引起肾盂积水或肾无功能者。

（4）Ⅳ期：肿瘤播散超出真骨盆或（活检证实）侵犯膀胱或直肠黏膜，疱状水肿不能分为Ⅳ期

Ⅳa：肿瘤播散至邻近器官。

Ⅳb：肿瘤播散至远处器官。

注：所有肉眼可见病灶甚至于仅仅是浅表浸润也都定为Ⅰb期。浸润癌局限于可测量的间质浸润，最大深度为5 mm，水平扩散不超过7 mm。无论从腺上皮或者表面上皮起源的病变，从上皮的基底膜量起，浸润深度不超过5 mm。浸润深度总是用mm来报告，甚至在这些早期（微小）间质浸润（0～1 mm）。无论静脉或淋巴等脉管浸润均不改变分期。直肠检查时肿瘤与盆腔间无肿瘤浸润间隙。任何不能找到其他原因的肾盂积水及肾无功能病例都应包括在内。

2.TNM国际分期（UICC，1992）

（1）T：原发肿瘤

$T_x$：原发肿瘤不能确定。

$T_0$：未发现原发肿瘤。

$T_{is}$：原位癌。

$T_1$：局限宫颈（扩展到宫体需除外）。

$T_{1a}$：临床前浸润癌，仅显微镜下诊断。

$T_{1a1}$：显微镜下间质侵犯较少。

$T_{1a2}$：从上皮基底向下侵犯，深度为≤5 mm，水平扩展为≤7 mm。

$T_{1b}$：肿瘤浸润>$T_{1a2}$。

$T_2$：癌侵犯超出子宫颈，但未累及盆壁或阴道下1/3。

$T_{2a}$：无子宫旁侵犯。

$T_{2b}$：有子宫旁侵犯。

$T_3$：癌已扩展至盆壁和/或累及阴道下1/3和/或引起肾盂积水或肾无功能。

$T_{3a}$：肿瘤侵犯阴道下1/3，未达盆壁。

$T_{3b}$：癌扩展至盆壁和/或引起肾盂积水或肾无功能。

$T_4$：癌侵犯膀胱或直肠黏膜和/或扩展至真骨盆外。

（2）N：区域淋巴结

$N_x$：区域淋巴结转移不能确定。

$N_0$：无区域淋巴结转移。

$N_1$：有区域淋巴结转移。

（3）M：远处转移

$M_0$：无远处转移。

$M_1$：有远处转移。

3.TNM临床分期

表16　TNM临床分期表

| 分期 | T | N | M |
|---|---|---|---|
| 0期 | $T_{is}$ | $N_0$ | $M_0$ |
| Ⅰa期 | $T_{1a}$ | $N_0$ | $M_0$ |
| Ⅰb期 | $T_{1b}$ | $N_0$ | $M_0$ |
| Ⅱa期 | $T_{2a}$ | $N_0$ | $M_0$ |
| Ⅱb期 | $T_{2b}$ | $N_0$ | $M_0$ |
| Ⅲa期 | $T_{3a}$ | $N_0$ | $M_0$ |
| Ⅲb期 | $T_{1\sim3b}$ | $N_1$ | $M_0$ |
| Ⅳa期 | $T_4$ | 任何N | $M_0$ |
| Ⅳb期 | 任何T | 任何N | $M_1$ |

（五）中医分型

1.肝郁气滞证

主要证候：①胸腹胀满，窜及两胁，情志不遂加重；②心烦易怒，情绪郁闷；③脉弦。

次要证候：①口干咽苦；②舌质黯红，苔薄白或微黄；③白带微黄或夹血性；④阴道流血或有瘀块。

具备主证2项及次证2项，或主证第1项或第2项加次证2项。

2.湿热淤毒证

主要证候：①带下赤白或如米泔或黄水，或如脓似血，气臭；②便秘溲黄；③舌质黯红，苔黄腻；④阴道流血量多舌黯有瘀块。

次要证候：①纳呆脘闷；②少腹胀痛；③脉弦数。

具备主证3项及次证1项或主证2项及次证2项。

3. 肝肾阴虚证

主要证候：①眩晕耳鸣、腰膝酸软；②五心烦热；③阴道不规则流血，量多色红，白带色黄夹血；④脉弦细数。

次要证候：①心烦失眠；②口苦咽干；③便秘尿赤；④舌质红，苔少。

具备主证2项及次证2项。

4. 脾肾阳虚证

主要证候：①白带清稀而多；②阴道流血量多，或淋漓不尽，色淡；③脉细弱；④神疲乏力怕冷。

次要证候：①腰膝酸软；②纳少便溏；③小腹坠胀；④舌淡胖，边有齿龈，苔白润。

具备主证2项及次证2项或主症第1、2项及次症2项。

5. 气阴两亏证

主要证候：①白带增多或如米泔水状；②颜面虚肿；③神疲乏力或动辄气短；④形体消瘦；⑤舌质淡或黯淡。

次要证候：①自汗；②心悸；③头晕目眩；④饮食减少；⑤脉细弱或虚。

具备主证2项及次证2项。

**五、鉴别诊断**

（一）西医鉴别诊断

1. 子宫颈糜烂

可有月经间期出血，或接触性出血，阴道分泌物增多，检查时宫颈外口周围有鲜红色小颗粒，拭擦后也可以出血，故难以与早期宫颈癌鉴别。可做阴道脱落细胞学检查或活体组织检查以明确诊断。

2. 子宫颈外翻

外翻的黏膜过度增生，表现也可呈现高低不平，较易出血。但外翻的宫颈黏膜弹性好，边缘较整齐。阴道脱落细胞学检查或活检可鉴别。

3. 子宫颈息肉

临床上可有月经期出血，或接触性出血。但宫颈息肉表面光滑，弹性好，病理可明确诊断。

4. 宫颈湿疣

表现为宫颈赘生物，表面多凹凸不平，有时融合成菜花状，可进行活检以鉴别。

5. 子宫内膜癌

有阴道不规则出血，阴道分泌物增多。子宫内膜癌累及宫颈时，检查时颈管内可见到有癌组织堵塞，确诊需做分段刮宫送病理检查。

6.其他宫颈良性病变

子宫黏膜下肌瘤、子宫颈结核、阿米巴性宫颈炎等，可借助活检与宫颈癌鉴别。

（二）中医类证鉴别

中医妇科中无"宫颈癌"的病名记载，因其有带下增多，色、质、气味异常等改变，故属"带下病"的范畴。

1.带下呈赤色

应与经间期出血、经漏鉴别。

（1）经间期出血：是指月经周期正常，在2次月经中间出现周期性出血，一般持续3～7天，能自行停止。赤带者，其出现无周期性，且月经周期正常。

（2）经漏：是经血非时而下，淋漓不尽，无正常月经周期可言。而赤带者，月经周期正常。

2.带下呈赤白带或黄带淋漓

须与阴疮、子宫黏膜下肌瘤鉴别。

（1）阴疮：溃破时虽可出现赤白样分泌物，但伴有阴户红肿热痛，或阴户结块，带下病无此症。分泌物的部位亦大不相同。

（2）子宫黏膜下肌瘤突入阴道伴感染：可见脓性白带或赤白带，或伴臭味，与黄带、赤带相似，通过妇科检查可见悬吊于阴道内的黏膜下肌瘤，即可鉴别。

3.带下呈白色

须与白浊鉴别。白浊是指尿窍流出混浊如米泔样物的一种疾患，多随小便排出，可伴有小便淋沥涩痛。而带下过多，出自阴道。

**六、治疗**

（一）治疗原则

宫颈癌的治疗原则应根据患者的综合情况和肿瘤的临床分期、肿瘤范围、病理类型来综合考虑。常用的治疗方法为手术、放疗、化疗以及中西医结合治疗。早期的治疗（0～Ⅱa）以手术为主。中晚期以放、化疗为主，以上各期均可以根据患者情况加用中药治疗。晚期患者应以中西药物为主综合治疗以改善症状、提高生活质量、降低复发率，延长生命。

（二）中医治疗

1.辨证论治

（1）肝郁气滞证

治则：疏肝理气，解毒散结。

方药：柴胡舒肝散加味（柴胡、黄芩、茵陈、郁金、青陈皮、茯苓、白术、香附、白芍、半枝莲、白花蛇舌草）。

（2）湿热淤毒证

治则：清热利湿，化瘀解毒。

方药：四妙散加减（生苡米、半枝莲、蒲公英、败酱草、八月札、蚤休、土茯苓、猪苓、莪术、苍术、怀牛膝、黄檗）。

（3）肝肾阴虚证

治则：滋补肝肾、解毒散结。

方药：六位地黄丸加味（大小蓟、旱莲草、半枝莲、茯苓、女贞子、山茱萸、山药、丹皮、泽泻、生地黄、知母、草河车）。

（4）脾肾阳虚证

治则：健脾温肾，补中益气。

方药：参苓白术散加减（黄芪、生龙牡、党参、桑寄生、白术、茯苓、淮山、补骨脂、吴茱萸、升麻、附子）。

加减：阴道出血过多者加仙鹤草、阿胶、三七粉。腹痛不止者：加白芍、延胡索、甘草。腰痛者加狗脊、桑寄生、续断。白带增多者加芡实、白莲须。气虚者加黄芪、党参。

（5）气阴两亏证

治则：补气养阴。

方药：滋阴益气汤（生晒参、党参、黄芪、麦冬、生地、五味子、柴胡、山药、陈皮、云苓、生甘草）。

加减：癌肿明显者加半枝莲、生山楂、莪术；乏力、气短明显者去党参改为人参，心悸加远志、龙骨、牡蛎。

2.静脉注射中成药治疗

（1）羟喜树碱：静注，每次4～8 mg，用10～20 mL等渗盐水稀释，每日或隔日1次，一疗程60～120 mg。羟喜树碱为主与其他化疗药物配合使用，对进展期宫颈癌有一定疗效。用量因化疗方案的不同而异。主要毒、副作用有：①胃肠道反应有恶心、呕吐。②骨髓抑制，主要使白细胞下降。③少数病人有脱发、心电图改变及泌尿道刺激症状。

（2）艾迪注射液：缓慢静滴，每次60～80 mL，每日1次，1～30天用5%葡萄糖注射液500 mL稀释后缓慢滴注，联合其他化疗药物使用对进展期宫颈癌有一定疗效。对化疗药物能起到增强疗效作用。主要副作用有白细胞下降、恶心呕吐等。

（3）榄香烯注射液：静滴，400 mL，每日1次，1～10天（配合化疗药物使用）。有一定的抗肿瘤作用有提高化疗药物疗效及减轻其毒副反应作用，能提高机体免疫能力及改善患者的生活质量。适用于各期宫颈癌。

（4）复方苦参注射液：成分为苦参、土茯苓。静脉滴注，12～20 mL加入0.9%

生理盐水 200 mL 中，每日 1 次；或 8～10 mL 加入 100 mL 生理盐水中滴入，每日 2次，用药总量 200 mL 为一疗程。功能与主治：清热利湿，凉血解毒，散结止痛。用于癌性疼痛及出血。有一定的抗肿瘤作用，对轻、中度癌痛有一定疗效。适用于各期宫颈癌。

（5）鸦胆子油乳注射液：静滴，3 g 加入 0.9% 生理盐水 250 mL 中，每日 1 次，30 天为一疗程。细胞周期非特异性抗癌药，抑制肿瘤细胞生长，能提高机体免疫能力，尤其适用于宫颈癌脑转移。有导致肝功能损害的临床报道。

（6）参芪注射液：静滴，20～60 mL 加入 5% 葡萄糖注射液 250 mL 中，每日 1次，5 周为一疗程。有益气健脾、减少化疗药物的消化道反应、骨髓抑制等作用，并能适当提高化疗药物的疗效。适用于脾胃虚寒、气血双亏型宫颈癌。

（7）香菇多糖注射液：静滴，1 mg 加入 0.9% 生理盐水或 5% 葡萄糖注射液 250～500 mL 中，每周 2 次，8 周为一疗程。能提高肿瘤患者机体免疫能力，改善患者生活质量，对放、化疗有减毒增效的作用。适用于各期宫颈癌。

（8）人参多糖注射液（百扶欣）：静滴，12～24 mg 加入 0.9% 生理盐水或 5% 葡萄糖注射液 250～500 mL 中，每分钟 40～60 滴，每日 1 次，1～30 天（可配合化疗药物使用）。有提高化疗药物疗效及减轻其毒副反应作用，能提高机体免疫能力，适用于各期宫颈癌。

（9）康艾注射液：成分为黄芪、人参、苦参素。静脉滴注，40～60 mL，用5% 葡萄糖注射液或 0.9% 生理盐水 250～500 mL 稀释后使用，每日 1～2 次，30 天为一疗程。功能主治：益气扶正，增强机体免疫功能。

3.口服中成药

（1）平消胶囊：口服，每次 1.68 g，每日 3 次，3 个月为一疗程。有清热解毒，化瘀散结，抗肿瘤的功效，适于各期宫颈癌。

（2）大黄蟅虫丸：软坚散结，活血化瘀通络。口服，每次 3 g，每日 3 次，饭后服用；一疗程 6 周，适用于宫颈癌瘀血内结者。

（3）扶正消瘤汤颗粒剂：适用于各期宫颈癌。温开水冲服，每日 1 剂，分 2～3次冲服。

（4）马蔺子胶囊：适用于需要放疗、化疗的各期宫颈癌。具有抗肿瘤活性的放射增敏剂，从放疗前 2 天开始口服，直至放疗结束。每次 120 mg。

（5）金龙胶囊：每次 1 g，每日 3 次，适用于各期宫颈癌，或配合放化疗药物使用。部分患者有过敏现象，妊娠及哺乳期妇女禁用。

（6）至灵胶囊：适用于各期宫颈癌。口服，每次 2～3 粒，每日 2～3 次，或遵医嘱。

（7）贞芪扶正胶囊：适用于宫颈癌放、化疗引起的骨髓造血功能抑制、血细胞减少。口服，每次6粒，每日2次，或遵医嘱。

（8）滋阴益气汤颗粒剂：适用于中医辨证属于气阴两虚型的宫颈癌患者。温开水冲服，每日1剂，分2～3次冲服。

### 4.针灸治疗

主要针对宫颈癌产生的呃逆。

（1）取穴：气海、子宫、蠡沟、三阴交，如果宫颈疼痛者，加太冲、太溪；带下多着，加丰隆、地机；尿频、尿血者，加中极。针刺，平补平泻，留针15～20分钟，每日1次，针刺10～12次为一疗程。

（2）取穴：大椎、足三里、血海、关元。针刺，平补平泻，留针20分钟，每日1次。适用于宫颈癌放疗后的白细胞减少患者。

### 5. 中药灌肠治疗

适用于宫颈癌患者兼有便秘、腹泻者。

### 6.外治法

（1）三品一条枪（明矾60 g、白砒45 g、雄黄7.2 g、没药3.6 g），适用于早期宫颈癌患者。宫颈重度非典型增生，宫颈鳞状上皮细胞癌。

（2）催脱钉（山慈菇18 g、枯矾18 g、白砒9 g、蛇床子3 g、硼砂3 g、冰片3 g、雄黄2 g、麝香2 g）适用于早期宫颈癌，宫颈鳞状上皮细胞非典型增生。

（3）治癌散（碘仿40 g、枯矾20 g、砒石10 g、硇沙10 g、冰片适量），适用于各期宫颈癌。

### （三）西医治疗

### 1.手术治疗

手术治疗是治疗早期宫颈癌的有效措施之一，其适应证及范围为：

（1）Ⅰa1期：筋膜外子宫全切除并切除阴道壁约0.5～1 cm。

（2）Ⅰa2期：次广泛全子宫切除术，宫旁切缘距宫颈旁2 cm以上，切除阴道壁2 cm。

（3）Ⅰb及Ⅱa期：①广泛全子宫切除，切缘沿骨盆侧壁切除宫颈旁组织，切除阴道穹隆旁组织＞3 cm，切除阴道壁2～3 cm；②淋巴结切除须包括盆腔内各组淋巴结。年轻患者卵巢无病变者，卵巢可保留。

（4）部分年轻、一般情况好的＞Ⅱb期患者，若选用手术治疗，须采用超广泛全子宫切除及超广泛淋巴结清扫术。

### 2.放射治疗

放疗是宫颈癌的一个主要治疗措施，尤早期治疗效果与手术相仿。照射范围包括肿瘤原发区及盆腔转移区两个部分。原发区的治疗以腔内照射为主，盆腔转移区的治疗则以体外照射为主。

（1）适应证

①可适用于各期病人，尤其Ⅱa及Ⅲ期。

②不能手术的Ⅰ期及Ⅱa期病人。

③术后有盆腔淋巴结转移者，补充体外放射。

④术后阴道切缘有癌病人。

（2）治疗方案

采用高剂量率腔内后装照射加全盆照射加盆腔四野照射，一般可先做全盆照射，照射完成后开始腔内后装放疗。后者可与盆腔四野照射同期进行（腔内治疗当日不做体外照射）。

①全盆照射：每周5次，盆腔中心总剂量为20～25 Gy/3周。

②腔内后装：每周1次，宫腔及阴道治疗可同时或分别进行。每次A点剂量6 Gy，总剂量为42 Gy/5周。

③盆腔四野照射：每周4次，宫旁总剂量20～25 Gy/3周。

④一般体外照射和后装腔内照射给"A"点剂量的总和为70 Gy左右，"B"点剂量一般为40～50 Gy。

（4）放疗中的个别对待

早期浸润癌者，单纯腔内治疗即可；阴道浸润多、宫旁浸润严重或阴道狭窄者，可增加全盆照射剂量，相应减少腔内治疗剂量；宫颈肿瘤体积大，向外突出明显者，可适当增加宫颈局部剂量；残端癌者应增加体外照射剂量；盆腔病变已属晚期、盆外有转移、术后复发等无根治希望者，可采用姑息性放疗，以改善症状，延长生存期。

3.化疗

（1）适应证

①Ⅲb期宫颈癌，局部肿瘤巨大，伴有宫旁团块浸润或病理分级在Ⅲ级以上者，可用化疗配合放疗；

②Ⅳ期病人手术时发现髂总动脉分叉以上有淋巴结转移者，或放疗、手术后的复发或转移及晚期病人。

（2）常用方案：下述为国际抗癌联盟推荐

①BLM＋MTX；

②ADM＋CDDP。

（四）疗效标准

1. WHO疗效测量指标

（1）可以测量的病灶评定

①完全缓解（CR）：宫颈癌可见病灶经治疗后完全消失，不少于4周。

②部分缓解（PR）：宫颈癌可见病灶经治疗后缩小50%以上，持续缓解达4周或4周以上，同时无新病灶出现。

③稳定或无变化（NC）：宫颈癌可见病灶经治疗后缩小不超过50%或增大不超过25%。

④进展（PD）：一个或多个病灶经治疗后范围增大超过25%或出现新病灶。

（2）不可以测量的病灶评定

①完全缓解（CR）：宫颈癌所有可见病灶经治疗后完全消失，不少于4周。

②部分缓解（PR）：宫颈癌病灶经治疗后估计缩小50%以上，持续缓解达4周或4周以上，同时无新病灶出现。

③稳定或无变化（NC）：病变无明显变化维持4周，或肿瘤增大估计不足25%，或缩小不到50%。

④进展（PD）：出现新病灶或病灶估计增大不少于50%。

2.远期疗效指标

（1）缓解期：自出现达PR疗效之日至肿瘤复发不足PR标准之日为止的时间缓解期，一般以月计算，将各个缓解病例的缓解时间（月）列出，由小到大排列，取其中间数值（月）即为中位缓解期，按统计学计算出中位数。

（2）生存期：从治疗开始之日起至死亡或末次随诊之日为生存期或生存时间，一般以月或年计算，中位生存期的计算方法与上同。

（3）生存率：N年生存率=生存N年以上的病例数÷随诊5年以上的总病例数×100%。

3.生活质量评价标准

手术和放、化疗治疗后的疗效评价以生活质量改善为标准，采用EORTC（欧洲癌症治疗研究组织）-QLQ-C30量表第三版（见附录1），该表为自评式生活质量表，共30个项目，包括6个功能量表：躯体功能、角色功能、认知功能、情绪功能、社会功能、总体健康状况等。它从机体功能、心理状态、社会状态和自觉状态等多个角度对患者进行评价。

评价方法：于治疗前和各个观察周期分别将上述六个评价项目的各分值相加，得出各个项目的总得分，疗效百分比=（治疗前总得分-治疗后总得分）÷治疗前总得分×100%。

显效：积分减少≥75%。

有效：50%≤积分减少<75%。

稳定：25%≤积分减少<50%。

无效：积分减少<25%。

（张子理　莫婷）

# 第十一章 卵巢癌

## 一、概述

卵巢癌是来自于卵巢上皮、生殖细胞、性腺间质、非特异性间质的原发性肿瘤，还包括来自其他脏器的转移性肿瘤。2011年世界卫生组织将卵巢癌病理类型分为五大类：上皮性肿瘤（浆液性囊腺瘤、黏液性囊腺瘤），交界性上皮性肿瘤，恶性生殖细胞肿瘤，癌肉瘤，性索间质瘤。在中医学中属于"积聚""癥瘕""肠覃""腹痛""崩漏"等疾病的范畴。

卵巢癌死亡率居各类妇科肿瘤之首。由于早期症状隐蔽，确诊时有2/3已属于晚期；加之病理分类繁多，生物学特性不同，放、化疗敏感性各异，且肿瘤易产生耐药，故预后较差。世界各地卵巢癌的发病率有显著差异，北欧、北美最高，挪威为15.3/10万妇女人口，美国为13/10万妇女人口，日本最低，仅为3.2/10万妇女人口。根据我国试点市、县恶性肿瘤发病调查北京地区卵巢和其他子宫附件恶性肿瘤发病率，1988～1992年统计为5.7/10万妇女人口；上海市区为7.6/10万妇女人口，均占恶性肿瘤发病第8位。

卵巢癌可以发生在妇女一生中任何时期，发病年龄与其所患肿瘤的类型有关，恶性卵巢生殖细胞瘤多发生于青少年，高发年龄为20岁。21岁前2/3的卵巢恶性肿瘤是生殖细胞瘤。恶性畸胎瘤患者年龄平均为14～21岁。卵巢癌的发生以绝经后妇女为多，国外发病高峰为62岁，国内发病年龄略低，约50岁。

临床根据病史和症状、阴道涂片、X线腹部平片检查、盆腹腔彩超、淋巴结穿刺或活检等可确诊。Ⅰ期卵巢癌及时治疗5年生存率可达90%，而Ⅳ期卵巢癌5年生存率只有4.5%，治疗效果仍不理想，主要通放疗、化疗、生物靶向治疗及中医药等非手术中西医结合的综合治疗以期获得较好的姑息效果。

## 二、西医病因病理

### （一）病因

卵巢癌病因不明，流行病学研究表明，卵巢癌主要与内分泌因素（晚婚、不育）；遗传性因素；病原体因素（人乳头瘤病毒、沙眼衣原体、单纯疱疹病毒）相关。除此以外，一些研究认为，经济状况低下、高胆固醇饮食、口服避孕药、吸烟、种族和地理环境等方面也是卵巢癌发生的高危因素之一。

（二）病理

卵巢癌病理种类繁多，素有"癌库"之称，最常见的是卵巢上皮癌。它来源于胚腔上皮，这些上皮细胞是由原始的中胚叶细胞演化而来，当细胞的遗传趋向于发生肿瘤和/或暴露在致癌因子下时可发生癌变。卵巢恶性肿瘤中大部分为上皮癌，国外报道偏高，占80%～90%，国内报道偏低，占60%～70%。上皮癌的病理类型基本可分为三种：①临界瘤。其特点是多发生于绝经前妇女，高发年龄为30～50岁；是低度恶性的一组肿瘤，有长期限于卵巢的倾向，很少浸润性生长或转移，预后好，5年生存率达90%，但晚期能导致肠梗阻死亡。②浸润癌。肿瘤浸润性生长。在上皮癌中浆液腺癌居多，占75%，其次为黏液腺癌，占20%，少见子宫内膜样癌（2%），透明细胞癌和移行细胞癌和未分化癌更少见（约1%）。每种肿瘤都具有产生这种肿瘤的生殖道黏膜特点，如浆液腺癌和乳头样腺癌形态与输卵管腺上皮相似，黏液腺癌和宫颈管腺体相似，子宫内膜样癌与子宫内膜腺上皮相似。③腹膜癌。为原发腹膜恶变，也称原发腹膜癌，或腹膜卵巢癌综合征。其临床特点与卵巢癌相似。在腹膜有广泛的病变，卵巢多为正常大小，其表面有镜下的癌浸润，或大体癌。腹膜癌可发生在双侧卵巢被切除多年后。多为浆液乳头状癌，也称为原发腹膜浆液乳头状癌。

卵巢生殖细胞瘤来源于卵巢原始的生殖细胞，它可以直接来自性分化前的原始生殖细胞（如无性细胞瘤），也可来自胚胎分化的不同阶段和部位，如来自胚胎发育早期阶段的胚胎癌，胚外分化成卵黄囊并能分泌甲胎蛋白（AFP）作为肿瘤标记的内胚窦瘤和胚外分化的滋养层，并能分泌人绒毛膜促性腺激素（HCG）的卵巢绒癌，来源于三个胚层不同比例的未成熟畸胎瘤。

性腺或性索间质肿瘤是由性腺间质来源的颗粒细胞、泡膜细胞、成纤维细胞、支持或间质细胞发生的肿瘤，此瘤可发生于各年龄组，是一组低度恶性肿瘤，临床有预后好、晚期复发和具有内分泌功能的特点。此外还有类脂细胞瘤、生殖细胞瘤、性腺母细胞瘤、非特异性软组织肿瘤、未分类肿瘤等。

**三、中医病因病机**

中医很早即认识到本病，《黄帝内经·灵枢·水胀》载有肠覃，说："寒气客于肠外，与卫气相搏，气不得营，因有所系，癖而内著，恶气乃起，息肉乃生。其始生也，大如鸡卵，稍以益大，至其成，如怀子之状，久者离岁，按之则坚，推之则移，月事以时下，此其候也。"指肿物初起时如鸡蛋大，渐次长大，形似怀孕。经年之后，肿物按之硬，但推之能移动，月经按期来潮，这描述与卵巢肿瘤类似。而中医将腹腔、盆腔的肿块称为癥瘕，逐渐增大，盘牢不移动者称"癥"，可推动者名"瘕"。隋《诸病源候论》指出："若积引岁月，人皆柴瘦，腹转大，遂致死。"这和晚期卵巢癌患者的恶病质、腹水肿块及预后极其相似，所以卵巢肿瘤亦包括在"症瘕"之中。

中医认为，"症者，由寒温失节，致脏腑之气虚弱，而食饮不消，聚结在内"所致，或寒气客于肠外，与卫气相搏，留而不去，始生肠蕈。说明病因之一是外邪寒气入侵，而内为脏腑气虚、营卫失调所致。

### 四、诊断

（一）病史采集

1.早期肿瘤一般无明显的特殊症状，恶性者可以较早出现非特异性的胃肠道症状，如食欲不振、消化不良、腹胀、嗳气等。

2.肿瘤中等大小时，可感到腹胀，下腹坠胀，下腹扪及肿块。

3.肿瘤巨大者，腹部膨隆，可出现呼吸困难、心悸、不能平卧等症状。

4.恶性者短期内可出现腹胀、腹块、腹水、腰骶部疼痛、下肢水肿、静脉曲张、贫血及消瘦等恶病质。

5.功能性肿瘤可出现幼女的性早熟，生育年龄的月经紊乱（如不规则阴道流血、闭经）及绝经后阴道流血，分泌雄激素者还会有男性化表现。

6.肿瘤压迫或侵犯周围组织或器官时，会有尿频、血尿、便秘、便血及下腹痛、腰痛或坐骨神经痛等，发生蒂扭转、破裂、感染等并发症时，会出现明显或剧烈的腹痛。

（二）物理检查

1.体格检查

（1）全身检查

注意有无幼女性早熟、患者男性化表现，腹股沟及锁骨上淋巴结肿大，有无腹水及胸水，以及肿物的部位、大小及性质。

（2）妇科检查

①良性肿瘤：可在子宫一侧或双侧扪及囊性或实质性球形肿块，表面光滑，边界清，与子宫无粘连，蒂长者可活动。

②恶性肿瘤：可在阴道后穹窿扪及散在的硬质结节，肿块常为双侧性，实质或半实质性，表面高低不平，固定，常伴有腹水。

③绝经后的卵巢如能扪及，提示恶性可能。

2.辅助检查

（1）超声检查：可较准确地了解其部位、来源、形态、大小及性质，有无腹水等。

（2）放射学检查：腹部平片上若显示牙齿、骨骼或钙化阴影则有助于畸胎瘤或其他有钙化肿瘤的诊断。全胃肠道钡剂造影及静脉肾盂造影可了解肿瘤与胃肠道及泌尿系统的关系。淋巴造影可了解肿瘤有无淋巴系统转移。电脑体层扫描

（CT）或磁共振显像（MRI）检查可清晰显示肿块的部位、结构、性质及其与邻近脏器的关系，并且还能显示肝、肺及腹膜后等处的淋巴结转移。

（3）内窥镜检查：腹腔镜可在直视下了解肿块的性质、病变范围，并可做活检、吸取腹腔液以明确诊断，还能早期发现肿瘤的复发。

（4）细胞学检查：经后穹窿或经腹穿刺，或在腹腔镜下抽取腹水送细胞学检查以辅助诊断。

（5）细针穿刺活检：用细长针（直径0.6 mm）直接刺入肿瘤，将抽吸出的组织做涂片检查或病理切片以明确诊断。

（6）肿瘤标记物检查：肿瘤标记物可用于肿瘤的疗效观察及治疗后的随访。常用的有：癌胚抗原（CEA），部分分化差的或黏液性腺癌、少部分上皮性癌等时升高；甲胎蛋白（AFP），内胚窦瘤及成熟畸胎瘤时升高；癌抗原（CA125），卵巢上皮性癌时可升高；绒毛膜促性腺激素（HCG），原发性卵巢绒癌、某些胚胎性癌及内胚窦瘤时升高；雌激素，颗粒细胞及卵泡膜细胞肿瘤时均升高；雄激素，睾丸支持细胞肿瘤时升高；乳酸脱氢酶（LDH），卵巢恶性肿瘤时升高；胎盘碱性磷酸酶（AKP），卵巢癌时可升高。不如CA125敏感，但特异性较高；半乳糖转移酶，卵巢癌时可升高。与CA125同时测定较有意义；尿17-酮类固醇，睾丸母细胞瘤时排出量增加。

（7）染色体检查：取患者腹水、肿瘤组织及周围血检查，常见染色体改变，出现亚二倍体或三倍体核型（前者预后好，后者预后差），并可见卵巢癌的标志性染色体。

（三）诊断要点

卵巢恶性肿瘤无特异性症状，常于体检时发现，根据患者年龄、病史及局部体征等可初步判断是否为卵巢肿瘤，并对良恶性进行估计。卵巢恶性肿瘤体检特点为双侧、实性、不规则盆腹腔包块，活动度差，常伴有腹水和子宫直肠窝结节，确诊需要病理。

（四）临床分期

根据全面、仔细的临床检查、手术探查及病理检查结果来确定临床分期（见表17）。

表17　原发性卵巢恶性肿瘤的临床分期表（FIGO，1985）

| TNM分期 | | FIGO分期 |
| --- | --- | --- |
| $pT_1$ | Ⅰ期 | 癌灶局限于一侧或双侧卵巢。 |
| $pT_{1a}$ | Ⅰa期 | 癌灶限于一侧卵巢，包膜完整，表面无癌灶，无腹水，腹腔冲洗液未找到癌细胞。 |

| TNM分期 | | FIGO分期 |
|---|---|---|
| pT$_{1b}$ | Ⅰb期 | 癌灶限于两侧卵巢，包膜完整，表面无癌灶，无腹水，腹腔冲洗液未找到癌细胞。 |
| pT$_{1c}$ | Ⅰc期 | 癌灶限于一侧或两侧卵巢，包膜破裂，或表面有癌灶，腹水或腹腔冲洗液找到癌细胞。 |
| pT$_2$ | Ⅱ期 | 癌灶侵犯一侧或两侧卵巢，伴盆腔内扩散。 |
| pT$_{2a}$ | Ⅱa期 | 癌灶侵犯到子宫、输卵管。 |
| pT$_{2b}$ | Ⅱb期 | 癌灶侵犯到其他盆腔组织。 |
| pT$_{2c}$ | Ⅱc期 | 癌灶限于盆腔内扩散，腹水或腹腔冲洗液找到癌细胞。 |
| pT$_3$ | Ⅲ期 | 癌灶侵犯一侧或两侧卵巢，伴盆腔外腹膜或浆膜种植，或腹膜后、腹股沟淋巴结转移。肝表面转移。 |
| pT$_{3a}$ | Ⅲa期 | 癌灶限于盆腔，淋巴结无转移，腹膜上有显微镜下癌灶种植。 |
| pT$_{3b}$ | Ⅲb期 | 腹膜上癌灶直径≤2 cm，淋巴结无转移。 |
| pT$_{3c}$ | Ⅲc期 | 腹膜上癌灶直径>2 cm，淋巴结有转移。 |
| pT$_4$ | Ⅳ期 | 癌灶侵犯一侧或两侧卵巢，伴肝实质等远处转移，腹水、胸水及冲洗液找到癌细胞。 |

（五）中医证型

1.脾虚痰湿证

主要证候：①腹部肿块；②胃脘胀满，食后腹胀；③食欲减退舌质淡黯，苔白腻。

次要证候：①面色萎黄；②大便溏泄；③肌瘦无力；④脉细滑。

具备主证3项，或主证第1项加次证2项。

2.湿热蕴结证

主要证候：①腹部肿块；②腹胀痛；③不规则阴道出血或伴有腹水；④舌质黯红，苔黄腻。

次要证候：①大便干燥；②小便短黄；③脉弦数；④口干苦不欲饮。

具备主证3项或主证第1项加次证3项。

3.气滞血瘀证

主要证候：①腹部肿块坚硬固定；②腹胀腹痛；③肌肤甲错；④舌质紫黯或有瘀斑。

次要证候：①面色晦黯无华；②月经紊乱或阴道流血；③形体消瘦；④脉细弦或弦涩。

第十一章 卵巢癌

具备主证2项及次证1项或主证第1项加次证3项。

4.气阴两虚证

主要证候：①腹部肿块；②消瘦困倦，面苍神淡；③心悸气短，体力不支，动则自汗；④脉沉细虚数。

次要证候：①纳呆；②口干；③舌质淡红或舌红少苔。

具备主证2项或主症1项加次症2项。

## 五、鉴别诊断

### （一）西医鉴别诊断

1.盆腔炎性包块

腹部出现包块，但多有反复发作病史，多发生于已婚妇女，临床可以有腹痛、发热等症状，抗菌治疗有效，盆腔肿块缩小。对于慢性炎性包块不易与恶性肿块鉴别时，可以进行局部肿块穿刺进行组织病理学检查，得以鉴别。

2.卵巢良性肿瘤

临床多表现为卵巢肿物，多发生于25～40岁年轻患者，多为单侧，包块包膜完整、光滑、可移动，生长缓慢，多为囊性，CA125检测在正常范围，难以鉴别时可行诊断性穿刺。

### （二）中医类证鉴别

1.腹痛

卵巢癌的腹痛从性质来看包括无形腹痛和有形腹痛，多数两者夹杂出现，因此腹痛辨析非常重要。气郁、寒、热、血虚为无形；瘀血、症块为有形，伴有肌肤甲错，舌质紫黯或有瘀斑，脉弦紧。有形之痛，痛有定处，胀无休止；无形之痛，痛无定处，或胀或止；气聚则痛而见形，气散则平而无迹，痛而满闷拒按多实，腹痛空虚喜按为虚。

2.腹部包块

卵巢癌常常以腹部包块为主要症状，特点是下腹部出现结块，与气滞血瘀、热毒郁结、气虚血瘀等有关。气滞血瘀多兼有胀痛不适，舌质紫黯或有瘀斑、瘀点，脉弦涩；热毒郁结可腹部触及包块，烦热口苦，大便干结，舌苔黄厚，舌质黯红，脉弦数；气虚血瘀可伴有神疲乏力，自汗，痛较轻或按之舒适。

## 六、治疗

### （一）治疗原则

卵巢癌应以手术为主采取综合治疗。根据其组织学类型和临床病理分期，制定确切的方案，在辅助治疗中，化疗是最重要的治疗方案。按标准分期确诊的患者，按以下方案进行。以上各期均宜配合中药治疗。对于不能够进行手术和放化疗的患者，应该以中医药的治疗为主。

（1）Ⅰ期卵巢癌：Ⅰa期和Ⅰb期单行常规手术治疗，术后酌情化疗；Ⅰc期常规手术加术后化疗，配合中医药治疗。

（2）Ⅱ期卵巢癌：以手术为主，加术后化疗，配合中医药治疗。

（3）Ⅲ期卵巢癌：尽可能行姑息性切除术，术后化疗治疗，配合中医药治疗。

（4）Ⅳ期卵巢癌：力争做姑息性切除术，以提高患者的生活质量。若不具备手术条件，以中医药治疗及化疗为主。

（二）中医治疗

1.辨证论治

（1）脾虚痰湿证

治则：健脾利湿，化痰散结。

方药：参苓白术散加减（黄芪、党参、茯苓、白术、车前子、莪术、猪苓、海藻、厚朴、山慈姑、猫爪草、八月札）。

（2）湿热蕴结证

治则：清热利湿，解毒散结。

方药：四妙丸加减（生苡米、半枝莲、龙葵、白花蛇舌草、白英、车前草、土茯苓、大腹皮、鳖甲、莪术、黄檗、怀牛膝）。

（3）气滞血瘀证

治则：行气活血、祛瘀散结。

方药：膈下逐瘀汤加减（黄芪、当归、莪术、五灵脂、乌药、川芎、三棱、赤芍、延胡索、桃仁、红花、香附、干蟾）。

（4）气阴两虚证

治则：补气滋补。

方药：滋阴益气汤加减（生晒参、党参、黄芪、麦冬、生地、五味子、柴胡、山药、陈皮、云苓、生甘草）。

（5）以上各型均可采用以下药物加减

腹部肿瘤坚硬者加土鳖虫、穿山甲、水蛭；阴道出血过多者，加仙鹤草、阿胶、三七粉；身热口干苦者，加蒲公英、苦参；腹胀甚者，加枳实、九香虫。腹水过多者，加大腹皮、八月札、猪苓。潮热、盗汗、口干者，加鳖甲、女贞子、山萸肉；胁痛者加玄胡、白芍、茵陈。

2.静脉注射中成药治疗

（1）羟喜树碱：静注，每次4～8 mg，用10～20 mL等渗盐水稀释，每日或隔日1次，一疗程60～120 mg。羟喜树碱为主与其他化疗药物配合使用，对晚期卵巢癌或卵巢癌引起的转移性胸腹水有一定疗效。用量因化疗方案的不同而异。主要毒、副作用有：①胃肠道反应有恶心、呕吐。②骨髓抑制，主要使白细胞下降。

③少数病人有脱发、心电图改变及泌尿道刺激症状。

（2）榄香烯注射液：静滴，400 mL，每日1次，1～10天（配合化疗药物使用）。有一定的抗肿瘤作用有提高化疗药物疗效及减轻其毒副反应作用，能提高机体免疫能力及改善患者的生活质量。适用于各期卵巢癌。

（3）复方苦参注射液：成分为苦参、土茯苓。静脉滴注，12～20 mL加入0.9%生理盐水200 mL中，每日1次；或8～10mL加入100 mL生理盐水中滴入，每日2次，用药总量200 mL为一疗程。功能与主治：清热利湿，凉血解毒，散结止痛。用于癌性疼痛及出血。有一定的抗肿瘤作用，对轻、中度癌痛有一定疗效。适用于各期卵巢癌。

（4）鸦胆子油乳注射液：静滴，3 g加入0.9%生理盐水注射液注射液250 mL中，每日1次，30天为一疗程。细胞周期非特异性抗癌药，抑制肿瘤细胞生长，能提高机体免疫能力，尤其适用于卵巢癌脑转移。有导致肝功能损害的临床报道。

（5）参芪注射液：静滴，20～60 mL加入5%葡萄糖注射液250 mL中，每日1次，5周为一疗程。有益气健脾、减少化疗药物的消化道反应、骨髓抑制等作用，并能适当提高化疗药物的疗效。适用于脾胃虚寒、气血双亏型卵巢癌。

（6）香菇多糖注射液：静滴，1 mg加入0.9%生理盐水或5%葡萄糖注射液250～500 mL中，每周2次，8周为一疗程。能提高肿瘤患者机体免疫能力，改善患者生活质量，对放、化疗有减毒增效的作用。适用于各期卵巢癌。

（7）人参多糖注射液（百扶欣）：静滴，12～24mg加入0.9%生理盐水或5%葡萄糖注射液250～500 mL中，每分钟40～60滴，每日1次，1～30天（可配合化疗药物使用）有提高化疗药物疗效及减轻其毒副反应作用，能提高机体免疫能力，适用于各期卵巢癌。

（8）康艾注射液：成分为黄芪、人参、苦参素。静脉滴注，40～60 mL，用5%葡萄糖注射液或0.9%生理盐水250～500 mL稀释后使用，每日1～2次，30天为一疗程。功能主治：益气扶正，增强机体免疫功能。

3.口服中成药

（1）大黄蛰虫丸：软坚散结，活血化瘀通络。口服，每次3 g，每日3次，饭后服用；疗程6周，适用于卵巢癌瘀血内结者。

（2）加味犀黄丸：软坚散结，解毒定痛，活血止痛。适用于中晚期卵巢癌。口服，每次0.5～0.75 g，每日2～3次，饭后服用；一疗程3～4个月，或遵医嘱。

（3）扶正消瘤汤颗粒剂：适用于各期卵巢癌。温开水冲服，每日1剂，分2～3次冲服。

（4）消瘤丸：适用于各期卵巢癌。口服。每次3 g，每日2次。连续服用1～2年有较好疗效，或遵医嘱。

（5）至灵胶囊：适用于各期卵巢癌。口服，每次2～3粒，每日2～3次，或遵医嘱。

（6）贞芪扶正胶囊：适用于卵巢癌放、化疗引起的骨髓造血功能抑制、白细胞减少。口服，每次6粒，每日2次，或遵医嘱。

（7）滋阴益气汤颗粒剂：适用于中医辨证属于气阴两虚型的卵巢癌患者。温开水冲服，每日1剂，分2～3次冲服。

4.针灸治疗

主要针对卵巢癌产生的呃逆。

（1）取穴大椎、足三里、血海、关元。平补平泻法，留针15～30分钟，每日1次。能提高红细胞及血小板数目。

（2）取穴中极、关元、天枢、三阴交。缓慢进针，平补平泻法，留针15～30分钟，每日1次。适用于各期卵巢癌。

（3）取穴水道、归来、气冲、府舍、冲门、肾俞、肝俞、白环俞、水泉、阴廉。缓慢进针，平补平泻法，留针15～30分钟，每日1次。适用于各期卵巢癌。

5.中药灌肠治疗

黄芪30 g，茯苓25 g，补骨脂15 g，丹皮15 g，赤芍15 g，桂枝10 g，当归10 g，桃仁10 g，红花10 g，半枝莲10 g，甘草10 g。水煎至200～300 mL，每晚保留灌肠，3～4周为一疗程，适用于晚期卵巢癌患者。

（三）西医治疗

1.手术治疗

（1）Ⅰa及Ⅰb期，行全子宫+双侧附件切除术。

（2）Ⅰc期，行全子宫+双侧附件+大网膜切除术。

（3）Ⅱ期及其以上者，行瘤体缩减术（肿瘤细胞减灭术），即行全子宫+双侧附件+大网膜+阑尾+转移癌灶切除术，酌情做腹膜后淋巴结甚至腹主动脉旁淋巴结清扫术，必要时切除部分膀胱、肠道等。要尽可能切除肉眼可见癌灶，使其直径缩小到2 cm以下，以利于今后的化疗或放疗等治疗。

2.化疗

包括术前和术后化疗。术前用于手术切除有困难者，术后从拆线后就开始。常用方案如下：

（1）卵巢上皮癌常用化疗方案

①PD方案（PXL+DDP）；

②PAC方案（DDP+ADM+CTX）；

③PC方案（DDP+CTX）；

④CHAP（CTX+HMM+ADM+DDP）；

⑥PE方案（DDP+VP-16）。

（2）卵巢生殖细胞恶性肿瘤常用化疗方案

①VAC方案（VCR+ACD+CTX）；

②PVB方案（DDP+VLB+BLM）；

③BEP方案（BLM+VP-16+DDP）。

（3）腹腔化疗

多用卡铂或顺铂，可采用单次穿刺法，用3000～4000 mL大容积液体注入腹腔，使药物尽可能到达腹腔的每一个角落。将每月1次改为每周或隔周1次，总剂量不变。

3.放疗

用于无性细胞瘤、颗粒细胞瘤及内膜样癌等术后的辅助治疗。主要应用60Co或直线加速器做外照射，或32P等放射性核素腹腔内灌注做内照射。

4.生物治疗

是目前卵巢癌研究的一个活跃领域，目前临床属于辅助治疗手段。

（四）疗效标准

1.WHO疗效测量指标

（1）可以测量的病灶评定

①完全缓解（CR）：卵巢癌可见病灶经治疗后完全消失，不少于4周。

②部分缓解（PR）：卵巢癌可见病灶经治疗后缩小50%以上，持续缓解达4周或4周以上，同时无新病灶出现。

③稳定或无变化（NC）：卵巢癌可见病灶经治疗后缩小不超过50%或增大不超过25%。

④进展（PD）：一个或多个病灶经治疗后范围增大超过25%或出现新病灶。

（2）不可以测量的病灶评定

①完全缓解（CR）：卵巢癌所有可见病灶经治疗后完全消失，不少于4周。

②部分缓解（PR）：卵巢癌病灶经治疗后估计缩小50%以上，持续缓解达4周或4周以上，同时无新病灶出现。

③稳定或无变化（NC）：病变无明显变化维持4周，或肿瘤增大估计不足25%，或缩小不到50%。

④进展（PD）：出现新病灶或病灶估计增大不少于50%。

2.远期疗效指标

（1）缓解期：自出现达PR疗效之日至肿瘤复发不足PR标准之日为止的时间缓解期，一般以月计算，将各个缓解病例的缓解时间（月）列出，由小到大排列，取其中间数值（月）即为中位缓解期，按统计学计算出中位数。

（2）生存期：从治疗开始之日起至死亡或末次随诊之日为生存期或生存时间，一般以月或年计算，中位生存期的计算方法与上同。

（3）生存率：N年生存率＝生存N年以上的病例数÷随诊5年以上的总病例数×100%。

3.生活质量评价标准

手术和放、化疗治疗后的疗效评价以生活质量改善为标准，采用EORTC（欧洲癌症治疗研究组织）-QLQ-C30量表第三版（见附录1），该表为自评式生活质量表，共30个项目，包括6个功能量表：躯体功能、角色功能、认知功能、情绪功能、社会功能、总体健康状况等。它从机体功能、心理状态、社会状态和自觉状态等多个角度对患者进行评价。

评价方法：于治疗前和各个观察周期分别将上述六个评价项目的各分值相加，得出各个项目的总得分，疗效百分比=（治疗前总得分-治疗后总得分）÷治疗前总得分×100%。

显效：积分减少≥75%。

有效：50%≤积分减少＜75%。

稳定：25%≤积分减少＜50%。

无效：积分减少＜25%。

（张子理　莫婷）

# 第十二章　鼻咽癌

## 一、概述

鼻咽癌是来源于鼻咽部上皮的恶性肿瘤，素有"广东瘤"之称，世界上80%的鼻咽癌发生在我国，其确诊依赖病理诊断。无论在高发区和低发区，鼻咽癌均占鼻咽部恶性肿瘤的绝大部分。由于鼻咽癌病变部位较隐蔽，古代缺乏必要的器械进行检查，因此没有专门的病名及论述，但古代医著在"失荣""瘰疬""石上疽"等病证中有类似鼻咽癌常见症状的描述。

鼻咽癌是一种地区分布极不均衡的肿瘤，可见于五大洲的许多国家和地区，但在世界上的绝大多数地区，鼻咽癌的发病率低于1/10万。而在我国，鼻咽癌是常见的恶性肿瘤之一，其发病率和死亡率居恶性肿瘤的第八位，主要多见于我国南方的广东、广西、湖南、福建、江西等省，特别是广东的中部和西部的肇庆、佛山和广州地区更高。无论在高发区或低发区，男性鼻咽癌的发病率均超过女性，男女之比为（2~3）：1，40~60岁为高发年龄组。临床根据病史和症状、血清学检测、X线检查、B超、CT、MRI检查以及鼻咽光导纤维镜检查等可确诊。鼻咽癌首选放射治疗，并配合化疗、中医中药及免疫治疗以防止远处转移，提高放疗敏感性及减低放疗并发症。

## 二、西医病因病理

### （一）病因

目前认为鼻咽癌发生是病毒、环境及遗传因素相互作用的结果。有学者于1966年首先从鼻咽癌患者血清中检测到EB病毒抗体，后来的研究显示，不同种族和地区的鼻咽癌病例的抗EB病毒抗体均比对照人群明显升高，但是从感染到成为癌的中间过程机制尚未清楚。大量流行病学调查证实环境污染物及职业性接触有害物质，如亚硝胺类，工业烟尘及厨房油烟气，木尘，微量元素镍、硒，以及氧自由基及脂质过氧化物等都可以诱发鼻咽癌。此外，过食盐腌食品、煎炸食品、烧烤食品、各类膨化食品等也都与鼻咽癌的发病有关。同时，多项流行病学的研究证实，吸烟与鼻咽癌显著相关。慢性耳、鼻、喉以及上呼吸道疾病人群鼻咽癌患病风险大概增加2倍。鼻咽癌病人有种族及家族聚集现象。在目前世界三种人群中，黄种人鼻咽癌发病率最高，其次为黑种人，白种人最低。侨居国外的华人，鼻咽癌的患病率亦高于当地人，其后代仍保持着较高的鼻咽癌患病率。鼻咽癌具有明显的家族聚集性，10%的鼻咽癌患者有家族史，鼻咽癌患者的一级亲属的发病率是对照组人群的4～10倍。

（二）病理

1.大体病理形态

（1）结节型：肿瘤呈结节或肿块状，临床多见。

（2）菜花型：肿瘤呈菜花状，血管丰富易出血。

（3）溃疡型：肿瘤边缘隆起，中央坏死凹陷，临床少见。

（4）黏膜下浸润型：肿瘤向腔内突起，左右不对称，肿瘤表面有正常黏膜组织覆盖。

2.组织学分类及分级

（1）原位癌。

（2）浸润癌：①微小浸润癌。②鳞状细胞癌（高度分化的鳞状细胞癌、中度分化的鳞状细胞癌、低度分化的鳞状细胞癌）。③腺癌。④泡状核细胞癌。⑤未分化癌。

### 三、中医病因病机

中医认为本病的发生与机体内、外各种致病因素有关，如先天禀赋不足、正气虚弱、情志不遂、饮食不节等，脏腑功能失调，致邪毒乘虚而入，凝结而成癌肿。外感《外科正宗》有云："鼻痔者，由肺气不清，风湿瘀滞而成……脑漏者又名鼻渊，总因风寒凝入脑户，与太阳湿热交蒸乃成。"《医宗金鉴》中认为失荣是由于"忧思恚怒，气郁血逆，与火凝结而成"。《外科正宗》认为"忧郁伤肝，思虑伤脾，积想在心，所愿不得志者，致经络痞涩，聚结成核"；"失荣者，先得后失，始富终贫；亦有虽居富贵，其心或因六欲不遂，损伤中气，郁火相凝，隧痰失道停结而成"。《黄帝内经》有云："邪之所凑，其气必虚"，"正气虚则成岩"。吴谦在《医宗必读》中也指出："积之成也，正气不足而后邪居之。"可见鼻咽癌发生的根本乃是正气内虚，再因外感风寒湿热时邪，肺气不宣，以致肺热痰火互结；或因过食肥甘、嗜酒、饮食不节，损伤脾胃，脾失运化，水湿内停，聚而成痰，日久郁而火，痰火互结；或因情志不遂，肝失疏泄，气机不畅，脾失健运生痰，气郁日久化火，气滞血行受阻，致痰瘀火毒互结，日久发为本病。

鼻咽癌多属本虚标实之证，本虚以阴虚、血虚、气虚为主，标实以痰浊、毒热、瘀血为患。本病初起时证型以邪实为主，中期时证型大多属本虚标实，虚实夹杂，晚期以正虚为主。本病病位在鼻，与肺、脾、肝、肾密切相关。

### 四、诊断

**（一）病史采集**

1.鼻部症状：早期可出现回吸性痰中带血或擦鼻时鼻涕带血，晚期表现为大出血。瘤体增大可阻塞后鼻孔，引起鼻塞，始为单侧，继而双侧。

2.耳部症状：肿瘤压迫咽鼓管口，常引起该侧耳鸣、耳门阻塞及听力障碍等。

3.颈部淋巴结肿大：颈淋巴结大多发生于颈深淋巴结上群，开始为一侧，渐发展至对侧。肿块为无痛性、质硬、活动度差，可进行性增大。稍晚可发生颈淋巴结中群、下群受累，并互相融合成巨大肿块。

4.头痛：头痛部位多位于颞顶部、顶枕部、额部或普遍性头痛，常呈持续性钝痛。

5.颅神经症状：肿瘤常见侵犯第Ⅴ颅神经、第Ⅵ颅神经，继而可累及Ⅳ、第Ⅲ及第Ⅱ颅神经，引起偏头痛，面部麻木，复视、上睑下垂、视力下降等症状。

6.询问与鼻咽癌发病可能的相关因素，如遗传因素、地理环境与生活习惯、某些化学致癌物质刺激及某些微量元素摄入不平衡（高镍饮食）等。

**（二）物理检查**

1.头颈部检查：应检查鼻腔、口咽、外耳道、鼓膜、眼眶、软腭有癌肿向外扩展。

2.眼部检查：是否有视力减退或丧失、突眼、眶内肿块、上睑下垂伴眼球固定。

3.颈部淋巴结检查：是否有单侧或双侧颈淋巴结肿大。

4.颅神经检查：是否有颅神经受累的表现。

5.全身检查：有无远隔部位转移的表现。远处转移常以骨、肺、肝等部位多见。

**（三）辅助检查**

1.间接鼻咽镜、纤维鼻咽镜、鼻内镜检查。

2.组织病理学检查，是明确诊断的依据，应尽量在鼻咽原发灶取活组织送检，在暂时找不到原发病灶的情况下，可行颈部淋巴结活检以便进一步寻找原发灶而明确诊断。

3.影像诊断学检查，如X线检查，CT或MRI检查等。

4.EB病毒血清免疫学检查，如VCA-IgA和EA-IgA测定。

**（四）诊断要点**

1.对有头痛、耳鼻症状和颈淋巴结肿大等三大症状或其中之一者，需做鼻咽部检查，以排除鼻咽癌。

2.鼻咽部检查发现鼻咽肿物、溃疡坏死、出血等异常病变。

3.鼻咽部活组织检查是确诊依据。鼻咽涂片脱落细胞检查可作为辅助诊断，但不能单独作为确诊的依据。

4.鼻咽或颈部肿块细针穿刺检查找到癌细胞。

5.EB病毒血清免疫学检查，对确诊有重要的参考价值。

6.影像诊断学检查，有助于确定病变范围。

（五）分型

1.根据肿瘤生长形态分型

（1）结节型。

（2）菜花型。

（3）溃疡型。

（4）黏膜下浸润型。

2.根据肿瘤生长特点分型

（1）上行型。

（2）下行型。

（3）混合型。

3.组织学分型

（1）原位癌。

（2）浸润癌：①微小浸润癌。②鳞状细胞癌（高度分化的鳞状细胞癌、中度分化的鳞状细胞癌、低度分化的鳞状细胞癌）。③腺癌。④泡状核细胞癌。⑤未分化癌。

（六）临床分期

1.鼻咽癌的TNM分期

可以较准确地估计病情，对选择治疗有很大帮助。2010年美国肿瘤联合会（AJCC）和国际抗癌联盟（UICC）公布的第七版鼻咽癌TNM分期标准如下：

（1）T：原发肿瘤

$T_x$：原发肿瘤不能评估。

$T_0$：无原发肿瘤证据。

$T_{is}$：原位癌。

$T_1$：肿瘤局限于鼻咽，或肿瘤侵犯口咽和/或鼻腔但不伴有咽旁间隙侵犯。

$T_2$：肿瘤侵犯咽旁间隙。

$T_3$：肿瘤侵犯颅底骨质和/或鼻窦。

$T_4$：肿瘤侵犯颅内和/或颅神经、下咽、眼眶或颞下窝/咀嚼肌间隙。

注：咽旁间隙侵犯是指肿瘤向后外侧方向浸润。

（2）N：局部淋巴结转移

$N_x$：局部淋巴结不能评估。

$N_0$：无局部颈淋巴结转移。

$N_1$：单侧颈淋巴结转移，最大直径≤6 cm，淋巴结位于锁骨上窝以上部位，和/或单侧或双侧咽后淋巴结转移，最大直径≤6 cm。

$N_2$：双侧颈淋巴结转移，直径≤6 cm，淋巴结位于锁骨上窝以上部位。

$N_3$：颈淋巴结最大直径>6 cm或锁骨上窝转移。

$N_{3a}$：颈淋巴结最大直径>6 cm。

$N_{3b}$：锁骨上窝转移。

注：中线淋巴结认为是同侧淋巴结。锁骨上区或窝部位与鼻咽癌的分期有关，这个三角区域的定义，包括三点：①胸骨锁骨连接处的上缘；②锁骨外侧端（肩峰端）的上缘；③颈肩连接处。要指出的是这包括脚侧的Ⅳ区和Ⅴ区部分，伴有锁骨上窝的淋巴结（包括部分或全部）都认为是$N_{3b}$。

（3）M：远处转移

$M_x$：无法评价有无远处转移。

$M_0$：无远处转移。

$M_1$：有远处转移。

2.鼻咽癌的TNM临床分期

**表18　鼻咽癌的TNM临床分期表**

| 分期 | T | N | M |
|---|---|---|---|
| 隐性癌 | $T_x$ | $N_0$ | $M_0$ |
| 0期 | $T_{is}$ | $N_0$ | $M_0$ |
| Ⅰ期 | $T_1$ | $N_0$ | $M_0$ |
| Ⅱ期 | $T_1$ | $N_1$ | $M_0$ |
|  | $T_2$ | $N_0$，$N_1$ | $M_0$ |
| Ⅲ期 | $T_1$，$T_2$ | $N_2$ | $M_0$ |
|  | $T_3$ | $N_2$ | $M_0$ |
| Ⅳa期 | $T_4$ | $N_0$，$N_1$，$N_2$ | $M_0$ |
| Ⅳb期 | 任何T | $N_3$ | $M_0$ |
| Ⅳc期 | 任何T | 任何N | $M_1$ |

（七）中医证型

1.热毒郁肺证

主要证候：①鼻涕稠，可有脓血；②耳鸣、耳聋；③头剧痛；④舌红苔黄。

次要证候：①尿黄；②口臭、口渴；③脉数；④便结。

具备主证3项及次证1项，或主证第1.2项加次证2项。

2.肺胃痰湿证

主要证候：①头重痛；②涕血；③鼻分泌物增多；④苔厚腻，舌质淡，舌边有齿印。

次要证候：①胸闷；②呕恶纳少；③脉弦滑。

具备主证3项及次证2项。

3.肝瘀络阻证

主要证候：①头刺痛；②涕血紫黑；③舌质黯红，有瘀斑；④胁痛。

次要证候：①胸脘胀闷；②耳闷涨；③脉弦。

具备主证2项及次证1项或具备主证3项。

4.阴血虚耗证

主要证候：①鼻咽干燥；②五心烦热；③舌苔光薄而红；④脉细数。

次要证候：①头晕；②口渴；③便结；④尿黄；⑤心悸。

具备主证3项或主症第①②项及次症2项。

5.肺脾气虚证

主要证候：①面色恍白；②乏力、气短；③纳少；④脉弱；⑤便溏。

次要证候：①腹胀；②呕恶；③舌质淡红，苔白。

具备主证2项及次证2项或具有主要证候3项。

6.气阴两虚证

主要证候：①乏力、气短；②鼻咽干燥、五心烦热；③纳少；④舌苔光薄而红；⑤脉虚数。

次要证候：①腹胀，便结；②呕恶，口干；③头晕。

具备主证3项或主症第①②项及次症2项。

**五、鉴别诊断**

（一）西医鉴别诊断

1.鼻咽腺体样肿大

鼻炎腺体样肿大好发于青年，多见于30岁以下者。位于鼻咽顶部中央的淋巴组织称咽扁桃体或腺样体，表面光滑呈正常黏膜色泽，常左右对称伴数条纵行沟把整个腺体分成橘子瓣样。一旦产生溃疡、出血则难以鉴别，须活检病理才能确定其性质。

2.鼻咽增生性结节

鼻咽增生性结节好发于20～40岁。鼻咽顶前壁孤立性结节，亦可有多个结节。结节直径一般为0.5～1 cm，表面覆盖一层淡红色黏膜组织，与周围的黏膜色泽相似，往往与癌变很难鉴别，活检病理为鼻咽淋巴组织增生，有时可发生癌变。

### 3.鼻咽结核

鼻咽结核不多见，好发年龄为20～40岁，可形成浅表溃疡或肉芽状隆起，表面分泌物多而脏，常见于顶壁，可累及整个鼻咽腔。常伴有颈部淋巴结核及肺结核，鼻咽活检可做出明确诊断，特别要注意是否有癌与结核并存。

### 4.鼻咽纤维血管瘤

鼻咽纤维血管瘤青年多见，男性明显多于女性，主要症状为鼻塞及反复鼻出血。鼻咽镜下可见肿物表面光滑，黏膜色泽红色或深红色，有时可见表面有扩张的血管，触之质韧实。本病无颈淋巴结转移，可向鼻腔及颅内发展，破坏颅底，引起颅神经症状，与鼻咽癌难以鉴别，可行EB病毒血清学检测，CT、MRI检查，动脉造影做鉴别。

### 5.鼻咽恶性淋巴瘤

鼻咽恶性淋巴瘤好发年龄20～50岁，男性多于女性。鼻咽肿块多呈球形，表面光滑，一般不伴溃疡坏死，但外周T细胞淋巴瘤则可在鼻咽部、鼻腔、上颚的中线区，病变处呈糜烂、溃疡状，表面附有灰黄色分泌物并伴有恶臭，鼻中隔、硬腭溃烂穿孔。须做鼻咽活检加以鉴别。

### 6.鼻咽囊肿

鼻咽囊肿主要症状为鼻腔后部有脓性分泌物下流入口咽部。其发于鼻咽顶壁，大小如半粒黄豆隆起，表面光滑，半透明，有时上覆有脓痂，除去脓痂可见咽囊开口或瘘口，用活检钳压迫时可有波动感。活检时可有乳白色液体流出。

### 7.脊索瘤

脊索瘤罕见，可发生于任何年龄，但以青壮年多见。是起源于残余脊索组织的一种肿瘤，具有生长缓慢、转移少的特点。好发于颅底，发生于鼻咽部较少见。当肿瘤位于蝶骨体和枕骨大孔之间时，可破坏颅底突至鼻咽腔。临床多有头痛、鼻塞、听力减退、耳鸣、回缩性血涕、伸舌偏斜、面麻、复视等症状。CT及MRI检查可见广泛中后颅窝甚至前颅窝骨质破坏，但淋巴结转移罕见。明确诊断依靠病理。

### 8.颅咽管瘤

颅咽管瘤是先天性肿瘤，多见于青少年。多位于鞍上，但发生于鞍下或侵及鞍下时可有颅底骨质破坏，甚至突入鼻腔内形成鼻咽黏膜下肿物。临床上有头痛、发育障碍、内分泌紊乱、视力障碍、颅内压增高症等，但无颈淋巴结肿大。明确诊断依靠病理。

### 9.颈部淋巴炎

急性颈淋巴结炎因发热、颈淋巴结红肿热痛等感染症状与转移癌易区别。慢性颈淋巴结炎常伴有龋齿、慢性扁桃体炎或咽炎，肿大的淋巴结质较软、轻压痛。如能找到原发病灶并结合上述体征，诊断并不困难，如未能找到原发病灶，进行EB病毒血清学检查，鼻炎检查，淋巴结活检可助鉴别。

10.颈部淋巴结结核

颈部淋巴结结核青中年较多见，可伴有其他组织的结核病灶，常有营养不良、低热、盗汗、血沉快等。肿大的颈深、浅层淋巴结质较软，常伴有周围炎症，与周围组织粘连成块。急性期可有压痛，有时有触动或波动感，穿刺可吸出豆渣样干酪坏死物质，最后确诊依靠病理。

（二）中医类证鉴别

1.瘰疬

瘰疬多见于青少年及原有结核病者，好发于颈部、耳后，也有的缠绕颈项，延及锁骨上窝、胸部和腋下。但起病缓慢，初起肿块质较软，活动尚可，表面光滑，溃后有脓及豆渣状物。可通过组织活检加以鉴别。

2.肉瘿

肉瘿好发于青年及中年人，女性多见，发病部位在结喉左右或正中，肿块呈半球状，质地柔软，可随吞咽动作而上下移动，生长缓慢，无溃烂。彩超、CT检查及组织活检可相鉴别。

3.石瘿

石瘿多见于40岁以上女性患者，或既往有肉瘿病史，肿块位于结喉左右或正中，质地坚硬，推之不移，凹凸不平，生长迅速。通过甲功、彩超、CT检查及病理活检可明确诊断。

4.鼻渊

鼻渊是指鼻流清涕，如泉下渗，量多不止为主要特征的鼻病。主要症状有鼻塞及嗅觉减退，鼻窦区疼痛，症状可局限于一侧，也可双侧同时发生，部分病人可伴有明显的头痛，头痛的部位常局限于前额、鼻根部或颌面部、头顶部等，并有一定的规律性，病程日久则虚眩不已。通过鼻咽镜及病理活检可相鉴别。

5.鼻窒

鼻窒是指以长期鼻塞、流涕为特征的慢性鼻病，多因脏腑虚弱，邪滞鼻窍所致。鼻塞时轻时重，或双侧交替性鼻塞，伴有流涕，头痛，嗅觉下降等症状，甚至不闻香臭，反复发作，经久不愈。通过鼻咽镜、CT检查、组织活检可相鉴别。

## 六、治疗

（一）治疗原则

鼻咽癌的治疗应以放射性治疗为主，对于晚期患者及经过放疗治疗效果不佳的患者，对不能手术的晚期病人，可以中医治疗为主并辅以化学治疗，对于放射线不敏感的病例，放疗后的残存病灶或复发病灶；放疗后残存的颈部转移病灶可以进行手术治疗，以上各期均可给予中药治疗，中西药物为主的综合治疗以改善症状、提高生活质量、延长生命。

（二）中医治疗

1.辨证论治

（1）热毒郁肺证

治则：清热解毒。

方药：黄芩解毒汤加减（黄芩、栀子、银花、花粉、白花蛇舌草、牡丹皮、石上柏、豆根、荔枝核、天葵、草河车、半夏、茯苓、陈皮、甘草）。

加减：高热不退者，加金银花、大青叶、生石膏；流鼻血不止者，加白茅根、仙鹤草、白芨、阿胶、三七粉。

（2）肺胃痰湿证

治则：除痰驱湿。

方药：二陈汤加减（半夏、陈皮、茯苓、胆南星、海藻、昆布、石菖蒲、藿香、苡米、甘草）。

加减：恶心呕吐明显，加法半夏、竹茹；颈部肿物未控制或痰多，加生南星、生半夏、僵蚕、浙贝。

（3）肝瘀阻络证

治则：活血化瘀。

方药：失笑散加减（蒲黄、丹参、山楂、赤芍、泽兰、郁金、五灵脂、红花）。

加减：胸胁疼痛明显者，加三棱、莪术、露蜂房；血瘀发热者，加连翘、黄芩、七叶一枝花、白花蛇舌草。

（4）阴血虚耗证

治则：养阴生血。

方药：犀角地黄汤加减（水牛角、生地、丹皮、白芍、鸡血藤、女贞子、天冬、当归、半夏、砂仁、甘草、茯苓）。

加减：舌干有裂纹、鼻干、咽干口渴明显加玄参、麦冬；头晕目眩、舌淡者加夏枯草、太子参；五心烦热，尿黄，大便结加天花粉、黄芩、大黄。

（5）肺脾气虚证

治则：补脾益气。

方药：四君子汤加减（党参、白术、茯苓、半夏、砂仁、白蔻仁、甘草）。

加减：合并阴虚者加生地、白芍、丹皮、当归；呕吐恶心，便溏、苔白腻者加陈皮、藿香、苡米。

（6）气阴两虚证

治则：益气养阴。

方药：滋阴益气汤加减（生晒参、党参、黄芪、麦冬、生地、五味子、柴胡、山药、陈皮、云苓、生甘草）。

加减：气虚症状明显者，加太子参、白术；虚热之象著者，加青蒿、白薇；心悸失眠者，加酸枣仁、柏子仁。

2.静脉注射中成药

（1）羟喜树碱：静注，每次4～8 mg，用10～20 mL等渗盐水稀释，每日或隔日1次，一疗程60～120 mg。羟喜树碱为主与其他化疗药物配合使用，对进展期鼻咽癌有一定疗效。用量因化疗方案的不同而异。主要毒、副作用有：①胃肠道反应如恶心、呕吐。②骨髓抑制，主要使白细胞下降。③少数病人有脱发、心电图改变及泌尿道刺激症状。

（2）蟾酥注射液：缓慢静滴，每次10～20 mL，每日1次，1～30天用5%葡萄糖注射液500 mL稀释后缓慢滴注，联合其他化疗药物使用对进展期鼻咽癌有一定疗效。对化疗药物能起到增强疗效作用。主要副作用有白细胞下降、恶心呕吐等。

（3）康莱特注射液：缓慢静滴，20 g（200 mL），每日1次，1～21天（配合化疗药物使用）。有一定的抗肿瘤作用，有提高化疗药物疗效及减轻其毒副反应作用，能提高机体免疫能力及改善患者的生活质量。适用于各期鼻咽癌。

（4）榄香烯注射液：静滴，400 mL，每日1次，1～10天（配合化疗药物使用）。有一定的抗肿瘤作用有提高化疗药物疗效及减轻其毒副反应作用，能提高机体免疫能力及改善患者的生活质量。适用于各期鼻咽癌。

（5）复方苦参注射液：成分为苦参、土茯苓。静脉滴注，12～20 mL加入0.9%生理盐水200 mL中，每日1次；或8～10 mL加入100 mL生理盐水中滴入，每日2次，用药总量200 mL为一疗程。功能与主治：清热利湿，凉血解毒，散结止痛。用于癌性疼痛及出血。有一定的抗肿瘤作用；对轻、中度癌痛有一定疗效。适用于各期鼻咽癌。

（6）鸦胆子油乳注射液：静滴，3 g加入0.9%生理盐水250 mL中，每日1次，30天为一疗程。细胞周期非特异性抗癌药，抑制肿瘤细胞生长，能提高机体免疫能力，尤其适用于鼻咽癌脑转移。有导致肝功能损害的临床报道。

（7）参芪注射液：静滴，20～60 mL加入5%葡萄糖注射液250 mL中，每日1次，5周为一疗程。有益气健脾、减少化疗药物的消化道反应、骨髓抑制等作用，并能适当提高化疗药物的疗效。适用于脾胃虚寒、气血双亏型鼻咽癌。

（8）香菇多糖注射液：静滴，1 mg加入0.9%生理盐水或5%葡萄糖注射液250～500 mL中，每周2次，8周为一疗程。能提高肿瘤患者机体免疫能力，改善患者生活质量，对放、化疗有减毒增效的作用。适用于各期鼻咽癌。

（9）人参多糖注射液（百扶欣）：静滴，12～24 mg加入0.9%生理盐水或5%葡萄糖注射液250～500 mL中，每分钟40～60滴，每日1次，1～30天（可配合化疗药物使用）。有提高化疗药物疗效及减轻其毒副反应作用，能提高机体免疫能力，适用于各期鼻咽癌。

（10）康艾注射液：成分为黄芪、人参、苦参素。静脉滴注，40～60 mL，用5%葡萄糖注射液或0.9%生理盐水250～500 mL稀释后使用，每日1～2次，30天为一疗程。功能主治：益气扶正，增强机体免疫功能。

3.口服中成药

（1）平消胶囊：口服，每次1.68 g，每日3次，3个月为一疗程。有清热解毒，化瘀散结抗肿瘤的功效，适用于鼻咽癌放疗期间，有放疗增敏作用。。

（2）安替可胶囊：软坚散结，解毒定痛，养血活血。可单独应用或与放疗合用，可增强放疗疗效。口服，每次0.44 g，每日3次，饭后服用；一疗程6周，或遵医嘱，少数患者使用后可出现恶心、血象降低。过量、连续久服可致心慌。

（3）扶正消瘤汤颗粒剂：适用于各期鼻咽癌。温开水冲服，每日1剂，分2～3次冲服。

（4）槐耳颗粒：适用于各期鼻咽癌。口服，每次20 g，每日3次。1个月为一疗程，或遵医嘱。

（5）六味地黄丸：口服，成人每次10～20粒，具有滋阴补肾之功，用于鼻咽癌后期热盛伤阴、阴虚火旺者。

（6）金复康口服液：每次3支，每日3次，口服，30天为一疗程，具有解毒抗癌，扶正消积之功效，适用中晚期鼻咽癌。

（7）参蟾消解胶囊：每次3粒，每日3次，口服，30天为一疗程，具有解毒抗癌，扶正消积之功效，适用中晚期鼻咽癌。

（8）复方万年青胶囊：每次3粒，每日3次，口服，30天为一疗程，具有解毒抗癌，扶正消积之功效，适用中晚期鼻咽癌。

（9）复方斑蝥胶囊：0.25 g×36粒/盒，每次2粒，每日3次，口服，30天为一疗程。

（10）西黄丸：每次3～5 g，每日2次。有清热解毒、消肿散结之功能，对于痰火互结的鼻咽癌较为适宜。

（11）小金丹：口服，每次1.5～3 g，每日2次，具有活血止痛、解毒消肿之功，常用于流注初起及一切痰核瘰疬。

（12）无为消癌平片：口服，每次8～10片，每日3次。有抗癌、消炎之功，用于治疗鼻咽癌，可配合放疗治疗。

（13）仙蟾片口服，每次4片，每日3次，30天为一疗程。化瘀散结，益气止痛，清热解毒，扶正固本之功效，适用于各期鼻咽癌。

（14）至灵胶囊：适用于各期鼻咽癌。口服，每次2～3粒，每日2～3次，或遵医嘱。

（15）贞芪扶正胶囊：适用于鼻咽癌放、化疗引起的骨髓造血功能抑制、血细胞减少。口服，每次6粒，每日2次，或遵医嘱。

（16）滋阴益气汤颗粒剂：适用于中医辨证属于气阴两虚型的鼻咽癌患者。温开水冲服，每日1剂，分2～3次冲服。

（17）洋参丸：每次1～2丸，每日3次。适用于气阴两虚证。

（18）生脉饮：每次10 mL，每日3次。适用于气阴两虚证。

4.针灸治疗

（1）针刺：针刺风门、肺俞、心俞、翳风、迎香、耳门、听宫，以及背部压痛点。配穴取列缺、内关、足三里。补泻兼施，每次留针20～30分钟，适用于各期鼻咽癌。

（2）针刺穴位注射：取穴百会、内关、风门、肺俞、丰隆等，用20%～30%紫河车注射液14～16 mL穴位注射。每日1次或间日1次，15次为一疗程。

5.中药外治法

（1）鼻咽癌吹药：甘遂末、甜瓜蒂粉各3 g，硼砂、飞辰砂各1.5 g，混匀，吹入鼻内，切勿入口。对鼻腔癌、鼻咽癌有效。

（2）三生滴鼻液：生南星、生半夏、紫珠草各等量，制成滴鼻液，适用于鼻咽癌患者鼻咽部分泌物多或有臭味者。本品有毒，须慎用。

（3）15%～20%醋制硇砂溶液：醋制硇砂粉15～20 g，加蒸馏水至100 mL，拌匀、溶解后粗滤。每天3～4次滴鼻。适用于鼻腔癌、鼻咽癌患者。

（4）鱼腥草液雾化吸入：适用于咽黏膜溃烂疼痛者有清热利烟，消肿止痛之功效。

（5）阳和解毒膏外敷：适用于颈部恶性溃烂者，有解毒散结，补托排脓祛腐，敛口止痛之功效。

（6）中药灌肠治疗：适用于鼻咽癌患者兼有便秘、腹泻者。

（三）西医治疗

1.放射治疗

鼻咽癌最有效的治疗方法是放射治疗，必须获得病理诊断，并完善相关检查，尤其是CT和/或MRI检查，明确病变大小范围后制订因人而异的放疗方案。

（1）常规放疗

照射范围应常规包括鼻咽、颅底和颈部三个区域，颅底和颈部无病灶的也必须预防照射至50 Gy左右。鼻咽常用根治剂量为70 Gy/7周，颈部根治量为60～70 Gy/6～7周，预防量为40～50 Gy/4～5周。

（2）连续分次和分段照射

一般采用连续照射法，常规分割剂量为10 Gy/5次/1周。年老体弱、一般情况欠佳、有严重并发症或照射野大、放疗反应重等，可采取分段照射。

（3）鼻咽癌腔内近距离治疗

适用于鼻咽表浅肿瘤如$T_1$或$T_2$期病变；外照射后的残存病灶；放疗后鼻咽局部复发的病灶。

2.化学治疗

（1）化疗的适应证

晚期患者；经大剂量放疗后病灶未能完全控制者；放疗后辅助化疗，防止或消灭远处转移病灶。

（2）常用方法

①全身化疗：CBF（CTX＋BLM＋5－FU）；PF（DDP＋5－FU）；TaP（TAX＋DDP）。

②颞浅动脉插管化疗：适用于早期包括有单个较小的颈深上组淋巴结转移者，晚期上行型病例，或放疗后鼻咽局部残存或复发病例。常选用PYM、DDP、5-FU等药物。

3.手术治疗

（1）手术治疗的适应证

①放射治疗后鼻咽部或颈部未控或复发（原发灶须经病理证实）。

②颈部淋巴结不固定或虽已固定但颈动脉未受累。

③无明显颅底骨质破坏、无颅神经受损。

④无全身远处转移。

⑤无全身麻醉手术禁忌证。

（2）手术禁忌证

①肿瘤浸润颈动脉鞘区及其内容。

②肿瘤侵犯颅底或颅神经。

③广泛的颅底或颈椎骨质破坏。

④远处发生转移。

⑤全身状况欠佳或肝、肾功能不良者。

（3）手术方式

①病理类型为高分化鳞癌或腺癌以及其他对放射线不敏感的癌瘤，病灶局限在顶后壁或前壁，全身无手术禁忌证者可考虑对原发病灶的切除。对Ⅱ、Ⅲ、Ⅳ

期的患者均不宜手术治疗。

②对放射治疗后鼻咽或颈部有残留或复发病灶，如局限在鼻咽顶后壁或前壁，无颅底骨破坏，一般情况好，近期做过放疗不宜再做放疗者，可考虑切除病灶。

③颈部有残留或复发时，如范围局限、活动者可考虑作颈部淋巴结清除手术。鼻咽癌放疗后颈淋巴结有残留时手术宜早，在放疗后3~6个月内及时处理，预后较好。

4.生物治疗

近年来鼻咽癌的生物治疗得到了迅猛发展，生物治疗有细胞生物治疗和非细胞生物治疗，目前临床属于辅助治疗手段。

（1）鼻咽癌的细胞生物治疗

①淋巴因子激活的杀伤细胞。

②肿瘤浸润淋巴细胞。

③细胞毒T淋巴细胞。

④细胞因子诱导的杀伤细胞。

（2）鼻咽癌的非细胞生物治疗

①鼻咽癌的细胞因子治疗。

②鼻咽癌的基因治疗。

③鼻咽癌的分子靶向治疗。

④鼻咽癌的肿瘤疫苗免疫治疗。

（四）疗效标准

1.WHO疗效测量指标

（1）可以测量的病灶评定

①完全缓解（CR）：鼻咽癌可见病灶经治疗后完全消失，不少于4周。

②部分缓解（PR）：鼻咽癌可见病灶经治疗后缩小50%以上，持续缓解达4周或4周以上，同时无新病灶出现。

③稳定或无变化（NC）：鼻咽癌可见病灶经治疗后缩小不超过50%或增大不超过25%。

④进展（PD）：一个或多个病灶经治疗后范围增大超过25%或出现新病灶。

（2）不可以测量的病灶评定

①完全缓解（CR）：鼻咽癌所有可见病灶经治疗后完全消失，不少于4周。

②部分缓解（PR）：鼻咽癌病灶经治疗后估计缩小50%以上，持续缓解达4周或4周以上，同时无新病灶出现。

③稳定或无变化（NC）：病变无明显变化维持4周，或肿瘤增大估计不足

25%，或缩小不到50%。

④进展（PD）：出现新病灶或病灶估计增大不少于50%。

2.远期疗效指标

（1）缓解期：自出现达PR疗效之日至肿瘤复发不足PR标准之日为止的时间缓解期，一般以月计算，将各个缓解病例的缓解时间（月）列出，由小到大排列，取其中间数值（月）即为中位缓解期，按统计学计算出中位数。

（2）生存期：从治疗开始之日起至死亡或末次随诊之日为生存期或生存时间，一般以月或年计算，中位生存期的计算方法与上同。

（3）生存率：N年生存率＝生存N年以上的病例数÷随诊5年以上的总病例数×100%。

3.生活质量评价标准

手术和放、化疗治疗后的疗效评价以生活质量改善为标准，采用EORTC（欧洲癌症治疗研究组织）-QLQ-C30量表第三版（见附录1），该表为自评式生活质量表，共30个项目，包括6个功能量表：躯体功能、角色功能、认知功能、情绪功能、社会功能、总体健康状况等。它从机体功能、心理状态、社会状态和自觉状态等多个角度对患者进行评价。

评价方法：于治疗前和各个观察周期分别将上述六个评价项目的各分值相加，得出各个项目的总得分，疗效百分比=（治疗前总得分-治疗后总得分）÷治疗前总得分×100%。

显效：积分减少≥75%。

有效：50%≤积分减少<75%。

稳定：25%≤积分减少<50%。

无效：积分减少<25%。

（蔡俊媛）

# 第十三章　前列腺癌

## 一、概述

前列腺癌是指原发于前列腺腺体的恶性肿瘤，属于男性特有的老年性疾病，极少在50岁以前发病，发病高峰在70～90岁，诊为前列腺癌时的平均年龄在72岁。前列腺癌在欧美地区属于常见的男性恶性肿瘤。随着经济发展及饮食结构的变化，我国前列腺癌发病率也呈逐年上升趋势，发病率位居男性恶性肿瘤第9位。

在中医经典中无前列腺癌的记载，但根据本病的临床表现，中医学将其归入"淋证""尿血""腰痛""癃闭"等疾病范畴。如《黄帝内经·素问·气厥论》："胞热移于膀胱，则癃溺血"；《黄帝内经·素问·宣明五气》指出："膀胱不利为癃，不约为遗溺"；论及尿血的成因时则有"劳伤而生客热，血渗于胞故也，血得热而妄行，故因热流散渗于胞而尿血"。《医宗金鉴》谓："闭则尿闭无滴出，少腹胀满痛难伸，癃即淋沥点滴出，茎中涩痛数而勤。"论及癃闭的病因，明代张景岳《景岳全书·癃闭》："有因火邪结聚小肠、膀胱者，此以水泉干涸而气门热闭不通也，有因热居肝肾者，则或以败精，或以槁血，阻塞水道而不通也，有因真阳下竭，元海无根，气虚不化而闭的，有因肝强气逆，移碍于膀胱，气实而闭的。"

## 二、西医病因病理

### （一）病因

前列腺癌病因至今尚未明确，相关高危因素有年龄与种族、性激素与性活力、遗传、食物营养、环境及其他原因等。

#### 1.年龄与种族

前列腺癌好发于高龄男性，50岁以下者少患此病，且发病率与年龄增长成正比。但目前资料显示前列腺癌正趋向年轻化，且年轻患者的肿瘤较老年更易转移。前列腺癌的发病率有着明显的种族差异，文献显示，其发病率及死亡率由高至低依次为黑人、白人、黄种人。

#### 2.性激素与性活力

青春期切除睾丸则不发生前列腺癌。性活动开始较早、性交次数频繁、手淫、性传播疾病及性生活能力高的人群患前列腺癌的危险性高。

### 3.遗传

前列腺癌遗传因素很重要，有前列腺癌家族史者其肿瘤发生的危险性比一般家族高且易于年轻时发病。近年来应用分子生物学技术从分子水平说明了前列腺癌与遗传的关系。

### 4.食物营养

高脂肪饮食是诱发前列腺癌的危险因素，尤其是红色肉类危险性最大。我国12省市协作组调查结果显示，前列腺癌与总脂肪、胡萝卜素、硒、饱和脂肪酸、动物脂肪摄入存在一定的剂量反应关系。有报道，维生素A可以增加前列腺癌的发病率。

### 5.环境

前列腺癌与镉有关。吸烟和长期从事化工、染料、橡胶及印刷等职业者，接触镉的机会增多，发生前列腺癌的危险性较大。国外文献报道，农民发生前列腺癌机会较多，与养鸡、牲畜、杀虫剂、除草剂等有关。

### 6.其他

研究认为，前列腺癌可能与良性前列增生症、肥胖、吸烟、性病、缺乏运动及输精管切除等有关，目前这些是否属于高危因素有待进一步研究明确。

（二）病理

1.发病机制

西医对前列腺癌的发病机制仍不太明确，一般认为与激素及基因相关。

（1）激素学说

雄激素的调控失衡与前列腺癌发病关系密切。前列腺癌细胞由雄激素持续刺激上皮所造成。雄激素促进前列腺癌生长是经过一个雄激素受体介导的机制增进了内源性基因变异的致癌活性的过程。

（2）基因学说

前列腺癌的发病机制与基因突变有密切关系。原癌基因的活化和抑癌基因的失活在恶性肿瘤的发生和发展中起重要作用。

2.病理分类

（1）依据生物特性的不同分类：①雄激素依赖性；②雄激素非依赖性。

（2）以起病不同分类：①潜伏癌；②偶发癌；③隐匿癌；④临床癌。

（3）按细胞类型和起源分类：上皮来源，①腺癌；②移行细胞癌；③神经内分泌癌。基质来源，①横纹肌肉瘤；②平滑肌肉瘤。继发性，①由膀胱直接侵犯；②由直肠癌直接侵犯；③转移；④淋巴瘤。

（4）组织学分类：①腺癌；②移行细胞癌；③鳞癌。

### 三、中医病因病机

前列腺癌的发生多与饮食不节、情志因素、正气不足相关。具体如下：①饮食不节。嗜食肥甘厚味、生冷辛辣之品，或喜烟酒，日久致湿热之邪内蕴，湿阻气血，热蕴成毒，结于下焦，导致气化不利，小便不通，或小便滴沥难解而成病。若热邪结于膀胱，膀胱血络受伤亦可见尿血。②情志因素。暴怒急躁或长期抑郁，情志不舒，疏泄不及，致使三焦气化失常，尿路受阻；肝郁气滞也可由气及血，气滞经脉，使血行不畅，脉络瘀阻而成病。③正气不足。房劳过度，肾脏阴阳俱损，或素体不足，久病体弱，脾肾两虚，运化濡养失司，瘀血败精聚积下焦，结而致病。病位在膀胱，与肾相关。

前列腺癌的病因虽多，但病理转归不外湿、热、瘀、虚。内外邪作用于人体，首先引起湿热蕴结或瘀血内阻。病久而引起肾气亏虚或虚实夹杂。湿热瘀血一方面加重病情进展，从而出现一系列变化。如淋巴道转移或血道转移，另一方面，又影响了脏腑功能失调。气血亏损，体质衰弱，无力抵抗病邪，致病情日渐加重，因此，湿热、瘀血是本病致病之原，脏腑功能失调是本病发展恶化之本，而肾脏亏虚是发病的内在条件。

### 四、诊断

（一）病史采集

1.下尿路梗阻症状如尿流缓慢、尿频、尿不尽、排尿困难进行性加重。

2.有否血尿和尿失禁（癌肿侵犯外括约肌）。

3.会阴部疼痛，坐骨神经痛，骨盆和腰骶部持续性疼痛并伴有消瘦、乏力、食欲不振等。

4.排便困难或结肠梗阻症状。

（二）临床表现及体查

近期出现进行性排尿困难、尿流变细或尿流偏歪，或尿流分叉、尿程延长、尿频、尿急、尿痛、尿意不尽感等症状，或下肢水肿，或会阴部疼痛及坐骨神经痛，或表现为腰骶部及骨盆的持续性疼痛，卧床时更为剧烈，均应高度可疑前列腺癌，并进一步检查确诊。体格检查晚期病人全身检查可发现贫血、消瘦等；直肠结核，可发现前列腺有石样坚硬的肿块，表面高低不平，范围大小不一。

（三）实验室检查

血常规，出血时间、凝血时间、血型、尿常规、肝功能、肾功能、血电解质、空腹血糖，酸性和碱性磷酸酶测定，尿细菌学培养＋药敏。

（四）辅助检查

1.肺部、盆骨、腰椎X光照片、心电图。

2.膀胱、前列腺B超、CT或MRI检查。

3.肝、肾B超检查。

4.ECT全身骨显像检查有无骨转移癌。

5.尿路静脉造影。

6.癌胚抗原（CEA）前列腺特异抗原（PSA）测定。

7.前列腺液涂片癌细胞检查。

8.活组织检查：

（1）经会阴或直肠对可疑部位穿刺取组织。

（2）经尿道电切取组织。

（3）盆腔淋巴结切除活检（可用腹腔镜）。

（五）临床分期

目前国内外公认的前列腺癌分期标准是2009年修改的国际抗癌联盟（UICC）和美国肿瘤联合会（AJCC）联合制定的TNM分期法。前列腺癌的临床分期检查至少要包括：常规体格检查、常规实验室检查、胸部X线检查、盆腔CT和/或MRI、全身同位素骨骼扫描（PSA＞20 ng/mL或PSA＞10 ng/mL并伴有骨骼疼痛）。尽管血清PSA值并不属于前列腺癌分期的实验室检查，但是前列腺癌的主要实验室检查指标。另外经直肠B超检查（TRUS）结果也可作为前列腺癌临床分期的参考依据。2009版美国肿瘤联合会（AJCC）前列腺癌分期的标准：

1.TNM分期

（1）T：原发肿瘤

$T_x$：无法估测原发肿瘤。

$T_0$：没有原发肿瘤的证据。

$T_1$：临床隐性肿瘤，既不能扪及、影像学也不能发现。

$T_{1a}$：在切除前列腺组织病理检查发现癌，癌体积小于切除组织的5%。

$T_{1b}$：在切除前列腺组织中病理检查发现癌，癌体积大于切除组织的5%。

$T_{1c}$：肿瘤经穿刺活检证实。

$T_2$：肿瘤局限于前列腺内。

$T_{2a}$：侵犯前列腺一叶的1/2或更少。

$T_{2b}$：侵犯前列腺一叶的1/2以上，仅限于一叶。

$T_{2c}$：侵犯前列腺的两叶。

$T_3$：肿瘤穿透前列腺被膜向外延伸，可侵犯精囊。

$T_{3a}$：穿透一叶被膜向外延伸。

$T_{3b}$：穿透两叶被膜向外延伸。

$T_{3c}$：穿透被膜侵犯精囊。

$T_4$：肿瘤侵犯除精囊外其他临近组织。

$T_{4a}$：肿瘤侵犯膀胱颈和/或外括约肌和/或直肠。

$T_{4b}$：肿瘤侵犯肛提肌和/或与盆壁固定。

（2）N：区域淋巴结

$N_x$：目前检查结果无法估测区域淋巴结转移情况。

$N_0$：无区域淋巴结转移。

$N_1$：有单个淋巴结转移，其最大直径小于或等于2 cm。

$N_2$：有单个淋巴结转移，其最大直径介于2～5 cm，或有多个淋巴结转移，最大径小于5 cm。

$N_3$：有单个或多个淋巴结转移，其最大径大于5 cm。

（3）M 远处转移

$M_x$：不能估测是否有远处转移。

$M_0$：无远处转移。

$M_1$：有远处转移。

$M_{1a}$：有非区域淋巴结转移。

$M_{1b}$：有骨转移。

$M_{1c}$：其他部位转移。

2.TNM临床分期

表19　TNM临床分期表

| 分期 | T | N | M |
| --- | --- | --- | --- |
| I期 | $T_{1a}$ | $N_0$ | $M_0$ |
| I期 | $T_{1a\sim2}$ | $N_0$ | $M_0$ |
| III期 | $T_3$ | $N_0$ | $M_0$ |
| IV期 | $T_4$ | $N_1$ | $M_0$ |
| IV期 | 任何T | 任何N | $M_1$ |

（六）中医证型

1.肾脏亏虚证

主证：肾阳虚者夜尿增多，尿意频数，尿流稍细，腰膝酸软，体力较差，时有怕冷，喜温喜热，口干不欲饮，舌质淡红或淡紫，苔白或少苔，沉脉或细脉。肾阴虚者见口干、心烦、失眠、盗汗等症。

2.湿热蕴积证

主证：病情发展，小便不畅，尿线变细，排尿无力，滴沥不通或成癃闭，小腹胀满，大便干燥或秘结，腰酸肢痛，口干口苦，舌质红或紫黯，苔黄腻，脉滑数或细弦。

3.瘀血内结证

主证：小便滴沥，尿如细线，或癃闭不通，小腹作痛，时痛剧难忍，烦躁不安，舌质紫黯，脉涩或弦细。

4.气阴两虚证

主证：小便滴沥，尿如细线，或癃闭不通，小腹持续性隐隐作痛，疲乏无力，体形消瘦，面色无华或颧红，动则气促，舌质淡红或红赤、绛紫，甚者舌体短缩，脉沉细无力或细数。

### 五、鉴别诊断

（一）西医鉴别诊断

1. 前列腺结核

本病可出现类似前列腺癌的前列腺硬结，多为局部浸润，质地较软，而前列腺癌结节有坚硬如天生之感，且界限不清，但患者年龄较前列腺癌年轻，并伴有生殖系统其他器官如精囊、输精管、附睾结核性病变，或有泌尿系结核症状，如尿频、尿急、尿痛、血精等，尿液、前列腺液及精液内有红细胞和白细胞，前列腺组织活检可见典型的结核病变。

2. 前列腺增生

临床上前列腺癌与前列腺增生症常较难鉴别，部分前列腺癌患者常被误诊为前列腺增生症。前列腺增生症可出现类似前列腺癌之结节和相似的症状。结节位于腺体中间者多为良性病变，多呈对称性，光滑，有弹性无硬结，移动性好，血清碱性磷酸酶和酸性磷酸酶无变化，超声断层检查前列腺体增大，前列腺内光点均匀，前列腺包膜反射连续，与周围组织界限清楚。而前列腺癌绝大多数瘤体硬韧、固定，表现呈结节状或不规状，累及精囊时可在精囊部位触及牛角状硬性肿块。

3. 前列腺结石

前列腺结石有质地坚硬的结节与前列腺癌相类似，两者易于混淆，但临床表现不尽相同，直肠指诊时前列腺质韧，扪及结石质硬有捻发感，主要依据X片检查鉴别。前列腺结石见前列腺区结石阴影，若合并前列腺癌，宜做活体组织检查以确诊。

4. 前列腺肉瘤

较为罕见，为前列腺肿瘤之一，与前列腺癌症状相似，发病年龄较轻，其中小儿占1/3，病情发展快，病程较短，肉瘤生长迅速，易于血行转移，直肠指诊前列腺肿大，但质地柔韧，软如囊性，表现较为光滑，多伴有肺、肝、骨骼等处转移的临床症状。

5. 慢性前列腺炎

慢性前列腺炎腺体也可增大，但质地稍硬，两侧对称，中间沟存在。前列腺液涂片见脓球增多。前列腺液细菌培养可协助诊断。

**6.非特异性肉芽肿性前列腺炎**

直肠指诊时前列腺有结节，易与前列腺癌相混淆，硬结发展较快，呈山峰样突起，由上外向下内斜行，软硬不一，且有弹性，X线片和酸性磷酸酶、碱性磷酸正常，但嗜酸性粒细胞明显增多，经抗感染治疗前列腺结节变小。比较有效的确诊方法是活体组织检查，前列腺硬结穿刺活检，镜下见丰富的非干酪性肉芽肿，充满上皮样细胞，周围有淋巴细胞、浆细胞、嗜酸性细胞，腺管常扩张破裂，充满炎性细胞。

**（二）中医类证鉴别**

**1.赤白浊**

白浊是指尿窍时流秽浊如脓之物，若流出浊物色赤者，谓之赤浊。此病尿时茎中热痛，如刀割样，与淋证的溺痛类似，但其尿道品时流秽浊，有异于淋证。用利尿通淋药投之则愈剧。《证治准绳·赤白浊》认为，淋病在溺道，浊病在精道。又谓："浊者，虽便时茎中如刀割火灼，而溺自清，惟窍端时有秽物，如疮脓、目眵，淋漓不断，初与便溺不相混滥，犹河中之济焉，至易辨也……盖由精败而腐者什九，由湿热流注与虚者什一。"指出了赤白浊的辨识要点与病机。《医宗必读·赤白浊》中说："心动于欲，肾伤于色，或强忍房事，或多服浮淫方，败精流溢，乃为白浊。虚滑者，血不及变，乃为赤浊"，更指出了赤白浊的病因。

**2.尿浊、精浊**

淋证小便混浊须与尿浊鉴别。尿浊是尿中常有浊质，小便混浊不清，白如米泔，但尿出自如，无疼痛滞涩感，与淋证不同，多因湿热流注下焦，或脾肾亏虚所致。精浊溺时可有痛涩不利及尿次增多，其与淋证不同的是，不因交合而时泄混浊之精样物，黏腻如膏，虽不便溺，亦常有之，病初多因肝经湿热，病久可见肾气损、气血瘀阻，常见于老年患者。

**3.关格**

在张仲景的《伤寒论·平脉法第二》（明刻本）中说："关则不得小便，格则吐逆。"指的是小便不通与呕吐并见的病证。而在《诸病源候论·大便病诸候》中认为关格是指大小便不通。大便不通谓之内关，小便不通谓之外格，二便俱不通，为关格。无论指大小便俱不通，还是指小便不通与呕吐并见，都和癃闭不同。因为癃闭单纯指小便闭塞不通，没有呕吐及大便不通，较易鉴别。

**4.转胞**

又名转脬、胞转，是指膀胱受到压迫，缭戾不顺而引起的排尿困难；而癃闭仅指小便不利或闭塞不通，两者有所不同。

### 六、治疗

（一）治疗原则

应视病情早晚轻重决定，对于早期病人，肿瘤多局限于前列腺包膜之内，无远处转移，宜采用前列腺癌根治术，术后可视病情需要而补充放射治疗或内分泌治疗。中期病人宜多种方法联用，常采用放射疗法、内分泌治疗、化学疗法等。晚期病人多有恶病质出现，肿瘤广泛转移，手术已经不适宜，在病人体质尚可予以抗癌治疗。以上各期均可以配合中医药治疗，对于晚期患者尤为适应。

1.早期前列腺癌

以手术治疗为主，包括前列腺癌根治术，目的是完全根治、提高无瘤生存率。而此期中医药治疗以祛邪为主，但对术后体虚者可兼以扶正，目的是减少术后并发症，防止复发转移。

2.中期前列腺癌

以内分泌治疗、放射治疗以及化疗为主，旨在减瘤提高带瘤生存率。治疗过程中及治疗后辅以中药治疗。中期正邪交争，宜扶正祛邪，中医药治疗不但可以减轻内分泌治疗的雌激素样副作用，放化疗后的骨髓抑制等副作用，还可以增加放化疗敏感度，并在一定程度上防治肿瘤的转移。

3.晚期前列腺癌

多为非雄激素依赖型前列腺癌，西医治疗效果较差，中医治疗以扶正为主。中医药治疗可改善临床症状，提高生存质量，延长生存期。

（二）中医治疗

1.辨证论治

（1）肾脏亏虚证

治法：肾阳虚者宜温补肾阳，肾阴虚者宜滋阴益肾。

方药：肾阳虚者用右归饮加减（附子、肉桂、熟地、枸纪、杜仲、山药、山茱萸、菟丝子、甘草），肾阴虚者用六位地黄丸加减（生地、山茱萸、山药、茯苓、泽泻、车前子、黄精、甘草）。

加减：肾阴阳两虚明显者，视肾阴、肾阳偏重酌加鹿角胶、龟甲、人参。

（2）湿热蕴积证

治法：清热利湿。

方药：八正散加减（扁蓄、瞿麦、白茅根、龙葵、土茯苓、半枝莲、白英、海金沙、车前子、泽泻、黄檗、木通、白术、甘草）。

加减：心烦、舌苔白、生疮糜烂者，改甘草为甘草梢，加生地、竹叶；潮热盗汗，手足心热，舌尖红者，加知母、生地、牛膝。

（3）瘀血内结证

治法：活血化瘀，通水消结。

方药：膈下逐瘀汤加减（炮山甲、丹参、败酱草、马鞭草、瞿菱、猪苓、薏苡仁、香附、乌药、枳壳、元胡、当归、赤芍、桃仁、红花）。

加减：久病体虚者，改归尾为全当归、加白术、茯苓；小便不通，胀闭难忍，加麝香。

（4）气阴两虚证

治法：益气养阴，抗癌消癌。

方药：滋阴益气汤（生晒参、党参、黄芪、麦冬、生地、五味子、柴胡、山药、陈皮、云苓、生甘草）。

加减：血尿加重者加小蓟草、旱莲草、生地、阿胶等补虚止血；小便不畅者加沉香、郁金、台乌药等；小便疼痛加重者加延胡索、王不留行、三棱、莪术等；小便黄浊者加车前子、萹蓄草、瞿麦、金钱草、滑石、草薢等。

2.静脉注射中成药治疗

（1）羟喜树碱：静注，每次4～8 mg，用10～20 mL等渗盐水稀释，每日或隔日1次，一疗程60～120 mg。羟喜树碱为主与其他化疗药物配合使用，对进展期前列腺癌有一定疗效。用量因化疗方案的不同而异。主要毒、副作用有：①胃肠道反应有恶心、呕吐。②骨髓抑制，主要使白细胞下降。③少数病人有脱发、心电图改变及泌尿道刺激症状。

（2）蟾酥注射液：缓慢静滴，每次10～20 mL，每日1次，1～30天用5%葡萄糖注射液500 mL稀释后缓慢滴注，联合其他化疗药物使用对进展期前列腺癌有一定疗效。对化疗药物能起到增强疗效作用。主要副作用有白细胞下降、恶心、呕吐等。

（3）康莱特注射液：缓慢静滴，20 g（200 mL），每日1次，1～21天（配合化疗药物使用）。有一定的抗肿瘤作用，有提高化疗药物疗效及减轻其毒副反应作用，能提高机体免疫能力及改善患者的生活质量。适用于各期前列腺癌。

（4）榄香烯注射液：静滴，400 mL，每日1次，1～10天（配合化疗药物使用）。有一定的抗肿瘤作用，有提高化疗药物疗效及减轻其毒副反应作用，能提高机体免疫能力及改善患者的生活质量。适用于各期前列腺癌。

（5）复方苦参注射液：成分为苦参、土茯苓。静脉滴注，12～20 mL加入0.9%生理盐水200 mL中，每日1次；或8～10 mL加入100 mL生理盐水中滴入，每日2次，用药总量200 mL为一疗程。功能与主治：清热利湿，凉血解毒，散结止痛。用于癌性疼痛及出血。有一定的抗肿瘤作用；对轻、中度癌痛有一定疗效。适用于各期前列腺癌。

（6）鸦胆子油乳注射液：静滴，3 g加入0.9%生理盐水250 mL中，每日1次，

251

30天为一疗程。细胞周期非特异性抗癌药，抑制肿瘤细胞生长，能提高机体免疫能力，尤其适用于前列腺癌脑转移。有导致肝功能损害的临床报道。

（7）参芪扶正注射液：静滴，直接250～500 mL静滴，每日1次，5周为一疗程。有益气健脾、减少化疗药物的消化道反应、骨髓抑制等作用，并能适当提高化疗药物的疗效。适用于肾脏亏虚型前列腺癌。

（8）香菇多糖注射液：静滴，1 mg加入0.9%生理盐水或5%葡萄糖注射液250～500 mL中，每周2次或遵医嘱，8周为一疗程。能提高肿瘤患者机体免疫能力，改善患者生活质量，对放、化疗有减毒增效的作用。适用于各期前列腺癌。

（9）人参多糖注射液（百扶欣）：静滴，12～24 mg加入0.9%生理盐水或5%葡萄糖注射液250～500 mL中，每分钟40～60滴，每日1次，1～30天（可配合化疗药物使用）。有提高化疗药物疗效及减轻其毒副反应作用，能提高机体免疫能力，适用于各期前列腺癌。

（10）益气复脉注射液：静滴，1.3～2.6 g加入0.9%生理盐水或5%葡萄糖注射液250～500 mL中，每日1次，2周为一疗程。有益气复脉，养阴生津作用，可减轻放化疗药物的骨髓抑制，并改善放化疗所致的气阴亏虚症状。适用于各期前列腺癌。

（11）康艾注射液：成分为黄芪、人参、苦参素。静脉滴注，40～60 mL，用5%葡萄糖注射液或0.9%生理盐水250～500 mL稀释后使用，每日1～2次，30天为一疗程。功能主治：益气扶正，增强机体免疫功能。

3.口服中成药

（1）平消胶囊：口服，每次1.68 g，每日3次，3个月为一疗程。有清热解毒，化瘀散结，抗肿瘤的功效，适于各期前列腺癌。

（2）安替可胶囊：软坚散结，解毒定痛，养血活血。可单独应用或与放疗合用，可增强放疗疗效。口服，每次0.44 g，每日3次，饭后服用；一疗程6周，或遵医嘱，少数患者使用后可出现恶心、血象降低。过量、连续久服可致心慌。

（3）扶正消瘤汤颗粒剂：适用于各期前列腺癌。温开水冲服，每日1剂，分2～3次冲服。

（4）气郁痰凝汤颗粒剂：适用于各期前列腺癌。温开水冲服，每日1剂，分2～3次冲服。

（5）槐耳颗粒：适用于各期前列腺癌。口服，每次20 g，每日3次。1个月为一疗程，或遵医嘱。

（6）金水宝胶囊：适用于各期前列腺癌。口服，每次2～3粒，每日2～3次，或遵医嘱。

（7）贞芪扶正胶囊：适用于前列腺癌放、化疗引起的骨髓造血功能抑制、血细胞减少。口服，每次6粒，每日2次，或遵医嘱。

（8）金水宝胶囊：适用于各期前列腺癌。口服，每次2～3粒，每日2～3次，或遵医嘱。

（9）滋阴益气汤颗粒剂：适用于中医辨证属于气阴两虚型的前列腺癌患者。温开水冲服，每日1剂，分2～3次冲服。

4.针灸治疗

（1）胃气亏虚者取穴：三焦俞、肾俞、阴谷、气海、委阳。

（2）湿热蕴积者取穴：三阴交、阴陵泉、膀胱俞、中极。

（三）西医治疗

1.外科手术治疗

根治性手术目前是治疗局限性前列腺癌的首选方法，但由于前列腺癌多发现较晚，往往错过手术时机，且前列腺癌病人多为老年人，根治性手术损伤多较大，故应严格掌握适应证及禁忌证。

（1）手术适应证

①高度恶性的前列腺癌。

②直肠指检前列腺肿块局限于前列腺内，肿瘤与直肠黏膜并无浸润而能推动者。

③无转移症状者。

④病人一般情况良好能胜任手术者。

（2）手术禁忌证

①临床晚期患者，不宜行根治性前列腺切除术。但此禁忌证是相对的。如已出现排尿梗阻症状的患者，可行经尿道前列腺切除术（TURP）以解除梗阻并配合非手术疗法。

②高龄患者，有严重心、脑、血管、呼吸及内分泌系统疾患，无法耐受手术的患者。

③有盆腔淋巴结转移的患者。

（3）手术方法

①根治性前列腺切除术。

②经尿道前列腺切除术。

③扩大的根治性前列腺切除术。

④双侧睾丸切除术。

⑤膀胱前列腺切除术和盆腔清扫术。

2.放射治疗

放射治疗在局限期前列腺癌的根治性治疗中占有重要的地位，在晚期前列腺癌的姑息性治疗中亦有重要作用。

（1）按照治疗目的分为根治性放疗、辅助性放疗、姑息性放疗。局限性前列腺癌、偶发前列腺癌及应用去势和内分泌治疗无效的前列腺癌均应采用根治性放疗；前列腺癌术后有残留或$T_2$期前列腺癌术后需行辅助性放疗；已远处转移的前列腺癌需行姑息性放疗，可取得减轻症状、改善生存质量的目的。

（2）按照治疗方式可分为外照射和近距离治疗两类。外照射（External Radiation）指用机器将高能量射线直接照射在患癌部位。包括常规放疗、三维适形放疗（3D-CRT）、调强适形放疗（IMRT）、影像引导下的放疗（IGRT）等；近距离治疗（Brach Therapy）指把放射性物质封密在小管中，然后直接植在肿瘤或体腔内，包括腔内照射、组织间照射等。

3.化学治疗

化疗主要是针对晚期激素抵抗性前列腺癌，单独应用治疗前列腺癌疗效并不满意，而且多有毒性反应。适用于手术后的辅助治疗，晚期转移性前列腺癌病人，或内分泌治疗及放疗失败后的治疗，可延长病人的生存期。

（1）单药化疗方案

顺铂（DDP）、雌莫司汀（EMP）、米托蒽醌（MIT）、紫杉醇（TAX）。

（2）联合化疗方案

①AX/EMP方案（TAX、FAM）。

②FAM方案（ADM、MMC、5-FU）。

③GP方案（GEM、DDP）。

④AP方案（ADM、DDP）。

4.内分泌治疗

男性绝大部分雄激素来源于睾丸间质细胞（Leydig细胞），雄激素（睾酮）在Ⅰ型和Ⅱ型5α-还原酶（5α-reductase，5α-R）作用下还原为双氢睾酮（Dihydrotes Tosterone，DHT），其生物学活性是睾酮的7倍。肾上腺产生的雄激素主要是脱氢异雄甾酮和雄甾烯二酮，其活性很弱，但在前列腺和前列腺以外的部位通17β-羟化类固醇脱水酶和5α-R代谢成作用更强的DHT。绝大部分前列腺癌细胞为雄激素依赖性，这些细胞表面的雄激素受体与双氢睾酮结合，然后进入细胞核，调控基因表达和细胞生长，因此雄激素撤除可通过凋亡导致雄激素敏感细胞死亡，而雄激素抵抗细胞克隆受到有丝分裂因子刺激时会重新生长并最后导致患者死亡。在骨转移的前列腺癌患者，雄激素撤除治疗后的平均生存期为3年。

（1）双侧睾丸切除：自1941年Huggins等报道以后，双侧睾丸切除术治疗前列腺癌一直作为前列腺癌内分泌治疗的金标准。该手术方法简单、安全、经济，去势后血清睾酮浓度可迅速降至原来的5%～10%，但前列腺组织内双氢睾酮（DHT）的浓度只能减少60%，从肾上腺分泌的雄激素能使前列腺组织内DHT浓度维持在正常水平的40%左右。所以，单纯切除睾丸对阻断雄激素对前列腺的作用并不完全。以往曾在睾丸切除的同时，再行肾上腺切除，以阻断雄激素的全部来源，在早期开展的这些手术的患者，据临床观察，部分患者的主观症状获得缓解，但客观检查结果显示并不能见到肿瘤及转移病灶缩小，后来因这一治疗方法的疗效欠佳及不良反应太大而停止应用。

（2）雌激素治疗：利用雌激素对抗雄激素的作用，抑制垂体前叶释放促黄体激素（LH）及抑制睾酮的产生，从而抑制前列腺上皮细胞的过度生长，起到治疗前列腺癌的作用。常用的药物是己烯雌酚。应用己烯雌酚同时，应给予辅助阿司匹林对抗血小板聚集，以及给予利尿剂减轻水肿。据欧洲癌症治疗研究组的观察，每日应用1 mg己烯雌酚，虽然不能完全阻断血清睾酮的作用，但在生存率和引起心血管疾病方面的并发症与行双侧睾丸切除者无明显差异。此外，己烯雌酚联合应用雄激素阻断剂在治疗前列腺癌方面也有必要进一步探索。

（3）LHRH类似物治疗：初始LHRH类似物能促进睾酮的释放，随后通过负反馈效应引起睾酮急剧下降，可达到去势水平，对肾上腺雄激素不会产生作用。常用药物为亮丙瑞林，其主要不良反应是阳痿和潮热，而心血管并发症和乳房女性化等症状远低于己烯雌酚。美国和加拿大20个医疗中心采用不同药物治疗199例$D_2$期前列腺癌患者，其中98例用亮丙瑞林，101例用雌激素。治疗12周的结果显示两种治疗方法的反应一致，无进展率分别为86%与85%，前列腺酸性磷酸酶下降分别为70%与84%，骨疼缓解率分别为38%与40%。1年存活率分别为87%与78%，但不良反应方面各有不同。当采用LHRH类似化合物治疗前列腺癌时，初始由于刺激垂体前叶的LHRH受体，LH分泌增加，使睾丸产生更多的睾酮，可使治疗初期的前列腺癌症状进一步加重。所以，在开始应用LHRH类似物时，应同时使用抗雄激素治疗，以消除睾酮增高所致的不利影响。

（4）抗雄激素治疗：雄激素拮抗剂直接同雄激素受体结合，是一种对DHT的竞争性抑制剂。雄激素拮抗剂分成二类，一类是体内有激素活性的类固醇，另一类是体内没有激素活性的非类固醇。①醋酸氯羟甲烯黄体酮（CPA）：是羟孕酮的一种衍生物，直接同雄激素受体结合，抑制DHT的作用，同时，CPA也作为一种孕激素抑制LH和睾酮的分泌；由于CPA具有孕激素作用，所以其不良反应类似于己烯雌酚，如丧失性欲、血栓性静脉炎、水肿、乳房女性化等，但它对心血管方面的不良反应要比己烯雌酚小。②纯雄激素拮抗剂：本身在体内不具有激素作用、可直接同雄激素受体结合、具有很高亲和性和特异性的雄激素拮抗剂称为纯雄激素拮抗剂。目前临床应用研究的主要有3种化合物，即氟他胺（Flutamide）、尼鲁米特（Nilutamide）和康士德（Casodex）。其中，缓退瘤（氟他胺）的缺陷是该药物在竞争性抑制DHT对前列腺癌刺激作用的同时，也竞争性地抑制雄激素对下丘脑的负反馈抑制作用，因此，可引起继发性的下丘脑 GnRH 及垂体 LH 分泌的增加，最终可刺激睾丸睾酮分泌的增加，从而抵消氟他胺的部分疗效。其副作用包括引起消化道症状，如恶心、呕吐、腹泻、乳房女性化，长期应用可损害肝功能。临床观察长期采用氟他胺治疗的患者，开始治疗反应良好，一段时间后出现症状加重，PSA 升高，当停止应用氟他胺后，症状重新缓解，PSA 逐渐下降，病情改善长达半年左右，这种现象被称为"氟他胺撤除综合征"。氟他胺撤除综合征的发生认为与雄激素受体突变有关，多在用药后 3 年左右出现，发生率约为 44%～75%，一旦出现应立即停止氟他胺的应用。不同的雄激素拮抗药物作用的受体部位可能不同，故对氟他胺耐药的患者，换用其他抗雄激素药物仍然有效。如氟他胺产生抵抗的患者，应用康士德治疗仍有效，同样康士德也会产生耐药性，两者交替使用可延缓耐药性的发生。康士德与雄激素受体的亲和力要比氟他胺强 4 倍，且对中枢的作用较弱，毒性也较低，主要不良反应有乳房胀痛，但对性欲影响很小。实验研究表明，单用康士德的效果与睾丸切除或药物去势相当，康士德每日用量达到 150～200 mg 时，疗效可达到去势水平，PSA 也可下降至正常水平，临床效果优于氟他胺，但对患者的整体生存率并没有明显改善。另外，将康士德与 5α-还原酶抑制剂保列治联合应用，以进一步完全阻断雄激素，但临床疗效有待于进一步观察证实。

（5）雄激素联合阻断治疗：雄激素联合阻断治疗一方面可减少睾酮的产生，同时可阻断来自肾上腺雄激素的作用。临床上常用的方法：睾丸切除或 LHRH 类似物加抗雄激素药物（如氟他胺、尼鲁米特及康士德等）以阻断外周雄激素的作用。研究表明，联合应用雄激素阻断治疗后的整体生存时间要比单用抗雄激素治疗者延长半年左右，肿瘤进展时间也相对延长。雄激素阻断治疗虽然对前列腺癌的进展起到一定的抑制作用，但这种抑制作用平均只有 1～2 年，随后，抗雄激素治疗最终因抗药性的出现而失效。雄激素阻断失效的原因有：①由于前列腺癌组织中存在雄激素非依赖性细胞克隆，当雄激素依赖性癌细胞被抑制后，非依赖性细胞逐渐成为新的癌组织主体，再次引起进展。②腺癌细胞由于长期的抗雄激素治疗，残余的癌细胞逐渐适应了这种低雄激素环境，而对治疗不再敏感。对雄激素不再敏感的肿瘤对其他治疗反应也差，即使有少部分患者对化学治疗可能有效，但有效治疗的反应时间很短，最终不能获得延长生存时间。1992 年 Beginning 首次对间歇性抗雄激素治疗进行探索。相关研究显示间歇性抗雄激素治疗可明显延长肿瘤对雄激素的依赖时间，改善患者的生活质量，无明显的不良反应，是一种可行的治疗选择。然而，这一治疗方法是否对患者有生存获益尚无明确结论。

5.冷冻治疗

前列腺癌冷冻术可分为经尿道冷冻术、内窥镜直视下冷冻术和经会阴冷冻术 3

种，其中比较适合前列腺癌治疗的为内窥镜直视下冷冻术和经会阴冷冻术。

（1）内窥镜直视下冷冻术：适应证宽，冷冻定位确切，可监视冷冻全过程，不致损伤膀胱及输尿管口；直视下可调整冷冻部位，实施多个冻融周期，提高治疗效果，不必留置尿管，减少发生尿路感染的概率。

（2）经会阴冷冻术：是治疗前列腺癌梗阻症状的姑息性疗法，主要用于中晚期前列腺癌患者。此疗法具有以下优点：可在局麻下实施，直接作用于前列腺癌肿组织，不易损伤尿道，损伤直肠机会较少。

6.生物免疫治疗

肿瘤的生物治疗（Biotherapy）是应用现代生物技术及其产品进行肿瘤防治的新疗法，它通过调动宿主的天然防御机制或给予天然（或基因工程）产生的靶向性很强的物质来取得抗肿瘤效应，主要包括体细胞疗法与细胞因子疗法、肿瘤疫苗、分子靶向治疗、放免靶向治疗、肿瘤的基因治疗和生物化疗等。近年来，生物治疗是肿瘤治疗的热点之一，随着研究的不断深入，越来越多的受体或配体相关性药物及免疫相关治疗被运用于肿瘤的治疗，酪氨酸激酶抑制剂、血管生成抑制剂、肿瘤疫苗、体细胞治疗（DC）等在晚期前列腺癌的治疗中都取得了令人鼓舞的疗效。

7.其他治疗

包括高强度聚焦超声治疗、射频消融治疗、短波深部加热治疗肿瘤等。

（四）疗效标准

1.WHO实体瘤疗效判定标准

（1）临床治愈：前列腺癌经治疗后，原发肿瘤及转移病灶均消失，且连续随访五年，用现有的临床检查手段未能发现肿瘤有任何局部复发或远处转移现象。

（2）近期治愈：前列腺癌患者经手术根治切除，或用其他治疗手段治疗后，检查原发病灶已消失，也未能用现有的临床检查手段发现有转移病灶者。

（3）好转或有效：前列腺癌经姑息性切除或用化疗等其他治疗方法治疗后，不但临床症状有改善，而且原发病灶或转移病变有好转且持续2个月以上者。药物治疗的具体判定指标可参照化疗药物疗效评定标准，但应注意将检查结果也作为客观指标之一。

（4）无效：恶化、死亡。

2.生活质量评价标准

手术和放、化疗治疗后的疗效评价以生活质量改善为标准，采用EORTC（欧洲癌症治疗研究组织）-QLQ-C30量表第三版（见附录1），该表为自评式生活质量表，共30个项目，包括6个功能量表：躯体功能、角色功能、认知功能、情绪功能、社会功能、总体健康状况等。它从机体功能、心理状态、社会状态和自觉状态等多个角度对患者进行评价。

评价方法：于治疗前和各个观察周期分别将上述六个评价项目的各分值相加，得出各个项目的总得分，疗效百分比=（治疗前总得分-治疗后总得分）÷治疗前总得分×100%。

显效：积分减少≥75%。

有效：50%≤积分减少<75%。

稳定：25%≤积分减少<50%。

无效：积分减少<25%。

（林洪）

# 第十四章　脑瘤

## 一、概述

颅内肿瘤是指生长于颅腔内的新生物，简称脑瘤。分为原发性和继发性肿瘤。原发性肿瘤占中枢神经系统原发性肿瘤的80%～90%，椎管内肿瘤占10%～20%。各种颅内肿瘤根据组织发生及病理特征不同，其良性、恶性以及生物学行为也不一样。成人多为胶质细胞瘤、脑膜瘤、听神经瘤、垂体腺瘤、转移瘤等，其中老年人胶质母细胞瘤、听神经瘤和转移肿瘤占80%～90%。儿童则多为小脑的星性细胞瘤、小脑中线的髓母细胞瘤、第四脑室的室管膜瘤、蝶鞍部的颅咽管瘤等。其确诊有赖于病理诊断。中医学中无脑瘤的明确记载，主要归属于"头风""头痛""中风""厥逆"等疾病的范畴。

## 二、西医病因病理

### （一）病因

原发脑瘤的病因尚不明确。可能与遗传因素、接触某些化学物质、放射线损害以及病毒感染等因素有关。

#### 1.遗传因素

遗传因素很可能参与脑瘤的发病。伴发于斑痣性错构瘤病的颅内肿瘤与遗传有关。22q12.3-qter的基因突变与脑膜瘤相关。胶质瘤常有染色体9q、10q、17p和22q上等位基因的丧失。近年发现，胶质瘤是由于19q上一个肿瘤抑制基因的缺失。多形性胶质母细胞瘤可能是染色体10和/或17上某个基因突变后发生的单克隆肿瘤。此外，神经纤维瘤、双侧听神经瘤病、小脑视网膜血管瘤病、结节性硬化可能与基因变有关。

#### 2.化学因素

个别脑膜瘤、胶质瘤的发病可能由局部受损所致。在石油加工业等某些职业，曾有胶质瘤少量聚发的报告。另外，一些生产聚氯乙烯的工厂职工，如橡胶乳胶厂的工人脑瘤发病危险率略高。研究发现用甲基胆蒽、二苯并蒽、苯并芘等可诱发动物胶质瘤，亚硝基类化合物可诱发脑胶质瘤。

#### 3.放射线诱发

许多学者认为放射线可诱发脑肿瘤，并与所接受射线的剂量呈正相关。

**4.病毒感染**

许多病毒如罗斯肉瘤病毒、乳头多瘤空泡病毒、反转录病毒和人腺病毒等可诱发动物脑胶质瘤。有报道获得性免疫缺陷综合征（AIDS）和一些长期接受免疫治疗的患者原发性脑瘤的发病率增高。

**5.其他**

胚胎发育过程中，有些细胞或组织可停止生长而残留于颅内，以后可发展为脑瘤，称为先天性脑瘤。它虽然具有胚胎组织残留的特点，但这些残留组织的增殖仍可能是由于其他因素影响的结果。

**（二）病理**

脑瘤实际上是一个包括几十种脑疾病的总称。颅内肿瘤发生于大脑半球的机会最多，其后依次为蝶鞍区、小脑、桥小脑角、脑室内、脑干等。按病理组织学类型，神经胶质瘤最多（约 1/3～1/2），脑膜瘤、垂体瘤、神经鞘瘤、垂体腺瘤、颅咽管瘤、转移瘤、血管瘤等依次减少。传统上的"良性""恶性"及"转移"的概念并不完全适用于脑瘤。相同的脑瘤因其发病年龄、发生部位及能否手术切除等影响因素影响预后。颅内原发肿瘤虽然多数为良性，但由于发生部位关系，后果常比较严重。同时，在病程组织学上良恶性界限常不清楚，某些分化很好的肿瘤可没有包膜，许多浸润肿瘤可以生长缓慢，在组织学上近似良性，而且大多数以膨胀与浸润两种方式生长。

**三、中医病因病机**

颅内肿瘤病位在脑，与肝、脾、肾等脏腑密切相关。其主要致病因素包括风、毒、痰、瘀、虚。外感邪毒、饮食不节为脑瘤发生的外因，情志失调、正气亏虚为脑瘤发病的内因。

中医认为"脑为髓海"，"肾主骨，骨生髓"，诸髓者属脑，脑为奇恒之府，诸阳之汇，位高者属阳。风为阳邪，易袭阳位。风上入脑，久伏为毒，发为脑瘤。饮食不节，嗜食肥甘或生冷，脾胃运化失司，痰湿内生，久则化毒，挟风上饶脑络，发为脑瘤。情志不畅，郁怒伤肝，气机逆乱，气血运行不畅，日久化为痰毒，瘀结于脑而成脑瘤。先天不足、后天失养，脾气亏虚，痰湿内生，久病耗伤肝肾之阴，血涸为瘀，内风挟瘀上扰，瘀结蕴毒，发为脑瘤。

**四、诊断**

**（一）病史采集**

1.有无颅内压增高的症状，如头痛、呕吐及视觉障碍，呕吐呈喷射状，视觉障碍包括视力、视野和眼底的改变。此外，是否还有头晕、复视、精神症状等。

2.有无肿瘤压迫或浸润脑组织所产生的局部神经功能障碍，如病变在中央区则有对侧肢体的运动和感觉障碍，若为优势半球则伴有不同类型的失语，若生长在脑干早期即出现交叉性瘫痪。小脑肿瘤则出现平衡失调，颞叶肿瘤出现第Ⅲ、Ⅳ颅神经障碍，额叶肿瘤往往伴有精神症状如性格改变、注意力不易集中，记忆力减退或情感淡漠等。

3.有无内分泌功能异常的表现，如垂体腺瘤病人因为生长激素分泌量过多则可出现巨人症或肢端肥大症，催乳素分泌过多则有闭经、溢乳、不育，促肾上腺皮质激素（ACTH）分泌过多则可出现向心性肥胖和高血压等。以上病人当病情严重时往往出现内分泌功能低下的表现，如性欲减退、全身乏力、闭经、不育等。鞍内型颅咽管瘤早期则直接压迫垂体组织，产生生长发育迟缓、性功能障碍、尿崩等症状。

4.有无颅外其他系统症状，颅内转移瘤病人可同时伴有原发病灶相应的症状。

（二）物理检查

注意一般体格检查，如有无内分泌障碍、皮下结节、皮肤瘘、血管痣以及原发肿瘤体征等。此外应认真地进行神经系统检查，包括神经眼科及神经眼科检查。

（三）辅助检查

1.CT检查

CT分辨率不如MRI，但价格低、速度快为优点。经造影剂增强后可发现直径仅5 mm的肿瘤、脑膜瘤、黑色素瘤、原发性淋巴瘤和伴有自发出血的肿瘤等。密度较正常脑实质高的肿瘤，CT平扫即可显示。对诊断不能肯定的患者，静脉注射含碘造影剂进行对比增强后，肿瘤区密度增高，可提高诊断率。

2.MRI检查

怀疑脑瘤时首选MRI。还可清楚显示后颅底、脑干和小脑的肿瘤。MRI可显示出绝大多数的颅内肿瘤及瘤周水肿。

3.PET检查

PET检查在颅内肿瘤的诊断具有特殊意义。脑实质内肿瘤，头颅CT和MRI均不能鉴别时，在病灶部位可见异常高代谢区。可用于鉴别脑胶质瘤与颅内炎症、脑缺血。

4.脑血管造影

可选择性显示颈内动脉和椎动脉以及它们的分支，使手术医师了解脑瘤局部的血管解剖。

5.腰椎穿刺

脑膜癌的诊断需要腰穿检查。脑脊液内找到恶性细胞可明确诊断。此外，大部分中晚期病人有颅内压增高时，脑脊液可有蛋白含量增加。

6.实验室检查

肿瘤标志物、生长激素、催乳素、皮质醇、ACTH、甲状腺激素等对诊断具有重要的价值。

（四）诊断要点

根据上述病史及神经系统检查的初步印象，选用适当的一种或者几种特殊辅助检查方法，能确定肿瘤的部位，并进一步判断肿瘤的性质。首选CT扫描与MRI扫描检查，也可使用PET检查。脑瘤最后确诊有赖于病理组织学诊断。

（五）分型

颅内肿瘤的分类较为复杂，世界卫生组织（WHO）曾于1993年、2000年和2007年组织专家对中枢神经系统肿瘤的分类进行3次修订，见于下表：

**表20　2007年WHO中枢神经系统肿瘤分类简表**

| 肿瘤分类 | |
|---|---|
| 1.神经上皮性肿瘤 | 4.淋巴瘤和造血肿瘤 |
| （1）星形细胞肿瘤 | （1）恶性淋巴瘤 |
| （2）少突胶质细胞的肿瘤 | （2）浆细胞瘤 |
| （3）混合性胶质瘤 | （3）颗粒细胞肉瘤 |
| （4）室管膜肿瘤 | 5.生殖细胞肿瘤 |
| （5）脉络丛肿瘤 | （1）胚生殖细胞瘤 |
| （6）不明起源的神经胶质肿瘤 | （2）胚胎癌 |
| （7）神经元和混合神经元－胶质肿瘤 | （3）卵黄囊瘤 |
| （8）松果体实质肿瘤 | （4）绒毛膜上皮癌 |
| （9）胚胎性肿瘤 | （5）畸胎瘤 |
| 2.颅内及脊柱旁神经肿瘤 | （6）混合性生殖细胞肿瘤 |
| （1）雪旺细胞瘤（神经鞘瘤） | 6.鞍区肿瘤 |
| （2）神经纤维瘤 | （1）颅咽管瘤 |
| （3）神经束膜瘤 | （2）颗粒细胞瘤 |
| （4）恶性外周性神经鞘膜瘤（MPNST） | （3）垂体细胞瘤 |
| 3.脑膜肿瘤 | （4）腺垂体梭形细胞嗜酸性细胞瘤 |
| （1）脑膜皮细胞肿瘤 | 7.转移瘤 |
| （2）间叶性非脑膜皮肿瘤 | |
| （3）脑膜原发性黑色素细胞病变 | |
| （4）与脑膜相关的其他肿瘤 | |

（六）分期

1.TNM国际分期（UICC1997）

由于颅内缺乏向外的淋巴管道，所以颅内肿瘤颅外转移少见，临床上一般只采用脑瘤TM分期。

（1）原发肿瘤T分期

$T_x$：原发肿瘤不能确定。

$T_0$：未发现原发肿瘤。

①幕上肿瘤

$T_1$：肿瘤最大径≤5 cm，局限在一侧。

$T_2$：肿瘤最大径>5 cm，局限在一侧。

$T_3$：肿瘤侵犯或侵占脑室系统。

$T_4$：肿瘤越过脑中线，侵犯对侧脑半球或侵犯幕下。

②幕下肿瘤

$T_1$：肿瘤最大径≤3 cm，局限在一侧。

$T_2$：肿瘤最大径>3 cm，局限在一侧。

$T_3$：肿瘤侵犯或侵占脑室系统。

$T_4$：肿瘤越过脑中线，侵犯对侧脑半球或侵犯幕上。

（2）远处转移 M 分期

$M_x$：远处转移不能确定。

$M_0$：无远处转移。

$M_1$：有远处转移。

（3）组织病理分级（G）

$G_x$：分化程度不能确定。

$G_1$：高分化。

$G_2$：中分化。

$G_3$：低分化。

$G_4$：未分化。

（4）R分类：用R表示治疗后有无残留肿瘤

$R_x$：残留肿瘤有无不能确定。

$R_0$：无残留肿瘤。

$R_1$：显微镜下有残留肿瘤。

$R_2$：肉眼可见残留肿瘤。

2.TNM临床分期

表21　TNM临床分期表

| 分期 | G | T | M |
| --- | --- | --- | --- |
| Ⅰa期 | $G_1$ | $T_1$ | $M_0$ |
| Ⅰb期 | $G_1$ | $T_{2\sim3}$ | $M_0$ |
| Ⅱa期 | $G_2$ | $T_1$ | $M_0$ |
| Ⅱb期 | $G_2$ | $T_{2\sim3}$ | $M_0$ |
| Ⅲa期 | $G_3$ | $T_1$ | $M_0$ |
| Ⅲb期 | $G_3$ | $T_{2\sim3}$ | $M_0$ |

**续表** 21

| 分期 | G | T | M |
|------|------|------|------|
| Ⅳ期 | $G_{1\sim3}$ | $T_4$ | $M_0$ |
|  | $G_4$ | 任何 T | $M_0$ |
|  | 任何 G | 任何 T | $M_1$ |

对于继发性颅内肿瘤，由于属于原发的肿瘤的远处转移，不论瘤体大小或多少均属于晚期，属 $M_1$，预后多不良。

（七）中医证型

1.瘀毒内结证

主要证候：①头痛头胀如锥如裂，喷射状呕吐；②口唇、面色紫黯；③舌红有瘀斑。

次要证候：①口苦尿黄；②大便干燥；③脉弦数。

具备主证第1项及主证2、3项中至少1项加次证1项。

2.肝肾阴虚证

主要证候：①头晕头疼；②颧红盗汗、五心烦热；③抽搐震颤、舌强失语；昏迷项强，斜视吊睛；⑤脉弦细数。

次要证候：①耳鸣目眩；②咽干口燥；③大便干结；④舌红少苔。

具备主证2项及次证2项。

3.痰湿阻滞证

主要证候：①头痛头晕；②咳嗽痰多，喉中痰鸣；③谵妄神昏；④舌强不语或肢体麻木、半身不遂。

次要证候：①身体困重；②舌胖苔白腻；③脉弦滑。

具备主证2项及次证1项。

4.脾肾阳虚证

主要证候：①头晕目眩，精神不振；②腰膝酸软，形寒肢冷；③少气懒言，倦怠乏力。

次要证候：①多饮多尿；②舌质淡，苔白润；③脉沉细无力。

具备主证2项及次症2项。

5.气阴两虚证

主要证候：①头晕头疼乏力；②颧红盗汗、五心烦热；③抽搐震颤、舌强失语；④昏迷项强，斜视吊睛；⑤脉弦需数。

次要证候：①耳鸣目眩；②咽干口燥；③大便干结，无力排便；④舌红少苔。

具备主证2项及次证2项。

### 五、鉴别诊断

（一）西医鉴别诊断

1.脑血管意外

卒中型颅内肿瘤可表现为突发偏瘫失语等症状，容易与脑血管意外混淆，但后者一般年龄较大，多有高血压病史，无前驱症状，可行相关影像学检查来鉴别。

2.脑脓肿

多有感染病史，脑膜刺激征阳性，CT可见低密度影病灶，周围呈环形增强。

3.脑寄生虫

有病原接触史，血清相关补体结合试验及寄生虫虫卵等病原学检查可呈阳性结果。

4.慢性硬脑膜下血肿

慢性硬脑膜下血肿可有颅内压增高、进行性意识障碍及偏瘫等表现，与颅内肿瘤表现相似。但前者多有外伤史，症状进展慢且轻。影像学检查可鉴别。

5.癫痫

癫痫为颅内肿瘤的常见症状之一。应与特发性癫痫鉴别。后者起病较早，很少于20岁以后发病，没有颅内压增高症状及局灶性体征。脑电图中可见痫性放电。但对不典型病例应做影像学检查来鉴别。

6.假脑瘤

患者有颅内压增高症状，但没有局灶性症状。病情进展慢，有自发缓解期，但常反复发作，脑脊液检查正常，腰穿放液后上述症状可明显好转，各种影像学检查未能发现肿瘤病灶。

（二）中医类证鉴别

中医学中无脑瘤的明确记载，需要对脑瘤引起的主要症状进行鉴别：

1.头痛与眩晕鉴别

头痛与眩晕可单独出现，也可同时出现，二者对比，头痛之病因有外感与内伤两方面，眩晕则以内伤为主。临床表现，头痛以疼痛为主，实证较多；而眩晕则以昏眩为主，虚证较多。

2.眩晕与厥证鉴别

厥证以突然昏仆，不省人事，或伴有四肢厥冷为特点，发作后一般在短时间逐渐苏醒，醒后无偏瘫、失语、口舌歪斜等后遗症，严重者也可一蹶不复而死亡。眩晕发作重者也有欲仆或眩晕仆倒表现，与厥证相似，但一般无昏迷不省人事的表现。

3.中风与厥证鉴别

厥证也有突然昏仆、不省人事之表现，通常厥证神昏时间短暂，发作时常伴有四肢逆冷，移时多可自行苏醒，醒后无半身不遂、口眼歪斜，言语不利等表现。

4.中风与痫证鉴别

痫证发作起病急骤，突然昏仆倒地，与中风相似。但痫证为阵发性神志异常的疾病，卒发仆地如猪羊啼叫，四肢频抽口吐白沫；中风则仆地无声，一般无四肢抽搐及口吐涎沫的表现。痫证之神昏多为时短暂，移时可自行苏醒，醒后如常人，但可再发；中风患者昏仆倒地，其神昏症状严重，持续时间长，难以自行苏醒。中风多伴有半身不遂、口眼㖞斜等症，亦与痫证不同。

### 六、治疗

（一）治疗原则

对于原发性脑瘤，手术切除和放疗是最基本的治疗方法；但离根治尚有较大距离，需要选用化疗、中医治疗和免疫治疗等综合治疗方法才能进一步提高疗效。对于转移性的脑肿瘤，应在治疗原发肿瘤的基础上，同时加用放、化疗，中医及手术等综合治疗，对不能手术的晚期病人，应以中西医药物为主综合治疗以改善症状、提高生活质量、延长生命。

（二）中医治疗

1.辨证论治

（1）瘀毒内结证

治则：化瘀解毒，清热泻火。

方药：血府逐瘀汤合龙胆泻肝汤加减（车钱草、生地、木通、夏枯草、龙胆草、川芎、当归、桃仁、红花、赤芍、枳壳、柴胡、栀子、牛膝）。

（2）肝肾阴虚证

治则：滋补肝肾、潜阳熄风。

方药：杞菊地黄丸合镇肝熄风汤加减（生牡蛎、生龟甲、生赭石、枣皮、女贞子、白芍、玄参、生熟地、山药、泽泻、茯苓、枸杞、杭菊、怀牛膝、钩藤）。

（3）痰湿阻滞证

治则：祛痰化湿，通络开窍。

方药：涤痰汤合五苓散加减（栝蒌、猪苓、车前子、茯苓、青礞石、威灵仙、胆南星、法半夏、陈皮、枳实、苍术、白术、菖蒲、郁金、竹茹、焦术）。

（4）脾肾阳虚证

治则：温补脾肾，补脑填髓。

方药：金匮肾气丸加减（猪苓、车前子、熟地、枣皮、茯苓、菟丝子、益智仁、泽泻、牛膝、鹿角胶、补骨脂、白术、附子、肉桂）。

（5）气阴两虚证

治则：益气养阴，补脑填髓。

方药：滋阴益气汤加减（生晒参、党参、黄芪、麦冬、生地、五味子、柴胡、山药、陈皮、云苓、生甘草）。

以上各型均可采用以下药物加减：颅内压增高时可以加用大剂量的车前子、白茅根、泽泻、猪苓、六一散；呕吐剧烈者可以加用代赭石、半夏、竹茹、生姜、吴茱萸；有视力障碍者可加用枸杞、杭菊花、青葙子；有抽搐震颤者加用全蝎、蜈蚣、钩藤、天麻、僵蚕、晚蚕沙；对神昏者，可以加用苏合香丸、清开灵、至宝丹等；对偏瘫者可以加用活血通络之品如地龙、鸡血藤、桑枝等；大便秘结者可以加用生大黄、芒硝、火麻仁、桃仁、番泻叶等；头痛剧烈者，可以加用通血活络、抗癌止痛之品如川芎、全蝎、三七、白芷、元胡、罂粟壳、半枝莲、白花蛇舌草、金剪刀等。

2.静脉注射中成药治疗

（1）榄香烯注射液：①颈动脉灌注+静脉给药，适用于颈内动脉供血区病变。剂量为榄香烯600 mg隔日动静脉交替使用，1个月为一疗程。②局部用药+静脉用药，局部每次抽取囊液低容积注入药液，每周2～3次，静脉用药同上，1个月为一疗程。③单纯静脉用药适用于椎基底动脉供血肿瘤，静滴，600 mg，每日1次，1～10天（配合化疗药物使用）。有一定的抗肿瘤作用有提高化疗药物疗效及减轻其毒副反应作用，能提高机体免疫能力及改善患者的生活质量。适用于各期脑肿瘤。

（2）鸦胆子油乳注射液：静滴，3 g加入0.9%生理盐水250 mL中，每日1次，30天为一疗程。细胞周期非特异性抗癌药，抑制肿瘤细胞生长，能提高机体免疫能力，尤其适用于脑肿瘤脑转移。有导致肝功能损害的临床报道。

（3）参芪注射液：静滴，20～60 mL加入5%葡萄糖注射液250 mL中，每日1次，5周为一疗程。有益气健脾、减少化疗药物的消化道反应、骨髓抑制等作用，并能适当提高化疗药物的疗效。适用于脾胃虚寒、气血双亏型脑肿瘤。

（4）香菇多糖注射液：静滴，1 mg加入0.9%生理盐水或5%葡萄糖注射液250～500 mL中，每周2次，8周为一疗程。能提高肿瘤患者机体免疫能力，改善患者生活质量，对放、化疗有减毒增效的作用。适用于各期脑肿瘤。

（5）人参多糖注射液（百扶欣）：静滴，12～24 mg加入0.9%生理盐水或5%葡萄糖注射液250～500 mL中，每分钟40～60滴，每日1次，1～30天（可配合化疗药物使用）。有提高化疗药物疗效及减轻其毒副反应作用，能提高机体免疫能力，适用于各期脑肿瘤。

（6）康艾注射液：成分为黄芪、人参、苦参素。静脉滴注，40～60 mL，用5%葡萄糖注射液或0.9%生理盐水250～500 mL稀释后使用，每日1～2次，30天为一疗程。功能主治：益气扶正，增强机体免疫功能。

3.口服中成药

（1）慈丹胶囊：口服，每次1.35 g，每日4次，1个月为一疗程。有化瘀解毒、消肿散结、益气养血、抗肿瘤的功效，适于各期脑肿瘤。孕妇禁用。

（2）扶正消瘤汤颗粒剂：适用于各期脑肿瘤。温开水冲服，每日1剂，分2～3次冲服。

（3）化症回生片：适用于各期脑肿瘤。口服。以活血化瘀，消积为主，每次2.6～3.12 g，每日2次。1个月为一疗程，或遵医嘱。孕妇禁用。

（4）至灵胶囊：适用于各期脑肿瘤。口服，每次2～3粒，每日2～3次，或遵医嘱。

（5）贞芪扶正胶囊：适用于脑肿瘤放、化疗引起的骨髓造血功能抑制、血细胞减少。口服，每次6粒，每日2次，或遵医嘱。

（6）金水宝胶囊：适用于各期前列腺癌。口服，每次2～3粒，每日2～3次，或遵医嘱。

（7）滋阴益气汤颗粒剂：适用于中医辨证属于气阴两虚型的脑肿瘤患者。温开水冲服，每日1剂，分2～3次冲服。

4.针灸治疗

针灸治疗主要针对脑肿瘤产生的偏瘫。

（1）针刺双侧合谷、曲池、肩髃、足三里、三阴交、环跳、殷门、委中、昆仑等。平补平泻法，留针40分钟，每日1次。

（2）电针：选穴同上，加用脉冲电流（40～120 mV，电流小于1 mA）。

（3）穴位注射：上述穴位注入当归注射液或川芎注射液或麝香注射液，每穴位注入0.25～0.5 mL，每日1次，7～10天为一疗程，连续2～3个疗程。

5.癌性疼痛外治法

中药外治处方：止痛散（蟾酥100 g，蜈蚣5条，冰片20 g，净麝香1 g）。

操作方法：①粉碎，上药经粉碎机400目过筛，充分混匀；②调药，药粉10 g用鸡蛋清调匀，放置10～15分钟；③操作，取疼痛明显部位、神阙穴为贴敷部位，将已调好的药物均匀涂抹于小纱布，敷于上述部位，用胶布固定；

疗程：早晚各1次，每次6小时，1周为一疗程。

6.中药灌肠治疗

适用于脑肿瘤患者兼有便秘、腹泻者。

（三）西医治疗

1.外科手术治疗

手术切除是脑肿瘤最基本治疗方法。原则是在保存神经重要功能的前提下尽量切除肿瘤。较小表浅肿瘤应争取全部切除，额极、颞极或小脑半球的肿瘤可做脑叶连同肿瘤一并切除。重要功能区肿瘤应行瘤内切除，保护脑的重要功能。但仍有部分病例由于涉及重要结构或位于特殊部位，无法进行手术切除。对于这些病例可采用姑息性手术，如脑脊液分流术、颅减压术等，以暂时缓解增高的颅内压，为其他辅助治疗创造较好的条件。

2.化学治疗

适用于各种胶质瘤及生殖细胞瘤。常选用高脂溶性、能透过血脑屏障的化疗药物，如VM26、CCNU、BCNU、ACNU及PCB等，BLM、MTX、VCR和CDDP等药物一般均与其他药物联用。

（1）PVC方案（丙卡巴肼+CCUN+VCR）。

（2）MCV方案（MTX+CCUN+VCR）。

（3）单药化疗BCNU。

（4）单药化疗PCB。

3.放射治疗

（1）适应证

①脑转移瘤；

②手术未能彻底切除者；

③肿瘤位于极重要的部位，手术切除危及病人生命，如中脑、脑桥、皮质运动区等；

④有明确的临床证据但无组织学证据（如脑干肿瘤）；

⑤手术完全切除后复发，无再次手术指征；

⑦垂体肿瘤。

（2）各类脑肿瘤的放疗

①胶质瘤

星形细胞瘤：Ⅰ级，手术未完全切除者可给局部野放疗；Ⅱ级以上手术未完全切除者，必须行术后放疗，先给予局部扩大野或全颅照射40 Gy/4周，然后缩野追加照射至总量为55～60 Gy/5～6周。

少突胶质细胞瘤：如手术后病灶有残留则行术后放疗，剂量为60～65 Gy/6～7周。

室管膜瘤：多数病例手术不能完全切除，术后应行放疗。对低分化的幕下肿瘤应行全中枢系统照射加局部加量照射；对幕上病例只照射脑室系统，剂量为50～55 Gy/6～7周。

髓母细胞瘤：对放射高度敏感，行全中枢系统照射加局部加量照射。一般全脑、全脊髓剂量为30 Gy/3～4周，瘤床局部加量20～25 Gy/2～3周。

②非胶质瘤

脑膜瘤：对分化差或手术不彻底及脑膜肉瘤者术后可做放疗，剂量为45～50

Gy/5~6周。

颅咽管瘤：行术后放疗，剂量为50~65 Gy/6~7周。

脊索瘤：行术后放疗可抑制肿瘤生长，减轻症状，剂量为50 Gy/6~7周。

松果体瘤：如为生殖细胞瘤则行全中枢神经系统照射加局部加量照射，全脑、全脊髓剂量为30 Gy/3~4周，原发灶局部总量为50 Gy/5~6周。良性肿瘤则适于手术切除，不宜手术则局部加量照射至55 Gy/5~6周。

③垂体腺瘤

对手术未能全切除的病人可行术后放疗；对小的或中等大小的肿瘤，或轻度向鞍上扩展而无明显视野改变者，或因其他疾病不宜手术者，可行单纯放疗。剂量为45~50 Gy/4.5~5周。

④脑转移性肿瘤

一般行全脑照射30~40 Gy/2~3周，对单个病灶可缩野追加10~20 Gy/1~2周。

（四）疗效标准

1.WHO疗效测量指标

（1）可以测量的病灶评定

①完全缓解（CR）：脑肿瘤可见病灶经治疗后完全消失，不少于4周。

②部分缓解（PR）：脑肿瘤可见病灶经治疗后缩小50%以上，持续缓解达4周或4周以上，同时无新病灶出现。

③稳定或无变化（NC）：脑肿瘤可见病灶经治疗后缩小不超过50%或增大不超过25%。

④进展（PD）：一个或多个病灶经治疗后范围增大超过25%或出现新病灶。

（2）不可以测量的病灶评定

①完全缓解（CR）：脑肿瘤所有可见病灶经治疗后完全消失，不少于4周。

②部分缓解（PR）：脑肿瘤病灶经治疗后估计缩小50%以上，持续缓解达4周或4周以上，同时无新病灶出现。

③稳定或无变化（NC）：病变无明显变化维持4周，或肿瘤增大估计不足25%，或缩小不到50%。

④进展（PD）：出现新病灶或病灶估计增大不少于50%。

2.远期疗效指标

（1）缓解期：自出现达PR疗效之日至肿瘤复发不足PR标准之日为止的时间缓解期，一般以月计算，将各个缓解病例的缓解时间（月）列出，由小到大排列，取其中间数值（月）即为中位缓解期，按统计学计算出中位数。

（2）生存期：从治疗开始之日起至死亡或末次随诊之日为生存期或生存时

间，一般以月或年计算，中位生存期的计算方法与上同。

（3）生存率：N年生存率＝生存N年以上的病例数÷随诊5年以上的总病例数×100％。

2.生活质量评价标准

手术和放、化疗治疗后的疗效评价以生活质量改善为标准，采用EORTC（欧洲癌症治疗研究组织）-QLQ-C30量表第三版（见附录1），该表为自评式生活质量表，共30个项目，包括6个功能量表：躯体功能、角色功能、认知功能、情绪功能、社会功能、总体健康状况等。它从机体功能、心理状态、社会状态和自觉状态等多个角度对患者进行评价。

评价方法：于治疗前和各个观察周期分别将上述六个评价项目的各分值相加，得出各个项目的总得分，疗效百分比=（治疗前总得分−治疗后总得分）÷治疗前总得分×100％。

显效：积分减少≥75％。

有效：50％≤积分减少＜75％。

稳定：25％≤积分减少＜50％。

无效：积分减少＜25％。

（陈启庭）

# 第十五章　恶性淋巴瘤

## 一、概述

恶性淋巴瘤（ML）是原发于淋巴结和/或结外部位淋巴组织的恶性肿瘤，可发生于身体的任何部位。临床以无痛性、进行性淋巴组织增生，尤以浅表淋巴结肿大为特点，常伴有肝脾肿大及相应器官压迫的症状，晚期有贫血、发热和恶病质等。按组织病理学改变，可分为霍奇金淋巴瘤（Hodgkin Lymphoma，HL）和非霍奇金淋巴瘤（Non Hodgkin Lymphoma，NHL）两大类。中医将恶性淋巴瘤归为"恶核""痰核""瘰疬""症瘕""积聚""虚劳""失荣""石疽"等范畴。

ML是常见恶性肿瘤，据WHO 2000年统计，恶性淋巴瘤在发达国家仅次于肺癌、大肠癌、乳腺癌、前列腺癌和胃癌，占癌症死亡的第六位；在发展中国家则排在第8位。有资料显示，我国恶性淋巴瘤的发病率比较高，男性为1.39/10万，女性为0.84/10万；其死亡率为1.5/10万，在各种恶性肿瘤中占第11～13位。恶性淋巴瘤在各地区的分布有明显的差异，NHL在发达国家如西欧、北美和澳大利亚发病率比南美及亚洲等发展中国家要高，Burkitt淋巴瘤多见于非洲；中国恶性淋巴瘤的发病率明显低于欧美各国及日本，但城市高于农村。恶性淋巴瘤的年龄分布也有一定的特点，HL有2个发病年龄高峰，分别在15～34岁和50岁后，但第一高峰在我国和日本不明显，NHL也有2个发病年龄高峰，分别在10岁和40岁以后。不论HD或者NHL，均以男性发病为多，在我国恶性淋巴瘤发病率男女之比约1.65∶1。

## 二、西医病因病理

### （一）病因

恶性淋巴瘤的病因目前还不十分清楚，经过多年研究，认为可能与以下几种因素有关：

#### 1.染色体因素

染色体易位是淋巴系恶性肿瘤的遗传学特征。NHL相关染色体易位通常为两个特定染色体间的互换或平衡重组。NHL相关染色体易位有以下特点：（1）在染色体重组部位附近存在原癌基因。（2）原癌基因的调节可以为同位失调节，即染色体易位改变了B细胞正常原癌基因的表达方式；异位失调节，非淋巴细胞原癌基因异位表达于淋巴瘤细胞。在多数的NHL相关异位中，导致原癌基因失调节的异源性调节区多来源于抗原受体位点，且在靶组织中呈高水平表达。

2.抑癌基因的失活

如p53缺失和突变是人类肿瘤最常见的遗传学改变，而在NHL中仅见于晚期滤泡型淋巴瘤和Burkitt淋巴瘤。NHL p53的失活机制与人类其他肿瘤相似，为一个等位基因的点突变或第二个等位基因的丢失或两者兼而有之。

3.致癌病毒

EB病毒、人类T淋巴细胞白血病病毒（HTLV-1）、人疱疹病毒-8（HHV-8）与NHL特定亚型的发病机制有关。

4.环境因素

（1）免疫抑制因素：NHL易感因素之一是免疫抑制。EB病毒、免疫调节及细胞因子因素、异常免疫球蛋白和T细胞受体基因重排异常等因素可增加发病风险。自体免疫性疾病产生的慢性炎症和器官移植所造成的抗原刺激也可增加NHL的发病。

（2）病毒细菌感染因素：EB病毒、人类免疫缺陷病毒（Human Immunodeficiency Virus，HIV）、人类T淋巴细胞白血病细胞病毒-1、人类疱疹病毒-8和幽门螺杆菌与淋巴瘤的发生相关。免疫抑制、细胞DNA突变、慢性抗原刺激是造成淋巴瘤发病的3种方式。世界疾病控制及预防中心已确认NHL为艾滋病相关性疾病，而HIV阳性个体患NHL的风险是普通人的150～250倍，同时NHL也是16%的艾滋病患者死亡的原因。

（3）药物：抗惊厥药可致假性淋巴瘤综合征。其他药物，例如钙通道阻滞剂，血管紧张素转换酶抑制剂，Statins（降脂药物），H2受体阻滞剂和选择性5-羟色胺再摄取抑制剂（抗抑郁药）产生的皮肤过敏反应与皮肤T细胞/B细胞淋巴瘤在组织学特点上存在相同之处，且有个别病例演变成NHL的报道。机制目前不详。肼屈嗪和普鲁卡因，可能导致狼疮样的自身免疫性综合征。体外研究已表明它们能抑制DNA甲基化和诱导T细胞的自身反应，这种作用对免疫系统的影响与淋巴瘤的发生关系密切。

（4）化学/农药制剂：化学/农药制剂可能诱发基因突变，同时可以产生系统性免疫抑制效果并干扰正常的免疫监视。某些除草剂（如2，4-二氯苯氧乙酸）和杀虫剂可增加患淋巴瘤的风险。除草剂2，4-二氯苯氧乙酸导致了淋巴瘤发生风险升高50%～200%，而且在高频繁高剂量暴露的人群中增加了3～8倍的患病风险。

（4）染发剂：染发剂含有致癌物芳香胺。但随着预防意识增强，1980年以来这方面的危害已经大大减少。虽然染发剂导致NHL风险相对较小，但染发剂的使用十分广泛，很有可能对疾病的发生产生深远的影响。因此使用染发剂产品应当谨慎。

（二）病理

受侵犯的淋巴结结构有不同程度破坏，多数结构消失，皮质和髓质分界不清，淋巴窦及淋巴滤泡消失或淋巴结包膜受侵，整个淋巴结呈弥漫性，为不同分化程度的淋巴细胞所代替。霍奇金淋巴瘤病理表现典型的镜影细胞、单核R-S细胞、变异R-S细胞（包括腔隙型细胞、"爆米花"细胞、多形性或未分化的R-S细胞）。非肿瘤成分主要是炎性细胞和纤维间质。大多数非霍奇金淋巴瘤的瘤细胞形态基本上为不同分化阶段的淋巴细胞，往往以一种类型细胞为主。20世纪80年代，恶性淋巴瘤的病理分类主要依据细胞学形态。随着近20年免疫学和分子生物学的迅猛发展，免疫组化和流式细胞技术的广泛应用，目前恶性淋巴瘤的分类原则按形态学、免疫表型、遗传学和临床特点来定义各类型淋巴瘤，并提出可能起源的假定相应正常细胞和分化阶段，每种淋巴瘤都是一个独立病种。

采用活检确定组织学亚型对于区分NHL各种亚型，确定正确的诊断，进行免疫表型分析是十分必要的。可通过流式细胞术和/或免疫组化法（IHC）分析免疫表型，具体选择哪种方式取决于抗原、血液病理医师的专业技能和已有资源。对于某些病例，流式细胞术和IHC是互补的诊断工具。特定情况下，有必要采用细胞遗传学或分子遗传学分析，以确定某些NHL亚型中的特异性染色体易位或进行克隆性分析。通过免疫组化方法可以确定T细胞或B细胞来源。目前，用于T细胞的有CD3、CD4、CD8、CD45RO等；常用于B细胞的有CD19、CD20、CD22、CD45R等。

2008年WHO分类对原有类型做了必要的修正和补充，并增加了近年来被认识和明确的新类型。WHO（2014）造血和淋巴组织肿瘤分类列举如下：

1.非霍奇金淋巴瘤分类

**表22　2008年WHO非霍奇金淋巴瘤分类表**

| 前 驱 肿 瘤（PRECURSOR NEOPLASMS） | 1. 母细胞性浆细胞样树状突细胞肿瘤<br>2. 谱系未定的急性白血病（ACUTE LEUKEMIAS OF AMBIGUOUS LINEAGE）<br>　急性未分化白血病（Acute Undifferentiated Leukaemia，AUL）<br>　混合表型急性白血病，有/无重现性遗传学异常（Mixed Phenotype Acute Leukaemia，MPAL）（Recurrent Genetic Abnormalities） |
|---|---|
| 前驱淋巴性肿瘤（PRECURSOR LYMPHOID NEOPLASMS） | 1. B淋巴母细胞白血病/淋巴瘤，非特殊类型<br>2. B淋巴母细胞白血病/淋巴瘤伴重现性遗传学异常<br>　B淋巴母细胞白血病/淋巴瘤伴t(9；22)(q34；q11.2)；BCR/ABL<br>　B淋巴母细胞白血病/淋巴瘤伴t(v；11q23)；MLL rearranged<br>　B 淋 巴 母 细 胞 白 血 病/淋 巴 瘤 伴 t(v；11q23)；MLL Rearranged (ETV6-RUNX1)<br>　B淋巴母细胞白血病/淋巴瘤伴超二倍体<br>　B淋巴母细胞白血病/淋巴瘤伴低二倍体<br>　B淋巴母细胞白血病/淋巴瘤伴t(5；14)(q31；q32)(IL3-IGH)<br>　B 淋巴母细胞白血病/淋巴瘤伴 t(1；19)(q23；p13.3)；(E2A-PBX1；TCF3/PBX1)<br>　3. T-淋巴母细胞白血病/淋巴瘤 |

| | |
|---|---|
| 成熟 B 细胞淋巴瘤 | 1.慢性淋巴细胞性白血病/小淋巴细胞性淋巴瘤 |
| | 2.B 前淋巴细胞性白血病 |
| | 3.脾边缘带淋巴瘤 |
| | 4.毛细胞白血病 |
| | 5.脾淋巴瘤/白血病，不能分类 |
| | 6.淋巴浆细胞淋巴瘤 |
| | 7.重链病 |
| | 8.浆细胞骨髓瘤/浆细胞瘤 |
| | 9.结外黏膜相关淋巴组织边缘带 B 细胞淋巴瘤（MALT 淋巴瘤） |
| | 10.原发皮肤滤泡中心淋巴瘤 |
| | 11.滤泡性淋巴瘤 |
| | 　　胃肠道滤泡性淋巴瘤 |
| | 　　儿童滤泡性淋巴瘤 |
| | 　　"原位"滤泡性淋巴瘤 |
| | 12.结内边缘带 B 细胞淋巴瘤 |
| | 13.套细胞淋巴瘤 |
| | 14.弥漫大 B 细胞淋巴瘤 |
| | 　　弥漫大 B 细胞淋巴瘤，非特殊类型 |
| | 　　T 细胞/组织细胞丰富的大 B 细胞淋巴瘤 |
| | 　　老年人 EBV 阳性的弥漫大 B 细胞淋巴瘤 |
| | 　　慢性炎症相关的弥漫大 B 细胞淋巴瘤 |
| | 　　脓胸相关淋巴瘤 |
| | 　　慢性骨髓炎相关淋巴瘤 |
| | 　　植入物相关淋巴瘤 |
| | 　　原发中枢神经弥漫大 B 细胞淋巴瘤 |
| | 　　淋巴瘤样肉芽肿 |
| | 　　原发纵隔（胸腺）大 B 细胞淋巴瘤 |
| | 　　血管内大 B 细胞淋巴瘤 |
| | 　　原发皮肤大 B 细胞淋巴瘤，腿型 |
| | 　　浆母细胞性淋巴瘤 |
| | 　　原发渗漏性淋巴瘤 |
| | 　　ALK 阳性弥漫大 B 细胞淋巴瘤 |
| | 　　起源于 HHV8 阳性的多中心 Castleman 病的大 B 细胞淋巴瘤 |
| | 15.伯基特淋巴瘤 |
| | 16.介于弥漫大 B 细胞淋巴瘤和伯基特淋巴瘤之间的不能分类的 B 细胞淋巴瘤 |
| | 17.介于弥漫大 B 细胞淋巴瘤和经典霍奇金淋巴瘤之间的不能分类的 B 细胞淋巴瘤 |

续表22

| 成熟 T/NK 细胞淋巴瘤 | 1.T 前淋巴细胞白血病 |
| --- | --- |
| | 2.T 大颗粒淋巴细胞白血病 |
| | 3.慢性 NK 细胞淋巴增殖性疾患 |
| | 4.侵袭性 NK 细胞白血病 |
| | 5.成人 T 细胞白血病/淋巴瘤 |
| | 6.EBV 相关的克隆性淋巴组织增殖性疾患（儿童）<br>　儿童系统性 EBV 阳性 T 细胞增殖性疾病（与慢性活动性 EBV 感染相关）<br>　种痘水疱病样淋巴瘤 |
| | 7.结外 NK/T 细胞淋巴瘤，鼻型 |
| | 8.肠病相关 T 细胞淋巴瘤 |
| | 9.肝脾 T 细胞淋巴瘤 |
| | 10.皮下脂膜炎样 T 细胞淋巴瘤 |
| | 11.蕈样霉菌病 |
| | 12.赛塞里综合征 |
| | 13.原发皮肤间变性大细胞淋巴瘤 |
| | 14.原发皮肤侵袭性嗜表皮 CD8 阳性细胞毒性 T 淋巴瘤 |
| | 15.原发皮肤 Gamma/DeltaT 细胞淋巴瘤 |
| | 16.原发皮肤小/中 CD4 阳性 T 细胞淋巴瘤 |
| | 17.外周 T 细胞淋巴瘤，非特殊类型 |
| | 18.血管免疫母细胞 T 细胞淋巴瘤 |
| | 19.ALK 阳性间变性大细胞淋巴瘤 |
| | 20.ALK 阴性间变性大细胞淋巴瘤 |

2.霍奇金淋巴瘤分类

（1）结节性淋巴细胞为主性霍奇金淋巴瘤。

（2）经典型霍奇金淋巴瘤。

（3）结节硬化经典型霍奇金淋巴瘤。

（4）富于淋巴细胞经典型霍奇金淋巴瘤。

（5）混合细胞经典型霍奇金淋巴瘤。

（6）淋巴细胞消减经典型霍奇金淋巴瘤。

**三、中医病因病机**

（一）病因

1.七情郁结

情志不舒而致肝气郁结，痰气积聚，郁久化热，灼津为痰，若与邪毒胶结则为恶核；情志不遂，精神抑郁，或怒伤肝气，气机阻滞，使血行不畅，脉络瘀阻，气滞血瘀，日积月累，凝聚成块则为肿核。

2.饮食所伤

饮食不节，伤及脾胃，致使脾胃虚弱，水湿运化失职，湿郁于内，久成湿毒。湿毒不化，日久凝结为痰，痰毒互结，遂成肿核。

3.正气亏虚

素体脾肾阳虚，寒湿内生，寒痰凝结成核；或素体阴虚，虚火内动，灼津为痰，痰火凝结为肿核。

（二）病机

本病多发于青壮年，发病范围广，病情变化复杂。病位在淋巴结，但与肝、脾、肾密切相关。病性为局部属实，全身属虚，本虚标实之病变。其虚以肝、脾、肾虚损为主，其实以痰、瘀、毒、郁为主。恶性淋巴瘤早、中期以邪实为主，多表现为气郁痰凝、寒痰凝滞。进一步发展，痰郁化热，毒火内生，出现瘀毒互阻；晚期以正虚为主，表现为肝肾阴虚，或气血双亏兼痰凝瘀阻。

四、诊断

（一）病史采集

1.何时发现淋巴结肿大，有无红肿热痛，生长速度如何，抗炎或抗结核治疗效果如何。

2.有无发热、皮痒、盗汗、消瘦、乏力及有无消化道症状等。

（二）物理检查

1.全身系统检查。

2.专科检查：

（1）浅表淋巴结：注意部位、大小、质地，与皮肤有无粘连，有无融合或破溃。

（2）有无咽淋巴环受侵、肝脾肿大、皮肤损害、骨骼压痛及叩击痛；有无上腔静脉受压体及腹部包块等。

（三）诊断要点

1.病理学检查

淋巴结、皮肤、肝脾活检。并通过单克隆抗体和免疫组化法区别肿瘤来于T细胞或B细胞。

2.骨髓穿刺及活检（最好取双髂嵴）

骨髓穿刺活检是评估淋巴瘤细胞骨髓浸润的金标准。骨髓有无受侵，对于制定恶性淋巴瘤的治疗方案具有重要指导意义。

3.血常规检查

包括血红蛋白、白细胞计数与分类（注意有无恶性细胞）、血小板计数、血沉等。

4.血液生化检查

包括血清蛋白电泳等。

5.血清免疫球蛋白检查

少数弥漫性小淋巴细胞性淋巴瘤可出现单克隆IgG或IgM，以后者为多见。

6.放射学检查

胸部正侧位X线片等。

7.浆膜腔积液的细胞学检查

胸腔或腹腔积液细胞学检查可以了解淋巴瘤是否有浆膜腔转移。

8.细胞免疫功能检查

巨噬细胞、T淋巴细胞亚型、NK细胞和OT试验等。

9.超声检查

腹部、盆腔、淋巴结等。

以下检查为必要时进行：

10.腹部体层摄影

消化道造影、胸部CT（增强）、腹部CT、MRI检查等。

11.核医学检查

如骨ECT等。

12.腰椎穿刺及脑脊液检查

可了解脑转移和脊髓转移。

13.双下肢淋巴管造影

可了解淋巴管转移及堵塞情况。

14.剖腹探查

只在有选择性病例中进行，尤其对NHL更应慎重。

（四）分类、分型与分期

1.分类

分为霍奇金淋巴瘤（Hodgkin Disease，HD）和非霍奇金淋巴瘤（Non-Hodgkin Lymphoma，NHL）两大类。

2.分型

（1）HD病理组织分型

淋巴细胞为主型、结节硬化型、混合细胞型、淋巴细胞消减型。

（2）NHL病理组织分型

①B细胞淋巴瘤

低度恶性（淋巴浆细胞样淋巴瘤、滤泡中心淋巴瘤、临界区淋巴瘤、套细胞淋巴瘤）。

进展性（弥漫大细胞B细胞淋巴瘤、原发性纵隔大细胞B细胞淋巴瘤、Burkit淋巴瘤、前B细胞淋巴瘤样淋巴瘤／白血病）。

②T细胞淋巴瘤

低度恶性（T-Cll、蕈样霉菌病/Sezary综合征）。

进展性（周边T细胞淋巴瘤，血管免疫母T细胞淋巴瘤、血管中心性淋巴瘤、肠T细胞淋巴瘤、成人T细胞淋巴瘤/白血病、间变大细胞淋巴瘤、前T细胞样淋巴瘤/白血病）。

3.分期

参照美国癌症联合委员会（AJCC）第六版，目前国内外广泛使用的Ann Arbor分期。

Ⅰ期：侵及1个淋巴结区（Ⅰ），或1个淋巴组织（如脾、胸腺、咽淋巴环），或侵及1个单一的结外器官或部位（IE）。

Ⅱ期：在横膈的一侧，侵及2个或更多的淋巴结区（Ⅱ），涉及的解剖部位数目应标明（如Ⅱ2）。

Ⅲ期：受侵犯的淋巴结区在横膈的两侧（Ⅲ）。

Ⅲ1：有或没有脾门、腹腔或门脉区淋巴结受侵。

Ⅲ2：有主动脉旁、髂部、肠系膜淋巴结受侵。

Ⅳ期：侵犯淋巴结以外的部位。

A：无症状。

B：无其他解释的发热（≥38℃，超过3天），盗汗，体重下降（6个月内下降10%以上）。

X：巨块病变：>纵隔的1/3；单个淋巴结肿块最大直径超过10 cm。

E：局限性孤立的结外病变以"E"表示，如IE，广泛性结外病变Ⅳ期。

（五）中医分型

1.寒痰凝滞证

主证：颈项耳下淋巴结肿大，不痛不痒，皮色不变，坚硬如石，不伴发热，面色苍白，神疲乏力，脉沉细，苔薄白。

2.气郁痰结证

主证：胸闷不舒，两胁作胀，脘腹结瘤，颈腋及腹股沟等处肿核累累，皮下硬结，消瘦乏力。脉沉弦或弦滑，舌质淡红，苔白，或舌有瘀点。

3.肝肾阴虚证

主证：五心烦热，午后潮热，腰酸腿软，疲乏无力，纳少胃呆，面苍乏华，形体消瘦，多处淋巴结肿大。脉细数而弱，舌质红或淡红，薄白苔。

4.痰热蕴结证

主证：颈部或腹股沟等处肿核，或见腹部肿块，发热较甚，常有盗汗，口干口渴，咽喉肿痛，心烦失眠，或见皮肤瘙痒，或身目发黄，大便干结或见便血，小便短少，舌质红、苔黄燥，脉细数。

5.气阴两虚证

主证：多见于晚期，颈部或腹股沟等处肿核或大或小，面色㿠白或萎黄，颧红，头晕目眩，气短乏力，舌质红少苔，脉细弱或虚大而数。

### 五、鉴别诊断

#### （一）西医鉴别诊断

**1.慢性淋巴结炎**

一般的慢性淋巴结炎多有感染灶。在急性期感染，如足癣感染，可致同侧腹股沟淋巴结肿大，或伴红、肿、热、痛等急性期表现，或只有淋巴结肿大伴疼痛，急性期过后，淋巴结缩小，疼痛消失。通常慢性淋巴结炎的淋巴结肿大较小，约0.5～1.0 cm，质地较软、扁，多活动，而恶性淋巴瘤的淋巴结肿大具有较大、丰满、质韧的特点，必要时切除活检。

**2.急性化脓性扁桃体炎**

除有不同程度的发热外，扁桃体多为双侧肿大，红、肿、痛，且其上附有脓苔，扪之质地较软，炎症控制后，扁桃体可缩小。而恶性淋巴瘤侵及扁桃体，可双侧也可单侧，也可不对称肿大，扪之质地较硬、韧，稍晚则累及周围组织，有可疑时可行扁桃体切除或活检行病理组织学检查。

**3.淋巴结结核**

为特殊性慢性淋巴结炎，肿大的淋巴结以颈部多见，多伴有肺结核，如果伴有结核性全身中毒症状，如低热、盗汗、消瘦乏力等则与恶性淋巴瘤不易区别；淋巴结结核之淋巴结肿大，质较硬、表面不光滑，质地不均匀，或因干酪样坏死而呈囊性，或与皮肤粘连，活动度差，PPD试验呈阳性反应。

恶性淋巴瘤患者可以患有结核病，可能是由于较长期抗肿瘤治疗、机体免疫力下降，从而罹患结核等疾患，因此临床上应提高警惕，凡病情发生改变时，应尽可能再次取得病理或细胞学证据，以免误诊、误治。

**4.结节病**

多见于青少年及中年人，多侵及淋巴结，可以多处淋巴结肿大，常见于肺门淋巴结对称性肿大，或有气管旁及锁骨上淋巴结受累，淋巴结多在2 cm直径以内，质地一般较硬，也可伴有长期低热。结节病的确诊需取活检，可找到上皮样结节，Kvein试验在结节病90%呈阳性反应，血管紧张素转换酶在结节病患者的淋巴结及血清中均升高。

**5.组织细胞性坏死性淋巴结炎**

该病在中国多见，多为青壮年，临床表现为持续高热，但周围血白细胞数不高，用抗生素治疗无效，酷似恶性网织细胞增生症。组织细胞性坏死性淋巴结炎的淋巴结肿大，以颈部多见，直径多在1～2 cm，质中或较软，不同于恶性淋巴瘤的淋巴结。确诊须行淋巴结活检，本病经过数周后退热而愈。

6.中央型肺癌侵犯纵隔、胸腺肿瘤

有时可与恶性淋巴瘤混淆，诊断有赖于肿块活检。

7.与霍奇金淋巴瘤相鉴别

非霍奇金淋巴瘤的临床表现与霍奇金淋巴瘤十分相似。实际上，很难单从临床表现做出明确的鉴别诊断，只有组织病理学检查才能将两者明确区别诊断。但两者在临床上也存在一些不同的表现。

8.其他

还必须与霍奇金病、反应性滤泡增生、急性和慢性白血病、传染性单核细胞增多症、猫抓病、恶性黑色素瘤、结核（特别是有肺门淋巴结肿大的原发性结核），以及引起淋巴结肿大的其他疾病包括苯妥英钠所致的假性淋巴瘤相鉴别。

（二）中医类证鉴别

1.颈痈

颈痈即现代医学所称的急性化脓性淋巴结炎，俗名"痰毒"，清代《医宗金鉴》中称"夹喉痈"。多生于颈旁两侧的颌下、耳后、项后、颏下。初起结块形如鸡卵，皮色不变，肿胀，灼热，疼痛，逐渐漫肿坚实，焮热疼痛，伴有寒热、头痛、项强，苔薄腻，脉滑数等症状。石疽多发于颈项、耳下或腋下、鼠蹊部，不痛而坚，生长较快，预后不良。根据症状不难鉴别。

2.瘰疬

肿核多发生于颈部，结核如豆，一枚或数枚，逐渐增大，一般经2～3个月溃破，脓中夹有败絮状物质。相当于现代医学中的颈部淋巴结核。

3.瘿

瘿为发生于结喉正中附近的半球形肿块，能随吞咽动作而上下移动。气瘿相当于现代医学的单纯性甲状腺肿，肉瘿相当于甲状腺腺瘤或囊肿，石瘿相当于甲状腺癌。大多发生于40岁以下的女性。本病则多见于缺盆及颈项两侧、腋下、鼠蹊，发病部位有明显不同。

**六、治疗**

（一）治疗原则

联合化疗和放射治疗是当今治疗恶性淋巴瘤的主要手段，外科手术主要参与最初的淋巴结活检或可能的剖腹探查诊断部分，以及原发于胃肠道、泌尿系、肠系膜及肝脾的恶性淋巴瘤。中医中药可贯穿于恶性淋巴瘤的治疗全过程，既可与放、化疗配合应用而起减毒增效作用，又可在放、化疗后或疗程间隙单独应用，在抑制肿瘤发展、改善生存质量等方面具有一定疗效。

（二）中医治疗

1.辨证论治

（1）寒痰凝滞证

治则：温化寒凝，化痰解毒。

方药：阳和汤加减（熟地、鹿角胶、皂角刺、制南星、法夏、僵蚕、白芥子、全蝎、肉桂、甘草、麻黄）。

加减：腹部肿块可加三棱、莪术；伴见胸水、腹水或者肢体水肿者可加车前草、葶苈子；腹胀便溏者可加砂仁、木香。

（2）气郁痰结证

治则：舒肝解郁，化痰散结。

方药：柴胡疏肝散合消瘰丸加减（生牡蛎、玄参、夏枯草、猫爪草、柴胡、川芎、白芍、枳壳、香附、郁金、浙贝母、甘草）。

加减：腹部肿块可加三棱、莪术；颈腋及腹股沟等处肿核累累者可加蜂房、土鳖虫；痰郁化热者，可加天花粉、蚤休；低热，盗汗可加地骨皮、银柴胡。

（3）肝肾阴虚证

治则：滋补肝肾，补养气血。

方药：六味地黄汤合八珍汤（生地、生牡蛎、山萸肉、山药、女贞子、旱莲草、昆布、茯苓、泽泻、牡丹皮、知母、黄檗）。

加减：高热用寒水石、紫雪散、牛黄清心散等；盗汗加煅龙骨、牡蛎、浮小麦、山茱萸、五倍子、六味地黄丸等；皮痒加秦艽、白藓皮、地肤子、苦参、丹参、赤芍、乌梢蛇、干蟾、全蝎；肝、脾肿大加三棱、莪术、鳖甲煎丸或大黄䗪虫丸；贫血加何首乌、生黄芪、阿胶、鹿角胶、紫河车、枸杞子、大枣等。

（4）痰热蕴结证

治则：清热解毒，化痰散结。

方药：连翘消毒饮加减（玄参、连翘、葛根、天花粉、夏枯草、猫爪草、蚤休、黄芩、赤芍、栀子、山豆根、甘草）。

加减：腹部肿块可加桃仁、红花；便血或黑便可加槐花、地榆；反复发热可加青蒿、知母，身目发黄可加栀子、茵陈。

（5）气阴两虚证

治则：益气养阴，软坚散结。

方药：滋阴益气汤加减（生晒参、党参、黄芪、麦冬、生地、五味子、柴胡、山药、陈皮、云苓、生甘草）。

加减：气虚明显可加黄芪；纳呆便溏可加神曲，扁豆；身目发黄可加栀子、茵陈。

2.静脉注射中成药治疗

（1）羟喜树碱：静注，每次4～8 mg，用10～20 mL等渗盐水稀释，每日或隔日1次，一疗程60～120 mg。羟喜树碱为主与其他化疗药物配合使用，对进展期恶性淋巴瘤有一定疗效。用量因化疗方案的不同而异。主要毒、副作用有胃肠道反应如恶心、呕吐；骨髓抑制，主要使白细胞下降；少数病人有脱发、心电图改变及泌尿道刺激症状。

（2）蟾酥注射液：缓慢静滴，每次10～20 mL，每日1次，1～30天用5%葡萄糖注射液500 mL稀释后缓慢滴注，联合其他化疗药物使用对进展期恶性淋巴瘤有一定疗效。对化疗药物能起到增强疗效作用。主要副作用有白细胞下降、恶心呕吐等。

（3）康莱特注射液：缓慢静滴，20 g（200 mL），每日1次，1～21天（配合化疗药物使用）。有一定的抗肿瘤作用，有提高化疗药物疗效及减轻其毒副反应作用，能提高机体免疫能力及改善患者的生活质量。适用于各期恶性淋巴瘤。

（4）榄香烯注射液：静滴，400 mL，每日1次，1～10天（配合化疗药物使用）。有一定的抗肿瘤作用有提高化疗药物疗效及减轻其毒副反应作用，能提高机体免疫能力及改善患者的生活质量。适用于各期恶性淋巴瘤。

（5）复方苦参注射液：成分为苦参、土茯苓。静脉滴注，12～20 mL加入0.9%生理盐水200 mL中，每日1次；或8～10 mL加入100 mL生理盐水中滴入，每日2次，用药总量200 mL为一疗程。功能与主治：清热利湿，凉血解毒，散结止痛。用于癌性疼痛及出血。有一定的抗肿瘤作用；对轻、中度癌痛有一定疗效。适用于各期恶性淋巴瘤。

（6）鸦胆子油乳注射液：静滴，3 g加入0.9%生理盐水250 mL中，每日1次，30天为一疗程。细胞周期非特异性抗癌药，抑制肿瘤细胞生长，能提高机体免疫能力，尤其适用于恶性淋巴瘤脑转移。有导致肝功能损害的临床报道。

（7）参芪扶正注射液：静滴，直接250～500 mL静滴，每日1次，5周为一疗程。有益气健脾、减少化疗药物的消化道反应、骨髓抑制等作用，并能适当提高化疗药物的疗效。适用于脾胃虚寒、气血双亏型恶性淋巴瘤。

（8）香菇多糖注射液：静滴，1 mg加入0.9%生理盐水或5%葡萄糖注射液250～500 mL中，每周2次或遵医嘱，8周为一疗程。能提高肿瘤患者机体免疫能力，改善患者生活质量，对放、化疗有减毒增效的作用。适用于各期恶性淋巴瘤。

（9）人参多糖注射液（百扶欣）：静滴，12～24 mg加入0.9%生理盐水或5%葡萄糖注射液250～500 mL中，每分钟40～60滴，每日1次，1～30天（可配合化疗药物使用）。有提高化疗药物疗效及减轻其毒副反应作用，能提高机体免疫能力，适用于各期恶性淋巴瘤。

（10）康艾注射液：成分为黄芪、人参、苦参素。静脉滴注，40~60 mL，用5%葡萄糖注射液或0.9%生理盐水250~500 mL稀释后使用，每日1~2次，30天为一疗程。功能主治：益气扶正，增强机体免疫功能。

（11）益气复脉注射液：静滴，1.3~2.6 g加入0.9%生理盐水或5%葡萄糖注射液250~500 mL中，每日1次，2周为一疗程。有益气复脉，养阴生津作用，可减轻放化疗药物的骨髓抑制，并改善放化疗所致的气阴亏虚症状。适用于各期恶性淋巴瘤。

3.口服中成药

（1）平消胶囊：口服，每次1.68 g，每日3次，3个月为一疗程。有清热解毒，化瘀散结，抗肿瘤的功效，适于各期恶性淋巴瘤。

（2）安替可胶囊：软坚散结，解毒定痛，养血活血。可单独应用或与放疗合用，可增强放疗疗效。口服，每次0.44 g，每日3次，饭后服用；一疗程6周，或遵医嘱，少数患者使用后可出现恶心、血象降低。过量、连续久服可致心慌。

（3）扶正消瘤汤颗粒剂：适用于各期恶性淋巴瘤。温开水冲服，每日1剂，分2~3次冲服。

（4）气郁痰凝汤颗粒剂：适用于各期恶性淋巴瘤。温开水冲服，每日1剂，分2~3次冲服。

（5）槐耳颗粒：适用于各期恶性淋巴瘤。口服。每次20 g，每日3次。1个月为一疗程，或遵医嘱。

（6）至灵胶囊：适用于各期恶性淋巴瘤。口服，每次2~3粒，每日2~3次，或遵医嘱。

（7）贞芪扶正胶囊：适用于恶性淋巴瘤放、化疗引起的骨髓造血功能抑制、血细胞减少。口服，每次6粒，每日2次，或遵医嘱。

（8）金水宝胶囊：适用于各期前列腺癌。口服，每次2~3粒，每日2~3次，或遵医嘱。

（9）滋阴益气汤颗粒剂：适用于中医辨证属于气阴两虚型的恶性淋巴瘤患者。温开水冲服，每日1剂，分2~3次冲服。

4.针灸治疗

（1）治疗痰瘀互结型的肿块可用泻法针刺章门、天井、足临泣、期门、阴陵泉穴。

（2）治疗阴虚血瘀型胁下症块，可用平补平泻法刺太溪、三阴交、血海、章门、期门等穴。

（3）以艾绒、麝香灸天井、光明、小海等穴。

（三）西医治疗

1.霍奇金淋巴瘤的治疗原则

一般按临床分期采用化疗和放疗。

（1）Ⅰa和Ⅱa期首选次全淋巴结照射。

（2）Ⅰb和Ⅱb和Ⅲa期首选全淋巴结照射。

（3）Ⅲb期和LD亚型首选化疗，以后可酌情进行放射治疗。

（4）纵隔大肿块（横径＞1/3胸腔）应先做化疗2周期，肿物缩小后再放疗。

（5）Ⅳ期以化疗为主。

常用化疗方案：MOPP（NH2、VCR、PCR、PDN），ABVD（ADM、BLM、VLB、DTIC），MOPP/ABV。

2.非霍奇金淋巴瘤的治疗原则

（1）以淋巴结受侵为主的非霍奇金淋巴瘤综合治疗方案。

低度恶性：

①Ⅰ、Ⅱ期：以局部扩大根治性放疗。

②Ⅲ期、Ⅳ期：以化疗为主，COPP4～6周±干扰素治疗，肿块小于5 cm可不加放疗。

③肿块大于或等于5 cm或化疗后肿块缩小不明显或残存者加局部放疗。

中度恶性：

①Ⅰ、Ⅱ期：局部扩大野根治性放疗，疗后采用2～3周期CHOP或BACOP化疗。

②Ⅲ、Ⅳ期：CHOP或BACOP4～6周期，肿块大于或等于5 cm或化疗后肿块缩小不明显或残存者加局部放疗。

高度恶性：

各期均以化疗为主，可采用ProMACE / CytaBOM4～6周期；肿块大于或等于5 cm，加局部放疗；加鞘内MTX注射，或预防性颅及全脊髓放疗。

3.外科治疗

对于恶性淋巴瘤，手术治疗适用于消化道原发淋巴瘤及泌尿生殖系统、脾、骨、脊髓、乳腺等部位原发病变。这些部位有待于手术切除后，方能积极开展进一步的放疗和化疗。

4.骨髓移植

高度恶性、病变广泛、LDH明显增高的病例或非耐药性复发病例，可酌情行自体骨髓移植或外周血干细胞移植联合大剂量化疗治疗。

5.支持治疗

能量合剂、氨基酸、白蛋白、多种维生素、肠道内营养剂、输血等。

## 6.免疫治疗

传统放化疗可迅速清除肿瘤细胞，治愈部分恶性淋巴瘤患者。但传统治疗耐药、微小残留病灶仍是临床亟待解决的难点问题。鉴于直接作用于ML的靶向药物，或调动患者免疫系统参与抑制或破坏肿瘤细胞生长的免疫治疗能持久清除在体内的少量残留肿瘤细胞，可提高机体免疫功能，为ML的治疗提供了新平台。

（1）抗体

①裸单克隆抗体（Naked Monoclonal Antibodies）：如利妥昔单克隆抗体（RituxiMab）、抗CD22单克隆抗体（EpratuzuMab）、抗CD30单克隆抗体、抗CD52单克隆抗体（Alemtuzumab，Campath-1H）、抗CD80单克隆抗体（Galiximab）等。

②双特异性抗体（Bispecific Antibodies BsAb）。

淋巴瘤细胞结射线具有高度敏感性是放射免疫鞍向治疗淋巴瘤的优势之一，放射免疫治疗以抗体为载体，将核素带到鞍向肿瘤部位，发挥联合治疗使用。

③单克隆抗体携带抗肿瘤药物或生物毒素。

目前还没有预防淋巴瘤的疫苗应用于临床，尚处于研究阶段。

（2）放射免疫治疗（Radio Immuno Therapy，RIT）

淋巴瘤细胞对射线具有高度敏感性是放射免疫靶向治疗淋巴瘤的优势之一，放射免疫治疗以抗体为载体，将核素带到靶向肿瘤部位，发挥联合治疗作用。

（3）疫苗（Vaccines）

目前还没有预防淋巴瘤的疫苗应用于临床，尚处于研究阶段。

（4）细胞免疫治疗

①异基因造血干细胞移植（AlloSCT）。

②供者淋巴细胞输注（DLI）。

③过继性细胞治疗。

（四）疗效标准

1. WHO疗效测量指标

（1）可以测量的病灶评定

①完全缓解（CR）：可见病灶经治疗后完全消失，不少于4周。

②部分缓解（PR）：可见病灶经治疗后缩小50%以上，持续缓解达4周或4周以上，同时无新病灶出现。

③稳定或无变化（NC）：可见病灶经治疗后缩小不超过50%或增大不超过25%。

④进展（PD）：一个或多个病灶经治疗后范围增大超过25%或出现新病灶。

（2）不可以测量的病灶评定

①完全缓解（CR）：所有可见病灶经治疗后完全消失，不少于4周。

②部分缓解（PR）：病灶经治疗后估计缩小50%以上，持续缓解达4周或4周以上，同时无新病灶出现。

③稳定或无变化（NC）：病变无明显变化维持4周，或肿瘤增大估计不足25%，或缩50%。

④进展（PD）：出现新病灶或病灶估计增大不少于50%。

2. 远期疗效指标

（1）缓解期：自出现达PR疗效之日至肿瘤复发不足PR标准之日为止的时间缓解期，一般以月计算，将各个缓解病例的缓解时间（月）列出，由小到大排列，取其中间数值（月）即为中位缓解期，按统计学计算出中位数。

（2）生存期：从治疗开始之日起至死亡或末次随诊之日为生存期或生存时间，一般以月或年计算，中位生存期的计算方法与上同。

（3）生存率：N年生存率＝生存N年以上的病例数÷随诊5年以上的总病例数×100%。

3.生活质量评价标准

手术和放、化疗治疗后的疗效评价以生活质量改善为标准，采用EORTC（欧洲癌症治疗研究组织）-QLQ-C30量表第三版（见附录1），该表为自评式生活质量表，共30个项目，包括6个功能量表：躯体功能、角色功能、认知功能、情绪功能、社会功能、总体健康状况等。它从机体功能、心理状态、社会状态和自觉状态等多个角度对患者进行评价。

评价方法：于治疗前和各个观察周期分别将上述六个评价项目的各分值相加，得出各个项目的总得分，疗效百分比=（治疗前总得分-治疗后总得分）÷治疗前总得分×100%。

显效：积分减少≥75%。

有效：50%≤积分减少<75%。

稳定：25%≤积分减少<50%。

无效：积分减少<25%。

（林洪　张子理）

# 第十六章　甲状腺癌

## 一、概述

甲状腺癌是指发生在甲状腺腺体的恶性肿瘤，是头颈部较常见的恶性肿瘤，包括乳头状癌、滤泡状癌、未分化癌和髓样癌四种病理类型。发病初期多无明显症状，仅在颈前组织内出现一个质地较硬且高低不平的肿块，大如鸡卵，生长缓慢，约占人体恶性肿瘤的0.2%～1%，约占头颈部恶性肿瘤的3%，发病率与年龄、性别、地区等因素有一定关系，国内发病率平均为0.8（男）～1.3（女）/10万，通常女性为男性的2～3倍。甲状腺癌大多见于青年女性，发病年龄一般为21～40岁，占所有青少年癌症的11%，已成为青少年的第四大癌症。甲状腺癌的死亡率为0.05/万。随着医疗检测和治疗水平的提高，甲状腺癌的5年生存率已从10年前的67.5%上升至84.3%。本病的病因目前尚不清楚，一般认为与放射性损伤、缺碘或高碘、内分泌紊乱、遗传等多种综合因素有关。

甲状腺癌属中医"瘿瘤""石瘿"等范畴。隋代巢元方具体将"瘿瘤"区分为"亡瘿""肉瘿""气瘿"三种，唐代孙思邈则将其划分为"石瘿""气瘿""劳瘿""土瘿""忧瘿"等，明代陈实功则在《外科正宗》提出"五瘿"："筋骨呈露曰筋瘿，赤脉交结曰血瘿，皮色不变曰肉瘿，随忧喜消长曰气瘿，坚硬不可移者曰石瘿。"其中"石瘿"和甲状腺癌最为相似。陈无择著《三因方》中明确提出"石瘿"，即"此等皆年数深远，渐大渐长，坚硬不移者，名曰石瘿"。《四部医典》所载之"肉瘿坚硬体大""核瘿坚硬深痛"亦与甲状腺癌之临床表现相似。对瘿病的治疗，历代也积累了比较丰富的经验，如金代张从正在《儒门事亲》中提用海带、海藻、昆布防治瘿病，李时珍在《本草纲目》中载有用黄药子酒治疗瘿病等，至今这几味中药仍是治疗甲状腺肿瘤的要药，沿用不衰。

## 二、西医病因病理

（一）病因

甲状腺癌的病因至今尚不完全清楚，一般认为与以下因素有关：

1.放射性损伤

曾经接受过放射性照射，或生活环境中曾接触放射性污染的人，甲状腺癌发病率较高；婴幼儿期甲状腺对放射性损伤更敏感，而头颈部受过放射性照射的婴幼儿更容易患甲状腺癌。据欧美文献报道约有85%的儿童甲状腺癌有放射性接触史。成人接受颈部放射治疗后发生甲状腺癌的机会则不多见。放射线一方面可引起甲状腺细胞的异常分裂，导致癌变；另一方面使甲状腺破坏而不能产生内分泌激素，由此引起的促甲状腺激素（TSH）大量分泌也能促发甲状腺细胞癌变。

2. 碘和TSH

摄碘过量或缺碘均可使甲状腺的结构和功能发生改变。因缺碘而发生地方性甲状腺肿流行的地区，甲状腺癌的发病率较高，其病理类型以甲状腺滤泡癌为多，如瑞士地方性甲状腺肿流行区的甲状腺癌发病率为2%，较柏林等非流行区高出20倍。相反，高碘饮食也易诱发甲状腺癌，多为乳头状癌，冰岛和日本是摄碘量最高的国家，其甲状腺癌的发病率较其他国家高。这可能与TSH刺激甲状腺增生的原因有关。实验证明，长期的TSH刺激能促使甲状腺增生，形成结节和癌变。

3. 内分泌紊乱

有学者认为"丘脑-垂体-甲状腺轴"系统平衡的失调，与甲状腺癌的发生有一定关系。甲状腺乳头状腺癌与垂体分泌的TSH关系密切，动物实验结果显示，鼠血中的TSH增高时，甲状腺癌的发生率增高。

4. 遗传因素

甲状腺髓样癌的病者中，约5%～10%有家族史；甲状腺乳头状癌患者中约5%有家族史。可能与染色体遗传有关。

5. 良性甲状腺病癌变

临床上有甲状腺腺瘤和结节性甲状腺肿癌变的报道，但这些甲状腺病变与甲状腺癌的关系尚难肯定。

（二）病理

绝大部分甲状腺癌的发生来自滤泡上皮，少数来自滤泡旁细胞，极少数来自甲状腺的间质。甲状腺除了原发癌，还有继发癌。目前甲状腺癌主要分为以下四类：

1. 乳头状腺癌（隐癌、腺内型、腺外形）

乳头状癌是一种分化好的甲状腺癌，也是甲状腺癌中最常见的类型。患者多无自觉不适，生长缓慢，肿瘤多单发，少数为多发或累及对侧，半数以上呈软胶性硬度，一般活动度尚好，瘤体较小者，可小于1 cm，多坚硬、难以触及，常以颈淋巴结转移为主诉就诊。

2. 滤泡状癌（包膜血管轻微或可疑浸润，包膜中度或明显浸润）

滤泡状癌是甲状腺癌中次常见的类型。临床表现与乳头状癌相类似，一般病程较长，病期数月或数年，生长缓慢，少数近期生长较快，常缺乏明显的局部恶性表现，肿块直径一般为数厘米或更大，有时合并甲状腺肿大，多为单发，少数可多发或双侧，实性，硬韧，边界不清，较少发生淋巴结转移。

### 3.未分化癌（包括鳞癌）

未分化癌恶性程度极高，生长迅速，往往早期侵犯周围组织。根据肿瘤的组织形态又可分为小细胞癌、巨细胞癌和梭形细胞癌。本病发病前常有甲状腺肿或甲状腺结节多年，在巨细胞癌患者，此种表现尤为明显。肿块可于短期内急骤增大，发展迅速，形成双侧弥漫性甲状腺巨大肿块，质硬、固定，广泛侵犯邻近组织，患者常以呼吸困难急诊来院，常伴疼痛、声音嘶哑或吞咽不畅等。

### 4.髓样癌

是由甲状腺滤泡旁细胞（又称C细胞）发生的癌，恶性程度较高。髓样癌在临床上除了和其他甲状腺癌一样有甲状腺肿块和颈淋巴结转移外，还有其特有的症状。约30%的患者有慢性腹泻史并伴有面部潮红似类癌综合征，或Cushing's代谢综合征，与肿瘤细胞产物有关。甲状腺内有丰富的淋巴网，肿瘤可在腺体内扩散。肿瘤可突破甲状腺包膜，侵犯甲状腺周围组织，向内、后侵犯气管、食管、喉返神经和甲状软骨等。甲状腺癌常可转移至颈深上、中、下组淋巴结，以中、下组为常见；喉前淋巴结和喉返神经淋巴结也容易转移；此外还可以转移至锁骨上淋巴结和纵隔淋巴结。甲状腺癌常可发生远处转移，以肺转移为最多，其次为骨转移。

### 三、中医病因病机

本病病位在颈，其发生不外乎情志内伤、肝失条达、气滞血瘀以及饮食水土失宜，脾失健运，水湿内停，聚而成痰，痰浊内阻，导致气滞、血瘀、痰凝于颈部而成本病。本病初起多实，病久则由实转虚，为虚实夹杂之证，其病机与肝、脾、心、肾关系密切。

甲状腺癌属中医学中"瘿瘤"病的范畴，中医学对瘿病的认识源远流长，历代医家一致认为水土因素、情志内伤是导致本病发生的重要因素。如战国时期《吕氏春秋》中已有"轻水所，多秃与瘿人"的记载，说明与地理环境有关；《养生方》道："诸山黑水中出泉流者，不可久居，常饮食令人作瘿病，动气增患。"《诸病源候论》则明确指出："瘿者，亦有饮沙水""常食令人作瘿病"的因素，说明古人已认识到"瘿病"的发生与地区的水质有关。在"瘿病"的分类名称中也列有"泥瘿""土瘿"之名。而情志内伤的气郁是"瘿病"的又一主要因素，《诸病源候论》说："瘿者由忧恚气结所生。"在《圣济总录》已明确"瘿病妇女多有之，缘忧患有甚于男子也"，是女性高发的因素，这些触发因子引起甲状腺组织的病变，发展而成肿瘤。对瘿瘤的病机，在《外科正宗》已指出"非阴阳正气结肿，乃五脏瘀血、浊气、痰滞而成"。是气滞、痰凝、血瘀壅结所致。因情志内伤，肝气疏泄失司，郁结不化，脾气随之受累，运化失司，津液失去布敷，凝聚成痰，痰凝与气郁相互搏结，交阻于颈，遂成瘿瘤，继之气郁而累及血循，血行不畅，瘀阻经络，痰凝又更阻碍血运，痰瘀交凝，瘿肿更趋坚硬，所以《济生方》一言以概之，曰："夫瘿瘤者，大抵人之气血，循环一身，常欲无滞留之患，调摄失宜，气凝血滞，为瘿为瘤。"可见气、痰、瘀三者塞结颈前是瘿瘤的基本病理。肝郁不舒，脾失健运，痰湿凝聚，随肝气上逆于项部。痰湿凝聚，气滞血瘀则瘿肿如石；阻于气道则声嘶气粗；若郁久化火，灼伤阴津则见烦躁、心悸、多汗；若病程日久，耗精伤血，气血双亏则见全身乏力、形体消瘦、精神不振、口干、纳差等症状。《说文解字》注曰："瘿，颈瘤也。"《太平圣惠方·瘿气咽喉肿塞》篇指出，瘿病可压迫食管、气道："夫瘿气咽喉肿塞者，由人忧患之气在于胸膈，不能消散，搏于肺脾故也。咽门者，胃气之道路；喉咙者，肺气之往来。今二经俱为邪之所乘，则经络痞塞，气不宣通，故令结聚成瘿，致咽喉肿塞也。"

### 四、诊断

#### （一）病史采集

凡是原因不明的声音嘶哑或咽喉部异物感，经对症治疗后症状不减，尤其患者在40岁以上，伴有刺激性干咳，痰中带血，喉部疼痛，头痛耳痛，呼吸困难；或对长期吸烟，有肿瘤家族史，某些职业，如接触放射性物质和石棉尘，制造重铬酸盐等人员，应做重点普查，重视诊断。

#### （二）临床表现

由于甲状腺癌有多种不同的病理类型和生物学特性，其临床表现也因此各不相同。它可与多发性甲状腺结节同时存在，多数无症状，偶然发现颈前区有一结节或肿块，可随吞咽动作上下活动，有的肿块已存在多年，而在近期才迅速增大或发生转移。有的患者长期无不适主诉，到后期出现颈淋巴结转移、病理性骨折、声音嘶哑、呼吸障碍、吞咽困难甚至Homer综合征时才引起注意。甲状腺肿瘤若增大到一定程度，气管受肿瘤压迫而移位并出现呼吸障碍的表现；若肿瘤压迫、侵犯食道，可出现进食时吞咽受阻的感觉；当肿瘤压迫喉返神经时，则出现声嘶。甲状腺癌易发生淋巴结转移，其表现为颈部淋巴结肿大；甲状腺癌中的髓样癌和未分化癌易发生远处转移，转移部位以肺为最多，可表现为咳嗽。其次为骨转移，表现为转移部位疼痛或肿大。

#### （三）体格检查

对甲状腺出现肿块者，应检查甲状腺的形态、大小、位置，对肿物的大小、质地、数目、可否随吞咽动作上下活动、甲状腺脊椎摩擦音（或摩擦感）是否存在等情况进行检查。局部体征也不尽相同，有呈甲状腺不对称结节或肿块，肿块或在腺体内，随吞咽而上下活动。如周围组织或气管受侵时，则肿块固定不能移动。

（四）辅助检查

1.实验室检查

（1）甲状腺球蛋白（HTg）

血中甲状腺球蛋白（HTg）含量的增高，对甲状腺癌的诊断有一定帮助，但缺乏特异性，HTg值＞1000 ng/mL，对甲状腺癌有诊断意义（髓样癌除外）；此法不能作为特异性的肿瘤标志物用于定性诊断，仅在治疗甲状腺癌已行全甲状腺切除，或虽有甲状腺体残存，但已用过$^{131}$I予以内切除时，因甲状腺体已不存在，不再出现HTg时，若测得HTg升高，则表明体内有癌复发或转移，可以作为较具特异性的肿瘤标志物用于术后监测诊断。

（2）血清免疫反应性降钙素（iCT）

用放射免疫法测定血清免疫反应性降钙素（iCT），对甲状腺髓样癌的诊断具有特异性和敏感性，iCT的正常值为0.02～0.4 ng/mL，而甲状腺髓样癌患者可达1～540 ng/mL。

2.影像学检查

（1）X线检查

颈部正侧位片X射线检查可显示甲状腺肿瘤内钙化（砂粒体灶）、气管受压和移位情况。吞钡检查，有助于了解食管是否受累。胸片检查能发现上纵隔和肺的转移。

（2）CT检查

CT可以清楚地显示甲状腺肿瘤的形态、大小及其与喉头、气管、食管的关系，而且还可看到癌肿侵犯的范围，包括颈部器官、纵隔和重要的血管、神经，对确定手术指征提供了科学的依据。

（3）正电子发射计算机断层扫描显像（PET）检查

PET应用于甲状腺癌诊疗工作近年不断增加。初步研究结果表明，可将PET用于甲状腺癌颈淋巴结转移、远处转移和复发的诊断，并进一步行预后判断。但目前PET检查费用昂贵，普及率低，尚难广泛应用。

（4）放射性核素检查

放射性核素检查可以明确甲状腺的形态和位置以及甲状腺和甲状腺肿块的功能，该项检查已成为诊断甲状腺疾病的常规手段。目前常用的甲状腺显影剂有$^{131}$I和$^{99}$mTc。经同位素扫描，一般可将甲状腺结节分为四类：①热结节，多见于自主性毒性甲状腺肿；②温结节，表示结节部位摄取同位素功能与周围正常甲状腺组织大致相同；③凉结节，表示结节摄取同位素功能低于其邻近的正常甲状腺组织；④冷结节，表示结节完全没有摄取同位素的功能。甲状腺癌的同位素扫描图像多为冷结节和凉结节，很少有温结节，热结节罕见。

除了 $^{131}I$ 和 $^{99m}Tc$ 常规应用外，近年来国内外学者应用 $^{99m}Tc$（V）–DMSA 能被甲状腺髓样癌高度摄取而不被其他甲状腺良、恶性肿瘤摄取的特点作为对该肿瘤定性和定位的一种新的方法。

（5）超声波检查

超声波检查不但可探测甲状腺肿块的形态、大小和数目，更重要的是可以确定其为囊性还是实质。通过高频超声和彩色多普勒超声检查，还可了解血管压迫或被癌肿包围的情况。但对直径小于 1 cm 的病灶常不易探及，图像的清晰度比不上 CT，对病灶的定性还有困难。

3.病理学检查

（1）针吸活检细胞学检查

使用细针穿刺活检原发灶或颈淋巴结常可得到确诊，此法操作简单，无须局麻，儿童也可接受检查，除组织内有微量出血外，无癌细胞播散及种植的危险。但此法在诊断滤泡型甲状腺癌时有一定困难，图像中只能判断为滤泡型肿瘤而不能鉴别它的良、恶性。

（2）组织病理学检查

通过手术切除的甲状腺肿块做病理组织学检查。可切除的甲状腺肿块通常不行术前活检，必要时可行术中冷冻切片检查。

（五）诊断要点

甲状腺癌应与甲状腺腺瘤、结节性甲状腺肿、纤维性甲状腺炎、甲状腺囊肿、亚急性甲状腺炎、慢性淋巴细胞性甲状腺炎等鉴别。

（六）甲状腺癌分型

根据世界卫生组织的病理分型标准，将甲状腺癌分为乳头状腺癌、滤泡癌、髓样癌和未分化癌。

1.乳头状腺癌

（1）大体形态

微生病变（直径小于 1.0 cm，称隐性癌），硬而坚实。大者直径可超过 10.0 cm，硬韧或呈囊性，微小者切面皆为实体性。一般单发，偶见多发。最小者可为数毫米，倘不注意，易被遗漏。大者一般切面黯红，胶样物质甚少，常有钙化，可有包膜，多不完整，有时大部为囊性，仅部分为实性，囊内含棕或黯褐色液，可见乳头状突起。

（2）镜检

癌组织由乳头状结构组成，乳头一般细长，常见 3 级以上分支，乳头的中心为纤维血管束，覆以紧密排列的单层或复层立方或低柱状上皮细胞，细胞大小均匀，胞质丰富，嗜中性或嗜酸性，呈细粒状，有的含小空泡。核圆或椭圆，有细小的核染质分布。典型者呈磨砂玻璃表现，可有轻度间变或无。核分裂象偶见。癌组织周围胶质甚少或缺如。乳头增生活跃时，癌细胞可呈丛状或片状，有时在同一腺体中可见多个病灶。肿瘤间质中可有纤维化，透明变性，出血及坏死等改变。约半数以上可见砂粒体，癌细胞可累及包膜，侵至周围组织，亦可侵犯淋巴管及血管。微小癌绝大多数为乳头状癌，浸润性生长并伴有明显纤维化，亦称隐性硬化性癌。

2.滤泡状癌

（1）大体形态

瘤体大小不一，呈圆形、椭圆形或分叶结节形，切面肉样，褐红色，常被结缔组织分隔成大小不等的叶，常见纤维化和钙化。较大肿瘤常合并出血、坏死或静脉内瘤栓。

（2）镜检

癌细胞仅中度或轻度间变。无乳头形成，无淀粉样物。癌细胞形成滤泡状或腺管状，片块，偶见共壁滤泡。细胞一般分化良好，常似正常甲状腺组织，且滤泡中含胶体，时见部分或全部癌细胞胞质增多，充满嗜酸性红染颗粒，亦称许特莱细胞。常见包膜、血管、淋巴管或神经侵犯，癌组织在包膜外浸润性生长。

3.髓样癌

（1）大体形态

肿瘤多为单发结节，呈圆形或椭圆形，瘤体大小不一，平均直径约3～4 cm，实性，硬，切面灰白或淡红，包膜多不完整，偶见钙化。

（2）镜检

癌细胞圆形或多边形，体积稍大，大小较一致，轻度间变，胞质有嗜酸颗粒，常见双核，间质有多少不等的淀粉样物质，刚果红染色阳性，有时见淀粉样物质引起异物巨细胞，间质可有钙沉积，少许浆细胞和淋巴细胞，常见侵犯脉管。

4.未分化癌

（1）大体形态

一般瘤体较大，常累及双侧及甲状腺外的组织。切面黯红或灰白，无包膜，边缘不清，质脆，肉样，常见大片坏死。

（2）镜检

小细胞分为致密型和弥散型。前者癌细胞小，紧密排列成条索或团块状，核分裂象多，多形性不明显，间质为纤维组织或透明性组织；后者癌细胞弥散排列，似恶性淋巴瘤，常见不典型的核分裂象，癌细胞不产生网状纤维，间质很少，有透明变性，常侵犯血管。巨细胞癌在未分化癌中最为常见，细胞大，呈多形性，有的呈梭形，似纤维肉瘤，或呈带状，似横纹肌肉瘤，或混合存在，常见多核细胞，核分裂象多见而不典型。

（七）甲状腺癌分期

1.TNM 分期

（1）T：原发肿瘤。

$T_x$：原发肿瘤无法评估。

$T_0$：无原发肿瘤的证据。

$T_{is}$：原位癌。

$T_1$：肿瘤最大径≤2 cm，局限于甲状腺内。

$T_2$：肿瘤最大径＞2 cm，但≤4 cm，局限于甲状腺内。

$T_3$：肿瘤最大径＞4 cm，局限于甲状腺内或任何肿瘤伴有最低程度的甲状腺外侵犯（如胸骨甲状肌或甲状腺周围软组织）。

$T_{4a}$：肿瘤无论大小，超出甲状腺包膜，侵及皮下软组织、喉、气管、食管或喉返神经。

$T_{4b}$：肿瘤侵犯椎前筋膜或包绕颈动脉或纵隔血管。

所有的未分化癌属 T4 肿瘤

$T_{4a}$：局限于甲状腺腺体内的未分化癌，手术可切除。

$T_{4b}$：甲状腺外侵犯的未分化癌，手术不可切除。

（2）区域淋巴结（N）：区域淋巴结为颈部正中部、颈侧和上纵隔淋巴结

$N_x$：区域淋巴结无法评估。

$N_0$：无区域淋巴结转移。

$N_1$：区域淋巴结转移。

$N_{1a}$：Ⅵ组转移（气管前、气管旁和喉前/Delphian 淋巴结）。

$N_{1b}$：转移至单侧、双侧或对侧颈部或上纵隔淋巴结。

（3）远处转移（M）

$M_x$：远处转移无法评估。

$M_0$：无远处转移。

$M_1$：有远处转移。

2.TNM 临床分期

（1）甲状腺乳头状癌或滤泡癌

45 岁以下：

Ⅰ期：任何 T，任何 N，$M_0$。

Ⅱ期：任何 T 任何 N，$M_1$。

45 岁或 45 岁以上：

Ⅰ期：$T_1$，$N_0$，$M_0$。

Ⅱ期：$T_2$，$N_0$，$M_0$。

Ⅲ期：$T_3$，$N_0$，$M_0$。

$T_1$，$N_{1a}$，$M_0$；

$T_2$，$N_{1a}$，$M_0$；

$T_3$，$N_{1a}$，$M_0$。

Ⅳa期：$T_{4a}$，$N_0$，$M_0$。

$T_{4a}$，$N_{1a}$，$M_0$；

$T_1$，$N_{1b}$，$M_0$；

$T_2$，$N_{1b}$，$M_0$；

$T_3$，$N_{1b}$，$M_0$；

$T_{4a}$，$N_{1b}$，$M_0$。

Ⅳb期：$T_{4b}$任何N，$M_0$。

Ⅳc期：任何T任何N，$M_1$。

（2）甲状腺髓样癌

Ⅰ期：$T_1$，$N_0$，$M_0$。

Ⅱ期：$T_2$，$N_0$，$M_0$。

Ⅲ期：$T_3$，$N_0$，$M_0$。

$T_1$，$N_{1a}$，$M_0$；

$T_2$，$N_{1a}$，$M_0$；

$T_3$，$N_{1a}$，$M_0$。

Ⅳa期：$T_{4a}$，$N_0$，$M_0$；

$T_{4a}$，$N_{1a}$，$M_0$；

$T_1$，$N_{1b}$，$M_0$；

$T_2$，$N_{1b}$，$M_0$；

$T_3$，$N_{1b}$，$M_0$；

$T_{4a}$，$N_{1b}$，$M_0$。

Ⅳb期：$T_{4b}$，任何N，$M_0$。

Ⅳc期：任何T，任何N，$M_1$。

（3）未分化（间变）癌：所有间变癌都属Ⅳ期

Ⅳa期：$T_{4a}$，任何N，$M_0$。

Ⅳb期：$T_{4b}$，任何N，$M_0$。

Ⅳc期：任何T，任何N，$M_1$。

（八）中医证型

1.气郁痰凝证

证候：急躁易怒，颈前瘿瘤韧实，皮色如常，按之不痛，吞咽时可随喉核上下活动，舌淡红，苔薄白或白腻，脉弦滑。

2.瘀毒互结证

证候：颈前瘿瘤质地坚硬，疼痛如针刺或刀割样，或肿物部位青筋显露，舌质青紫或见瘀斑、瘀点，脉弦或涩。

3.瘀热锁喉证

证候：颈前瘿瘤红肿热痛，声嘶咳嗽，痰黄或伴有血丝，呼吸不畅，气促气憋，甚至唇面发绀，喉中痰鸣，或吞咽不下，或吞咽时疼痛，舌红伴有瘀斑、瘀点，苔黄，脉数或涩。

4.痰浊流窜证

证候：除颈前肿物外，颈一侧或双侧可触及韧实肿块，或有咳嗽，或有眩晕，头痛，呕吐，手足麻木不利，或胁肋胀痛，舌淡红，苔白腻，脉滑。此型见于出现远处转移如肺、脑、肝等转移者。

5.肝气郁结证

证候：情志抑郁，胸闷不舒，口干，便秘，颈部瘿肿质硬，不随吞咽上下，遇郁怒肿块增大，舌质红黯，苔薄微黄，脉弦细。

6.痰湿凝聚证

证候：胸闷痰多，肢体倦怠，胃纳不佳，颈部瘿肿质硬，不随吞咽上下。舌质淡黯，苔白腻，脉滑或濡细。

**五、鉴别诊断**

（一）西医鉴别诊断

甲状腺癌应与甲状腺腺瘤、结节性甲状腺肿、纤维性甲状腺炎、甲状腺囊肿、亚急性甲状腺炎、慢性淋巴细胞性甲状腺炎等鉴别。

1.甲状腺腺瘤

甲状腺腺瘤多见于20～30岁的年轻人，女性较多。多数为生长缓慢的颈前肿块，肿物较小时，无任何症状；当肿块较大时，可有呼吸困难或吞咽困难；有时肿块突然增大和疼痛，常为囊内出血所致。检查多为单结节，边界清，表面光滑，无颈淋巴结转移和远处转移灶，一般无神经损害症状。

2.结节性甲状腺肿

结节性甲状腺肿多见于中年以上妇女，病程可长达十几年至数十年。病变累及双侧甲状腺，为多结节，大小不一，结节表面光滑，可随吞咽上下移动，病程长者，可有囊性变，没有其他自觉症状。

3.亚急性甲状腺炎

本病较常见于中壮年妇女。常认为是由于病毒感染所引起，病期数周或数月，发病前常有呼吸道感染病史，伴有轻度发热和其他全身症状，约经数周的病程，可自愈，服少量碘、泼尼松类药物或小剂量 X 射线（800～1000 Gy）治疗，效果良好。

4.慢性淋巴细胞性甲状腺炎（桥本氏甲状腺炎）

慢性淋巴细胞性甲状腺炎多发生在 40 岁以上的妇女，35 岁以下少见。为慢性进行性双侧甲状腺肿大，橡皮样硬实，表面有结节，临床上与癌难以鉴别，但不粘连，可固定于甲状腺周围的组织。本病对肾上腺皮质激素反应较敏感，一般口服泼尼松 5 mg，每日 3 次，1 周左右可见明显缩小，用小剂量 X 射线（800～1000 Gy）治疗，效果明显。

5.纤维性甲状腺炎（慢性木样甲状腺炎）

纤维性甲状腺炎为慢性纤维增殖性疾病，常发生于 50 岁左右的妇女，病史较长，平均病期 2～3 年。甲状腺呈普遍性中等度增大，质硬如木样，但常保持甲状腺原来的外形。有进行性发展的倾向，常与周围组织固定并出现压迫症状。放射治疗无效，可行手术探查，并切除峡部，以缓解或预防压迫症状。

（二）中医类症鉴别

1.颈部胀满疼痛

甲状腺癌初期可出现颈部胀满，或无症状；中晚期随着肿块的增大，局部压迫，侵犯邻近组织，可出现颈部疼痛，多为肝郁不舒，脾失健运，痰湿凝聚，随肝气上逆于项部所致。其痛多为实证，痛如针刺，固定不移，持续不解，初起为轻微疼痛，随着病情进展，疼痛不断加剧，甚则夜不能寐。

2.颈部肿块

颈部肿块为常见症状，多因情志内伤，肝脾受累，运化失司，津液失去布敷，凝聚成痰，痰凝与气郁相互搏结，交阻于颈，遂肿块形成，继之气郁而致血行不畅，瘀阻经络，痰凝又更阻碍血运，痰瘀交凝，瘿肿更趋坚硬。实证肿块多质硬或坚，伴胀痛或压痛，可随吞咽上下移动或固定不移；虚证肿块质中较多，多伴全身乏力、精神萎靡、头晕目眩等症。

## 六、治疗

（一）治疗原则

甲状腺癌的治疗以外科手术为主，包括原发肿瘤和颈部淋巴结转移癌的手术切除，辅以内分泌治疗。对于手术切除不彻底或有骨等远处转移者，可采用内、外照射治疗，化学治疗。甲状腺癌患者在进行西医治疗的同时及治疗后，应积极配合中医药治疗，通过中西医结合治疗，能明显提高疗效，降低手术、化疗及放疗的毒副反应，提高患者的生存质量，延长患者的生存期。

（二）中医治疗

中医认为本病初起多实，病久则由实转虚，尤以气虚、阴虚为主，以致成为虚实夹杂之证，其病机多与肝、脾、心、肾有关，临床诊治多采用疏肝、健脾、养心、滋肾以及理气、化瘀、祛痰、软坚散结为主，扶正和祛邪相结合。

1.辨证论治

（1）气郁痰凝证

治则：行气化痰散结。

方药：延胡索20 g、青皮10 g、香附10 g、生半夏30 g、生南星30 g、苏子15 g、浙贝20 g、浮海石30 g、生牡蛎90 g、黄药子10 g、木香9 g（后下）、郁金12 g，用2500 mL水加入药中，文火煎成350 mL的药汁，餐后服。

加减：若肿块较硬，加三棱、莪术、露蜂房；胸胁胀满，加元胡、栝楼；咽部梗阻肿痛加桔梗、牛蒡子、木蝴蝶、射干；年老体弱或服药后出现神倦乏力、面色少华等虚弱症状者，加炙黄芪、党参、当归、黄精等。

（2）瘀毒互结证

治则：活血化瘀，解毒散结。

方药：三棱15 g、莪术15 g、穿山甲20 g、泽兰15 g、田七9 g、桃仁10 g、夏枯草30 g、猫爪草30 g、王不留行12 g、黄药子12 g、生牡蛎30 g、海蛤壳30 g、蜂房15 g、土鳖虫10 g。

加减：若郁久化火，烦热，舌红者，加丹皮、栀子、夏枯草；神疲乏力，便溏者，加白术、山药。

（3）瘀热锁喉证

治则：清热泻火，祛瘀散结。

方药：龙胆草9克、夏枯草30 g、七叶一枝花20 g、山豆根12 g、白毛藤15 g、玄参15 g、桃仁10 g、土鳖虫12 g、三棱15 g、莪术15 g、穿山甲20 g、青黛3 g（冲服）、胆南星15 g、川贝母9 g、黄药子12 g、蜈蚣5条。

加减：若毒热炽盛，大便干结不通者，加桃仁、玄参、首乌润肠通便；火毒伤阴，症见口干多饮，小便短赤者，加旱莲草、石斛、沙参、麦冬。

（4）痰浊流窜证

治则：化痰散结通络。

方药：生南星30 g、生半夏30 g、浙贝15 g、蜈蚣5条、全蝎15 g、僵蚕15 g、守宫15 g、地龙30 g、黄药子10 g、山慈姑15 g、天麻12 g、白术15 g。

加减：口干声嘶者，加元参15g、石斛15g。肿块坚硬者，酌加青皮10g、壁虎3条。消瘦乏力者，加党参25 g、黄精20 g。胸闷不舒者，加枳壳15 g、栝楼皮15g。

（5）肝气郁结证

治则：疏肝理气，消瘿散结。

方药：海藻玉壶汤加减（猫爪草30 g，海藻、浙贝母、昆布、海带、夏枯草、郁金、黄药子各15 g，法半夏12 g，青皮、柴胡各10 g，陈皮6 g）。

加减：痰多咳嗽者，加浙贝母15 g、法半夏12 g。胃纳不佳者，加麦芽30 g、神曲10 g等。

（6）痰湿凝聚证

治则：健脾化痰，消瘿散结。

方药：四海舒郁丸加减（海蛤壳、猫爪草各30 g，海藻、昆布、海带、黄药子、党参、茯苓、海浮石、白术各15 g，乌贼骨10 g，陈皮6 g）。

加减：若郁久化火，灼伤阴津，症见烦躁易怒者，加生牡蛎（先煎）30 g、夏枯草15 g、野菊花15 g。心悸失眠者，加麦冬15 g、夜交藤15 g、远志6 g。病程日久，气血亏损，症见眩晕少气者，加生黄芪30 g、太子参30 g。

2.验方

（1）昆布12 g、海藻12 g、夏枯草15 g、牡蛎（先煎）30 g、生地30 g、三棱10 g、莪术10 g、穿山甲10 g、甘草3 g，水煎服，每天1剂，分2次服。

（2）海元汤：海藻12 g、昆布12 g、土鳖虫10 g、全蝎10 g、益母草30 g、瓦楞子30 g、山豆根10 g、料姜石60 g，水煎服，适用于瘿瘤迅速增大，凹凸不平，吞咽受限者。

（3）海莲汤：海藻12 g、昆布12 g、牡蛎30 g、夏枯草30 g、土贝母10 g、黄药子10 g、半枝莲30 g、清半夏15 g、陈皮10 g、料姜石60 g，水煎服，适用于颈部单个瘿块，质硬，活动受限，胸闷咳嗽多痰者。

（4）芪菊汤：黄芪60 g、北沙参30 g、夏枯草30 g、山豆根10 g、重楼10 g、黄药子10 g、瓦楞子30 g、仙灵脾15 g、野菊花30 g、昆布15 g、生地30 g、料姜石60 g，水煎服，适用于心悸气短、乏力、自汗，或盗汗、声嘶、口干欲饮、头晕、目眩、纳少之气血两亏者。

（5）昆布汤：夏枯草30 g、天南星10 g、海藻10 g、昆布10 g、柴胡12 g、郁金15 g、瓦楞子30 g、黄药子10 g、制香附15 g、全蝎10 g、蜂房10 g、料姜石60 g，水煎服，适用于肿块硬实胀痛，推之不动，胸闷气憋，呼吸困难障碍者。

（6）菊元汤：重楼10 g、山豆根10 g、鱼腥草30 g、瓦楞子30 g、野菊花30 g、白花蛇舌草60 g、郁金15 g、柴胡15 g、全蝎10 g、土鳖虫10 g、料姜石60 g，水煎服，适用于肿物发展较快，灼热疼痛，呼吸困难，声嘶、咳嗽痰黄，大便干结，尿黄者。

（7）补藤汤：女贞子30 g、旱莲草30 g、补骨脂30 g、骨碎补30 g、透骨草30 g、鸡血藤30 g、络石藤30 g、海藻30 g、肉苁蓉30 g、淮山药15 g、牛膝15 g、木瓜15 g，水煎服，适用于甲状腺癌骨转移者。

4.口服中成药

（1）六军丸：蜈蚣（去头足）、蝉衣、全蝎、僵蚕（炒去丝）、夜明砂、穿山甲各等分，上药共研为细末，以神曲糊为丸，如粟米大，朱砂为衣。每次服0.9 g，空腹时用酒送下。具有活血通络，解毒散结的功效。

（2）五海丸：海螺、海蛤粉各20 g，海藻、海螵蛸各15 g，昆布、龙胆草、青木香各10 g，上药共研为细末，入蜂蜜为丸，每丸6 g。每日服2丸，每日3次。具有清热化痰行气的作用。

（3）守瘿丸：杏仁（去皮尖，研末）、通草各60 g，牛蒡子45 g，昆布、射干、诃黎勒、海藻各120 g，上药共研为细末，入蜂蜜为丸，如弹子大。每日服1丸，每日3次。

5.静脉注射中成药

（1）康莱特注射液：具有健脾利水、清热渗湿之功效。缓慢静脉滴注100～200 mL，21天为一疗程，间隔3～5天，可进行下一疗程。联合放、化疗时，可酌减剂量。适用于不宜手术的气阴两虚、脾虚湿困患者。配合放、化疗有一定的增效作用，对于中晚期患者具有一定的抗恶病质和止痛作用。

（2）复方苦参注射液：具有清热解毒、抗癌散结之功效。静脉滴注，一次10～20 mL，用0.9%生理盐水250 mL稀释后应用，每日1次，儿童酌减，全身用药总量250 mL为一疗程，一般可连续使用2～3个疗程。

（3）榄香烯乳注射液：具有扶正抗癌作用。静脉滴注，每次0.2～0.5 g，每日1次，每5～10天为一疗程。榄香烯属细胞毒类抗癌中药，对甲状腺癌有较好的疗效。

6. 其他治法

（1）外治法

① 瘿瘤膏：蜈蚣（炙）3条，全蝎、天龙尾、儿茶、蟾酥各3 g，黄升1.5 g。上药共研为末，以凡士林20 g调和备用。每次以适量涂于纱布贴肿块处，贴后见肿块发红，瘙痒时暂停用，皮肤恢复正常后再用。

② 秘传敛瘤膏：血竭、轻粉、龙骨、海螵蛸、象皮、乳香各3 g，鸡蛋（煮熟，用蛋黄熬取油20 mL）15枚。上药共研为细末，加入鸡蛋油内搅匀，每日早晚先以甘草汤洗净患部，再用鸡翎蘸此药涂患处，膏药盖贴。

③ 阿魏消痞膏：槐柳桃枝45 g，羌活、独活、玄参、官桂、赤芍、穿山甲、生地、两头尖、大黄、白芷、天麻、红花各15 g，木鳖（去壳）10枚，乱发一团。上药用香油二斤四两，煎黑去渣，入发再煎，至发化，入黄丹收膏，以软硬适中为度。阿魏、芒硝、苏合香油、乳香、没药45 g，麝香9 g，研为细末，入膏，退火，摊布上。将膏药烘热贴于患处，7天1次。

（2）食疗法

甲状腺癌患者饮食宜清淡，忌食煎炒燥热、肥甘厚味、寒湿生冷及辛辣刺激之品。手术后患者饮食宜以健脾益气为主，选用白术、党参、北黄芪、淮山粉、云茯苓等；放疗时阴血损伤，饮食宜滋阴养血为主，多食新鲜蔬菜、水果；化疗时气血损伤，饮食益气血为主，选用白木耳、鲜鱼、香菇、燕窝等，可辨证选取食用药膳方。

① 肝气郁结：A.夏枯草海带鸽肉汤。取白鸽1只，海带30 g，夏枯草15 g。先将白鸽去毛、内脏、脚爪，洗净斩件；夏枯草洗净，海带浸泡后洗净切丝。然后把夏枯草放入锅内，加水适量，武火煮沸后，文火煮30分钟，去渣；放入白鸽、海带，煮1小时，调味即可，随量加减。B.发菜蚝豉瘦肉汤。取瘦肉100 g，蚝豉30 g，发菜15 g。先将发菜浸后洗净，蚝豉浸软洗净，瘦肉洗净切片。然后把蚝豉放入锅内，加清水适量煮沸，放入瘦肉，文火煮1小时，再放入发菜煮10分钟，调味即可。随量饮用，或佐膳。

② 痰湿凝聚：A.黄豆蚝豉猪骨汤。取猪脊骨250 g，黄豆90 g，蚝豉60 g。先将黄豆洗净，长泡半小时；蚝豉洗净；猪脊骨洗净斩件。把全部用料一起放入锅内，加清水适量，武火煮沸以后，文火煮2小时，调味即可，随量饮用。B.昆布海藻黄豆汤。取黄豆150 g，昆布、海藻各30 g。将其共煮汤后，加盐或糖调味服食，每日1次，可常服。

（三）西医治疗

1.外科手术治疗

手术是甲状腺癌的首选治疗方法，一旦确诊，只要条件许可，就应彻底清除原发灶和转移灶，以防转移和复发，从而达到治愈的目的。这是甲状腺癌手术治疗的基本原则。根据病灶的大小、周围组织受浸润的程度、有无转移和转移范围来决定手术的形式。肿瘤局限于一侧腺叶者，可做一侧腺叶加峡部切除术；若肿瘤已侵犯对侧腺叶者，应做甲状腺次全切除术或全切除术；若已出现同侧颈淋巴结转移者，应做颈淋巴结清扫加甲状腺单叶、峡部切除术；若双侧颈淋巴结均已有转移者，可先做化疗，若转移灶消失，可考虑做原发灶切除。

2.化学治疗

甲状腺未分化癌化疗的敏感性高于分化型甲状腺癌，常用化疗药物有博莱霉素（Bleomycin，BLM）、阿霉素（Adriamycin，ADM）、顺铂（Cis-Platinum Diaminodichloride，PDD）、长春新碱（Vincristine，VCR）等。

常用化疗方案：

（1）AP方案：ADM+PDD。此方案每3周重复1次。

（2）AVP方案：ADM+VCR+BLM。此方案每3周重复1次。

3.外放射治疗

各种类型的甲状腺癌对放射线的敏感性差异很大，几乎与甲状腺癌的分化程度成反比，分化越好敏感性越差，分化越差敏感性越高。所以甲状腺未分化癌放疗效果最好。因此未分化癌的治疗主要是放射治疗，而手术仅为辅助治疗措施，偶尔有少数早期病例可以接受手术治疗，但为了提高疗效减少复发的机会，术后还应常规放疗。未分化癌的放射治疗短期效果是十分满意的，原发灶明显缩小，使压迫解除，疼痛消失，不过缓解期较短，为3～6个月，最后仍可能死于远处转移。

分化型的甲状腺癌对放射线不敏感，而且甲状腺邻近的器官如气管、甲状软骨、脊髓等，对放射线耐受性低，一般情况下不宜单纯做放疗，但以下情况之一者，可做放射治疗：

（1）手术无法将肿瘤侵犯部位全部切除者，术后做辅助放疗。

（2）未分化型甲状腺癌无论是否已做手术切除，放疗有一定效果。

（3）无法承受手术者如体弱或严重心肺疾患者，可做姑息放疗。

4.$^{131}$I内放射治疗

很多分化性甲状腺癌具有吸碘功能，放射性高度浓集于肿瘤组织中，可起内放射作用，而对周围组织放射损害很小。一般认为分化较好的甲状腺癌的癌组织吸收$^{131}$I较多，故对分化较好的甲状腺癌如乳头状癌或滤泡状癌，其疗效优于分化较差的甲状腺癌，总之，对那些复发或远处转移而又不能手术切除的病灶，只要肿瘤内含有功能性的滤泡能显示出吸碘功能，就可以用放射性碘治疗，近年来有人把$^{131}$I治疗用为对分化性甲状腺癌的一种常规辅助治疗措施，从而提高了疗效。

$^{131}$I治疗属内放射治疗，对滤泡状癌的疗效高于分化差的甲状腺癌。采用口服给药，其用量包括消除剂量和转移灶治疗剂量。

（1）消除剂量：指消除术后残留的有摄$^{131}$I功能组织所需要的剂量，其用量有3种：①低剂量，一般用1.1 GBQ，一次口服，可在门诊治疗；②大剂量，一次口服2.8～5.5 GBQ，因全身吸收剂量大，应住院给药；③固定剂量方案，一次口服3.7～5.5 GBQ，应住院给药。

（2）转移灶治疗剂量：现大多数学者采用3.7～7.4 GBQ的标准固定剂量。

$^{131}$I治疗副作用有骨髓抑制，多数属轻度和可逆性的，$^{131}$I用量较大者，初期可出现腮腺炎，表现腮腺部位疼痛、口干，症状程度与$^{131}$I用量有关。

5.靶向治疗

美国国家癌症中心最新的肿瘤靶向药物数据库显示，甲状腺癌的靶向药物有卡博替尼、凡德他尼、索拉菲尼和乐伐替尼。

（1）索拉非尼

为首个口服的小分子多激酶抑制剂，可以靶向抑制多种激酶的活性，其主要通过对 Raf 激酶的靶向抑制作用，进而阻断 Raf-MEK-ERK 信号转导通路，介导细胞凋亡和抑制肿瘤细胞的增殖，从而发挥抗肿瘤的作用，索拉非尼用于治疗甲状腺髓样癌及复发转移分化型甲状腺癌的临床获益较为明确，但治疗甲状腺未分化癌的临床疗效尚不确切，需更多临床试验进一步评估。使用索拉非尼治疗过程中，注意手足皮肤综合征、腹泻等不良反应的发生，尤其进行索拉非尼剂量调整过程中，更应该注意不良反应的出现。

（2）凡德他尼

是一种合成型苯胺喹唑啉化合物，为多靶点酪氨酸激酶抑制剂，凡德他尼用于放射性碘耐受型晚期甲状腺癌及晚期甲状腺髓样癌患者的治疗临床有效性已被多个临床试验证实，应用该药治疗过程中主要注意心血管及消化系统等不良反应的发生，总体耐受性良好。

（3）卡博替尼

为酪氨酸激酶抑制剂，其作用靶点包括 ME、VEGFR-2、RET 等，卡博替尼明显延长进展期甲状腺髓样癌患者的 PFS，临床疗效明显。药物不良反应可有腹泻、手足综合征、体重减轻、食欲减退、恶心、疲乏等。

（4）乐伐替尼

为口服的受体酪氨酸激酶抑制剂，具有多个抑制靶点，被批准用于局部复发或转移的放射性碘治疗耐药型分化型甲状腺癌患者。

其他如舒尼替尼、帕唑帕尼、莫特塞尼、阿西替尼、维 A 酸等新型药物也逐渐投入临床试验的研究。

另外，联合靶向药物治疗进展期甲状腺癌也是治疗难治性甲状腺癌的一大新突破口，靶向药物之间的联合运用、靶向药物联合其他治疗方法（如联合放化疗）等方案均可纳入未来研究的方向之中。

6.其他治疗

有研究发现，雌激素对甲状腺的生长有影响，正常的甲状腺组织和甲状腺癌组织中有不同含量的雌激素受体，甲状腺乳头状腺癌的雌激素受体阳性率达 44%，表明这种类型的甲状腺癌可能是雌激素依赖性肿瘤，可试用雌激素受体抑制剂进行治疗，目前较多使用的是三苯氧胺，用法是每日 2 次，每次 20 mg，疗程长短尚未有统一标准。

（四）疗效标准

1.WHO 实体瘤疗效判定标准

（1）完全缓解：可见肿瘤消失并持续 1 月以上。

（2）部分缓解：肿瘤两个最大的相互垂直的直径乘积缩小50％以上并持续1个月以上。

（3）稳定：肿瘤两个最大的相互垂直的直径乘积缩小不足50％，增大不超过25％并持续1个月以上。

（4）恶化：肿瘤两个最大的相互垂直的直径乘积增大超过25％。

2.生活质量评价标准

手术和放、化疗治疗后的疗效评价以生活质量改善为标准，采用EORTC（欧洲癌症治疗研究组织）–QLQ–C30量表第三版（见附录1），该表为自评式生活质量表，共30个项目，包括6个功能量表：躯体功能、角色功能、认知功能、情绪功能、社会功能、总体健康状况等。它从机体功能、心理状态、社会状态和自觉状态等多个角度对患者进行评价。

评价方法：于治疗前和各个观察周期分别将上述六个评价项目的各分值相加，得出各个项目的总得分，疗效百分比=（治疗前总得分–治疗后总得分）÷治疗前总得分×100％。

显效：积分减少≥75％。

有效：50％≤积分减少<75％。

稳定：25％≤积分减少<50％。

无效：积分减少<25％。

（张久梅）

# 第十七章　肾癌

### 一、概述

肾细胞癌是起源于肾实质泌尿小管上皮系统的恶性肿瘤，又称肾腺癌，简称肾癌，是泌尿系统中最常见的恶性肿瘤之一，占肾脏原发恶性肿瘤的86%，占所有恶性肿瘤的1%～3%。近年来肾癌的发病率和死亡率均呈现上升趋势。发病年龄多集中在50～70岁，男性常为女性的2倍。北美、澳大利亚及新西兰肾癌发病率较高，亚洲、非洲国家的发病率较低。我国近年肾癌发病率为6.63/10万。肾癌的预后有显著的个体差异，有的病例很快死亡，但大多数发展缓慢，一般均能超过1年。未经治疗的肾癌患者，5年生存率＜2%。外科手术是肾癌的主要治疗方法，肾癌经过手术切除后的5年生存率为45%，原发局限性肿瘤为70%，进展快的肿瘤为33%，已有远处转移者为0，10年生存率为40%。

中国医学认为，肾癌乃属于中医的"中石疽""溺血""癥积"等范畴。《疡医大全》曰："石疽生腰胯之间，肉色不变，坚硬如石，经月不变……若黑陷不起，麻木不痛，呕哕不食，精神昏乱脉散或代者死。"《景岳全书》指出血淋和溺血的区别："……涩痛者，为血淋，不痛者，多为溺血。"中医文献中有"肾岩"一词，并非现代医学之肾癌，而是阴茎癌，不可混淆。肾脏另一常见肿瘤，肾盂癌，就中医辨证而言，如同肾癌。

### 二、西医病因病理

（一）病因

目前病因仍不明确，比较公认的危险因素包括吸烟、肥胖及高脂饮食、高血压等。此外，对于许多其他因素如环境、职业、饮食等与肾癌发病的关系也有相关研究，但尚无明确结论。

1.吸烟

吸烟与肾癌发病的关系已得到证实。病例对照研究结果显示，吸烟者发生肾癌的危险因子为1.4～2.3。并且，随着吸烟数量、年限的增加，肾癌发病率也随之升高。研究显示，吸烟者在戒烟后发生肾癌的危险因子也随之下降，并可在数年后达到正常人群的水平。

## 2.肥胖与高脂饮食

肥胖、高脂饮食也被证实与肾癌发生有密切关系。加拿大的一项研究提示，体质指数（BMI）超标者发生肾癌的危险因子为2.57，而每日热能摄入过高人群肾癌发生的危险因子为1.30。目前认为高脂肪、高蛋白质饮食而水果、蔬菜摄入过少将增加肾癌发生的危险。

## 3.高血压

流行病学研究证实，高血压是肾癌发病的独立危险因素，高血压患者发生肾癌的机会是正常人群的1.4～2倍，但其发病机制尚不明确。另有研究发现，抗高血压药物尤其是利尿剂的长期应用也会增加肾癌发生的机会，但远小于高血压病本身。

## 4.其他因素

许多其他因素与肾癌发生的关系也有报道，但仍有争议。例如职业性致癌物质的长期接触、镇痛药物的应用、射线暴露、糖尿病、妊娠与激素水平变化、饮酒等。有报道肾癌患者中14%患有糖尿病，是正常人群的5倍。还有研究认为，经产妇女比未经产女性将来发生肾癌的危险性高。在慢性肾功能不全接受血液透析的人群中，可以发现肾囊性变，即所谓获得性囊性病，并容易恶变。因此，透析超过3年的患者应密切随访肾脏B超或CT。

## 5.Von Hippel-Lindau病（VHL）

VHL是一类非常罕见的以多系统肿瘤为表现的家族遗传性疾病，而家族性肾透明细胞癌是其突出表现之一。

## 6.家族性肾乳头状癌（HPRCC）

家族性肾乳头状癌是另一类遗传性肾细胞癌。与VHL病不同的是，该病患者除发生肾乳头状癌外，无其他系统累及。

### （二）病理

## 1.发病机制

肾癌的发生机制极为复杂，一些生长因子如VEGF、PDGF过表达，促进血管生成及细胞过度增殖，最终形成肾癌。约60%的肾癌患者中存在抑癌基因VHL的突变，VHL基因编码的蛋白质参与调控细胞生长，如果失活则导致细胞无节制地生长、增殖及肿瘤血管的生成。

正常情况下VHL蛋白可通过调控缺氧诱导因子（HIF）来调节细胞对缺氧的反应。HIF是一种转录因子，当细胞处于缺氧状态下，它可以促进VEGF、PDGF及TGF-a等蛋白的过表达，从而促进细胞增殖和血管生成。当VHL基因突变或失活后，VHL蛋白缺乏，在氧含量正常的情况下，也无法降解HIF，使HIF聚集，导致生长/存活因子过表达，促血管生长因子过表达，从而激活多激酶信号通路，导致肿瘤细胞增殖、血管生成，最终发生肿瘤。

2.病理分类

（1）根据肿瘤细胞的起源及基因改变等特点分为：①肾透明细胞癌；②肾乳头状腺癌；③嫌色细胞癌；④未分类肾细胞癌。

（2）根据分化程度分为：①高分化肾癌；②中分化肾癌；③低分化肾癌；④未分化肾癌。

### 三、中医病因病机

肾癌在临床中的表现多归属于中医"血尿""腰痛""癥积"等范畴。本病乃与肾、膀胱、脾、肝等有密切的关系。腰为肾之府，肾与膀胱互为表里。肾主水，脾主水湿之运化。本病起因可因房劳过度或先天因素导致肾气不足，水湿不化，湿毒内生结于腰府；或起居不慎，外受湿热邪毒，湿热下注，人里蓄毒，下注膀胱，气滞血瘀阻结水道所致。忧思郁怒，情志不舒，肝郁化火，过于劳累消耗，阴虚火旺，炼液为痰，久蕴成毒而发病。病之初期因溺血不止而致肾阴虚损，久而阴损及阳则可见面色㿠白，四肢不温等肾阳虚衰之证。而后日渐食少消瘦，阴阳俱损，终成败证。

### 四、诊断

肾癌的诊断多依据临床表现、影像学检查、病理学及细胞学检查进行综合判断，其中病理学及细胞学检查结果是确诊肾癌的最有力证据，是诊断肾癌的金标准。

影像学中作为最初的筛选手段，B超具有明显的优势。当B超检查发现肾脏有肿瘤或疑点时，应及时考虑做增强CT扫描。在B超检查和增强CT检查后仍不能明确诊断时，可选择核磁共振成像和肾血管造影来帮助诊断，必要时可通过肾穿刺活组织检查来明确诊断。

（一）病史采集

1.有无血尿、肾区肿块、腰痛等不适症状。血尿为最常见的症状，可为肉眼血尿和（或）镜下血尿；腰痛多为持续性钝痛，当肿瘤已侵入神经或腰椎可造成严重疼痛。腰部肿块多质硬、表面高低不平、呈结节状的肿块。血尿、肾区肿块、腰部疼痛为典型的肾癌"三联征"，是肾癌最重要的临床症状和体征。

2.有无发热、贫血、红细胞增多、高血压、精索静脉曲张、高钙血症、低蛋白血症、促性腺激素增高等肾外表现。

（二）临床表现及查体

肾癌最典型的症状包括血尿、腰痛、肿块等。此外肾癌还存在不少非泌尿系统的肾外表现，如发热、肝功能异常、贫血、高血压、红细胞增多症和高钙血症等。

（三）实验室检查

血常规、尿常规、血沉、尿乳酸脱氢酶、尿β-葡萄糖醛酸苷酶、电解质、肝肾功等。

（四）辅助检查

1.X线检查

尿路平片能发现肾阴影增大或局部增大，腰大肌影模糊，7%～10%的肾癌内出现钙化斑点。

2.造影

静脉肾盂造影或逆行肾盂造影：是诊断肾脏肿瘤的最常用方法。可见肾盂肾盏因受肿瘤挤压而出现不规则变形、狭窄、拉长、扭转或充盈缺损等表现。当肿瘤较大，完全阻塞肾盂，患肾功能丧失时，在静脉肾盂造影片上患肾不显影，必须行逆行肾盂造影。静脉肾盂造影加肾断层摄片，有助于区分肾囊肿和肾实质性肿瘤。少数肾癌突向肾盂时，X线片上酷似肾盂肿瘤。腹主动脉及肾动脉造影：能显示肿瘤异常血管，包括曲张不规则、粗细不均匀的血管增多、静脉湖、动脉瘤、动静脉瘘、静脉过早充盈，以及造影剂自肿瘤坏死组织中渗出而产生的血管池阴影等。肿瘤与周围组织分界不清。

3.超声检查

肾癌根据肿瘤大小，超声图像有很大的差异。瘤体较大，未引起坏死的肿瘤，回声较正常肾组织明显增高，内部有强烈不均的高回声波形；而直径小于1.5 cm的肿瘤回声较低，属低回声波形。超声显像对肾实质性肿块和囊性病变鉴别的准确性可高达95%，并能诊断直径0.5～1 cm的实质性肿块。超声图像还能显示肾癌的范围、邻近器官是否受侵、肝脾有无转移、下腔静脉有无栓塞、腹膜后淋巴结是否肿大等。

4.CT扫描

CT扫描主要用来确诊肾占位性病变，可精确区别肾囊肿与肾实质性肿块，准确率达93%。肿瘤边缘不规则，呈圆形或分叶状，瘤体密度可增强，但仍低于正常肾组织，肿瘤内可见密度增强的钙化灶。CT能精确估计肾癌病变的大小和范围，了解周围有无浸润，淋巴及远处有无转移，从而对肾癌的分期提供重要依据。

5.MRI扫描

MRI检查可十分清晰地显示肾实质肿瘤，并与肾囊肿相鉴别，MRI显示肾癌肿块边界不规则，密度高低不等，信号强度不均匀。

6.放射性核素检查

放射性核素检查既能用显像技术反映脏器功能，又能显示脏器形态。

（1）放射性核素肾扫描

常用的放射性核素为 $^{197}$Hg 和 $^{203}$Hg。多数肾肿瘤，因肿瘤侵及相当多的肾组织，因而肾扫描在肿瘤部位可显示充盈缺损，由此可识别肿瘤的形态、大小和位置。但肿瘤直径小于 2 cm 或位于肾边缘的占位性病变往往不能显示，而且扫描出的图形仅指出占位性病变的存在，难以区分病变的性质是肿瘤还是囊肿，因此尚需结合其他检查结果，加以分辨。

（2）放射性核 $^{99m}$Tc 动态肾显像

肿瘤部位灌注像可见放射性充盈。肿瘤小、血管丰富者呈放射性过度充盈；肿瘤大伴囊性病变时，病灶处充盈减低。同时还可了解对侧肾脏的形态及功能。

7.PET-CT

该检查较为敏感，能鉴别肿瘤的良恶性，但费用较高，不作为临床检查的首选，必要时可考虑采用。

8.活组织检查

肾脏肿瘤病灶或转移灶穿刺：对肾脏肿瘤病灶穿刺，或对转移灶（如浅表肿大的淋巴结或肺部转移灶）穿刺取得一定量的组织后做组织病理学诊断，为最直接、最明确的诊断。

（五）临床分期

目前对肾癌的 TNM 分期采用 2010 年美国肿瘤联合会（AJCC）第 7 版的分期标准：

1.TNM 分期

（1）T：原发肿瘤

$T_x$：发肿瘤无法评价。

$T_0$：无原发肿瘤证据。

$T_1$：肿瘤局限于肾脏且最大直径 7 cm。

$T_{1a}$：肿瘤局限于肾脏且最大直径≤4 cm。

$T_{1b}$：肿瘤局限于肾脏且最大直径为 4～7 cm。

$T_2$：肿瘤局限于肾脏且最大直径>7 cm。

$T_{2a}$：肿瘤局限于肾脏且最大直径为 7～10 cm。

$T_{2b}$：瘤局限于肾脏且最大直径>10 cm。

$T_3$：肿瘤侵犯大静脉或肾周围组织，但未侵犯同侧肾上腺及未超过 Gerota 膜。

$T_{3a}$：肿瘤直接侵犯肾静脉或其分支或肾周和（或）肾窦脂肪但未超过 Gerota 膜。

$T_{3b}$：肿瘤侵犯膈肌以下的下腔静脉。

$T_{3c}$：肿瘤侵犯膈肌以上的下腔静脉或侵及下腔静脉壁。

$T_4$：肿瘤侵犯超出 Gerota 膜（包括直接侵犯同侧肾上腺）。

（2）N：区域淋巴结

$N_x$：区域淋巴结无法评价。

$N_0$：无区域淋巴结转移。

$N_1$：有区域淋巴结转移。

（3）M：远处转移

$M_x$：不能评价远处转移。

$M_0$：无远处转移。

$M_1$：有远处转移。

2.TNM临床分期

表23　TNM临床分期表

| Ⅰ期 | $T_1$ | $N_0$ | $M_0$ |
|---|---|---|---|
| Ⅱ期 | $T_2$ | $N_0$ | $M_0$ |
| Ⅲ期 | $T_1/T_2$ | $N_1$ | $M_0$ |
|  | $T_3$ | $N_0/N_1$ | $M_0$ |
| Ⅳ期 | $T_4$ | 任何N | $M_0$ |
|  | 任何T | 任何N | $M_1$ |

（六）中医证型

1.湿热蕴结证

证候：腰痛，坠胀不适，血尿，时有低热，腰腹肿块，小便短赤，舌质红，舌苔白或黄腻，舌体胖，脉滑数或濡数。

2.瘀血内阻证

证候：面色晦黯，腰痛加剧，多呈刺痛或钝痛，痛处固定，腰部或腹部肿块日渐增大，血尿或伴血块不止，间有发热、口渴、纳差等，舌质紫黯或有瘀斑、瘀点，苔薄白，脉弦或涩或结代。

3.气血亏虚证

证候：腰腹肿块日见增大，疼痛，尿血淡红，心悸气短，神疲乏力，纳呆口干，或低热不退，面色苍白，形体消瘦，舌质淡，或见瘀点，苔薄白，脉沉细数或虚大而数。

4.肾虚毒蕴证

证候：腰痛，或腹部肿块，或尿血，或腹胀，形体消瘦，全身乏力，面白无华，或低热不退，纳差反胃，舌质淡红，苔薄白乏津，脉沉无力。

### 五、鉴别诊断

（一）西医鉴别诊断

1.肾母细胞瘤

肾母细胞瘤65%发生在3岁以前，90%见于7岁以前，男女性别之比为1.3∶1，约占小儿恶性肿瘤的6%。肾母细胞瘤是一边界清晰、有包膜的单个实体瘤，可发生于肾的任何部位。患者可有消瘦、腹痛、低热、恶心呕吐、贫血及高血压等临床表现。约1/3病例有镜下血尿，泌尿系平片可见患侧肾区软组织密度影。B超和静脉尿路造影是重要的检查手段；静脉尿路造影约2/3的患者显示患侧肾盂肾盏受压、伸长、移位、变形，约1/3的患者因肾被压缩、肾盂被肿瘤充盈或肾血管闭塞而不显影。CT可进一步确定肿瘤浸润范围。

2.肾盂肿瘤

肾盂肿瘤在泌尿系肿瘤中不到1%，多数为单侧，分为移行上皮癌和乳头状肿瘤。肾盂癌的转移途径有：①局部浸润；②淋巴结转移；③血路转移。70%～95%的患者有间歇性无痛性肉眼血尿。8%～40%的患者因肿瘤引起肾盂输尿管连接部梗阻导致腰痛。10%～20%的患者可触及肿块。50%～75%的肾盂癌呈现肾盂内的充盈缺损与肾实质肿瘤不易区别，但肾盂的充盈缺损较小，提示为肾实质肿瘤；肾外无改变或扩大，而有较大肾盂充盈缺损，则以肾盂肿瘤的可能性大。当肿瘤向肾实质内浸润生长后，可以类似肾癌。

3.肾脏炎性假瘤

肾脏炎性假瘤是一种肾实质非特异性炎症。在肾脏影像学表现类似肾实质样改变。病理以特发性黏液成纤维细胞和炎性细胞增生为特点。病变发展较缓慢，并不一定化脓，散在性小片肾组织破坏后可愈合、纤维化而收缩变硬。发生年龄较轻，最大特点是全身情况良好，病程长而症状轻，腹块可长期不增大；病初大多有发热，同时伴有腰背疼痛；而早期肾癌发热不多，晚期才出现疼痛。此外以血尿为最初症状者占70.9%，肾癌的主要症状则为间歇性全血尿。选择性肾动脉造影无新生肿瘤血管及动静脉短路等，表现为围绕肿块的动脉伸展拉直，特别是被膜动脉和穿通动脉扩张，提示炎症波及肾脏。B超探测主要表现为边缘模糊，壁较厚，肾肿大呈局限性，病变部分皮质失去正常结构等。放射性同位素扫描显示病变区功能减退。肾穿刺和肾标本病理检查为慢性炎症细胞，无肿瘤细胞。抗感染治疗后临床症状减轻，肿块缩小、消退。

4.肾血管平滑肌脂肪瘤

肾血管平滑肌脂肪瘤又称错构瘤，是由血管、平滑肌和脂肪组织混合构成的良性肿瘤，可位于肾皮质或髓质，是遗传性疾病。单侧病变多见，亦可双侧发病或有多发灶，可分为两种类型：①有结节性硬化者，特征为大脑发育迟缓、癫痫及皮肤改变。无泌尿系统及局部症状，双侧、多发。肿瘤小，发病年龄偏小。②不合并结节性硬化者，常有自觉症状，单侧多发或单发，肿瘤较大，发病年龄也偏大些。发病年龄多在40~50岁，女性多于男性，可无明显症状，较大的肿瘤可出现腰痛、腹部肿块和血尿；小型肾癌呈高回声，但较肾血管平滑肌脂肪瘤弱，边缘亦不如肾血管平滑肌脂肪瘤规则、清晰。较大的肾癌内部回声多不均匀，中间可有不规则无回声区，而肾血管平滑肌脂肪瘤较大者因多次出血，声像图呈"洋葱样"特点。而且肾血管平滑肌脂肪瘤病灶部位浅在，亦与之有别。确立肾血管平滑肌脂肪瘤术前诊断的主要依据为CT检查表现为极低密度，有别于肾癌的高密度表现，此外肾动脉造影亦有助于鉴别肾血管平滑肌脂肪瘤和肾癌。

5.肾囊肿

肾囊肿可以是单发，亦可多发，一侧肾或双侧肾发病。肾囊肿内容物是清亮浆液性液体。临床症状不明显，有时腹部不适，胀满，恶心，尿检查正常。CT检查显示肾囊肿的密度均匀，而肾癌多为密度不均；B超检查通常显示肾囊肿呈均匀低回声或无回声，而肾癌多为不均匀回声，其次为均匀无回声或低回声。肾囊肿出血或继发感染者与肾癌声像表现相似，有的透明细胞癌内部呈均匀低回声时亦酷似囊肿，鉴别点为肾囊肿边缘光滑清晰，后方回声增高，肾癌无锐利光滑的边界，后方无明显增高效应；彩色多普勒血流显像（CDFI）检查若显示肿瘤血管则更支持肾癌诊断，必要时超声引导穿刺活检可明确诊断。CT或超声诊断为肾囊肿时，除非有症状、钙化或疑有恶性外，一般不做常规穿刺。

6.肾脓肿

肾脓肿又称肾痈，由身体其他部位化脓性病灶的细菌经血流到达肾脏而引起，病原体主要为金黄色葡萄球菌。多突然起病，有恶寒、高热、食欲减退及全身不适等败血症症状。尿中白细胞增高，常无肉眼脓尿，中段尿培养可有致病菌生长，患侧肾区疼痛及叩压痛，尿沉渣白细胞增多，可找到细菌。腹部平片肾形增大，肾盂造影显示肾盏及肾盂受压或充盈缺损，同位素扫描可显示占位性病变（缺损区）。B超可表现病肾轻度增大、欠清晰的低回声区，液化不完全时回声光点杂乱，需要与肾癌鉴别，但前者做深呼吸时肾脏活动度受限，肾癌如无肾门淋巴结转移或肾周围直接浸润，则活动正常。

7.肾石病

肾石病多见于20~40岁成年男子，男女之比约为4.5∶1。肾结石的典型症状包括疼痛和血尿两个方面。疼痛又分为肾绞痛和钝痛。肾绞痛可在某一时刻突然发作，没有任何先驱症状，发作时痛如刀割、难以忍受。钝痛发作时多数患者感到腰部或上腹部不适、酸胀，可间断发作。疼痛发作时可出现镜下血尿，肉眼血尿较为少见，可与肾肿瘤的间歇无痛全程血尿相鉴别。90%~95%的肾结石可在X

线平片上见到阴影，B型超声波检查可发现肾积水、结石强回声和声影，能诊断出X线阴性结石。CT扫描可对肾结石与肾癌进行区别。

（二）中医类证鉴别

**1.血尿**

血尿，中医学又称之为"尿血"，本病的血尿大多属于内伤，病机有实证和虚证之分。实证主要表现为血色鲜红、量多、下腹急痛、伴尿痛、尿急，为饮食不节，辛辣烟毒，湿热瘀毒内结于肾，损伤脉络。虚证尿血色淡、下腹无痛或隐痛、面色㿠白无华、短气、乏力，为久病伤肾，损及肾阳、肾阴，肾阳虚致脾失温煦，脾脏气虚，脾不统血，血溢脉外；阴虚火旺，妄动损络。实证和虚证血尿辨证之要在于前者多伴疼痛，后者多无疼痛。

**2.腰痛**

有气滞与血瘀之分。症见腰府胀痛，得按则舒，为肾肿瘤气滞腰痛；若腰痛拒按，腹部肿块，舌质紫黯有瘀斑为肾肿瘤血瘀腰痛。本病腰痛多内外合邪，结于腰腑，久致气滞血瘀腹部，肿块固定质硬，气机阻滞，不通则痛，表现为腰部甚或背部疼痛。

**3.腰部肿块**

见证有虚实之分，实证如湿热则见少腹坠胀，发热口干，恶心呕吐，身体沉重；血瘀见肿块刺痛，坚硬如石，推之不移，舌紫黯有瘀点。虚证如肾阴不足见腹痛喜按，腰膝酸软，五心烦热；气血亏虚见面色无华，倦怠乏力，食少纳呆。

## 六、治疗

（一）治疗原则

西医治疗原则：以手术为主，放疗、化疗、免疫治疗和新技术等为辅。中医学以尿血、排尿困难、尿路刺激症状作为辨证论治依据，以临床主症为切入点，在肾癌的早期、中期、晚期以及非手术和术后各个阶段根据中医学四诊、八纲辨证体系，辨别虚证、实证以及虚实夹杂证。遵循中医总的治则为"补虚泻实"，早期以祛邪为主，中期攻补兼施，晚期以补虚为主。

**1.早期肾癌**

根治性肾切除术，术后一般不需要化疗及放疗。

**2.中期肾癌**

尽可能行根治性肾切除，术前、术后辅以化疗，术后行辅助放疗。

**3.晚期肾癌**

以内科治疗为主，采用放疗及化疗，如有可能行姑息性肾切除术（减瘤性肾切除术）。远处转移灶也可行放疗。

（二）中医治疗

1.辨证论治

（1）湿热蕴结证

治则：清热利湿解毒。

方药：八正散加减（木通、车前子、扁蓄、生黄芪、土茯苓、重楼、生薏苡仁、滑石、牛膝、甘草梢、栀子、黄檗、生熟地、白花蛇舌草、瞿麦）。

加减：纳差者加陈皮、砂仁、焦山楂等。呕吐者加法半夏、竹茹等。血尿不止者加生侧柏叶、小蓟、仙鹤草等。咽干、手足心热者，加女贞子、旱莲草等。

（2）瘀血内阻证

治则：活血化瘀，理气散结。

方药：桃红四物汤加减（桃仁、川芎、延胡索、香附、红花、枳壳、赤芍、瞿麦、丹参、木香、马鞭草、重楼、白花蛇舌草）。

加减：血尿多者，加三七、炒蒲黄、阿胶、侧柏叶、仙鹤草；疼痛剧烈者，加乳香、没药、郁金、延胡索；肿瘤巨大且硬者，加穿山甲、三棱；发热者，加炒柴胡、青蒿、丹皮。

（3）气血亏虚证

治则：补气养血，解毒散结。

方药：八珍汤加减（白参、白术、白芍、女贞子、茯苓、生地、黄精、枸杞、当归、黄芪、白花蛇舌草、石见穿、山慈姑、甘草）。

（4）肾虚毒蕴证

治则：属肾癌手术后者，宜滋肾益气，解毒通淋；属化疗后或晚期者，宜健脾益肾，补气养血，软坚散结。

方药：属手术后者以左归丸为主加减。属化疗或晚期者以八珍汤加减（生地、熟地、枸杞子、女贞子、牛膝、生黄芪、半枝莲、龟板胶、当归、白术、太子参、瞿麦、土茯苓、马鞭草、山药、黄芪、当归、太子参、茯苓、干蟾、僵蚕、半枝莲、白花蛇舌草）。

加减：血尿多者，加三七、炒蒲黄、侧柏叶、仙鹤草；疼痛剧烈者，加乳香、没药、延胡索；肿瘤巨大且硬者，加穿山甲、三棱。

2.口服中成药

（1）消癌平片：具有清热解毒、活血化瘀、消肿止痛之功效。每次6～8片，每日3次，饭后半小时服。适用于肾癌热毒瘀结者。

（2）西黄丸：有清热解毒、消肿散结之功效。口服，每次3 g，每日2次。适用于痈疽疔毒、瘰疬、流注、癌肿。

（3）平消胶囊：有理气活血、祛瘀通络、攻坚破积之功效。口服，每次4～8

粒，每日3次，可与手术、放化疗、介入治疗同时使用。对肾脏肿瘤具有一定的缓解症状、缩小瘤体、抑制肿瘤生长、提高人体免疫力、延长寿命等作用。

（4）大黄䗪虫丸：具有祛瘀生新、缓中补虚之功效。口服，每次3～6g（1～2丸），每日2次。适用于肾癌证属气结血瘀，兼有热毒者。

（5）抗癌平片：具有清热解毒、活血化瘀、消肿止痛之功效。饭后半小时服，每次0.5～1g，每日3次。适用于热毒内盛之肾癌患者。

（6）补肾养血丸：具有补肝益肾、填精养血之功效。每次1丸，每日3次，空腹温开水送服。服药期间忌食辛辣厚味之品。适用于肾癌术后、化疗后邪毒去而肝肾虚者。

（7）六味地黄丸：具有养阴补肾之功效。每次6g，每日2次。适用于肾癌肾阴亏虚者。

（8）金匮肾气丸：具有温阳益肾之功效。每次6g，每日2次。适用于肾癌肾气虚者。

（9）参一胶囊：有培元固本、补益气血之功效。饭前空腹口服，每次2粒，每日2次。可抑制术后及放、化疗后肿瘤的复发转移；明显提高放疗、化疗疗效，减轻毒副反应，提高免疫功能；明显改善肿瘤患者的食欲和精神状态，减轻疼痛，增加体重，提高机体免疫功能，提高生活质量。适用于中晚期肾癌。

3.静脉注射中成药

（1）康莱特注射液：具有健脾利水、清热渗湿之功效。缓慢静脉滴注100～200 mL，21天为一疗程，间隔3～5天，可进行下一疗程。联合放、化疗时，可酌减剂量。适用于不宜手术的气阴两虚、脾虚湿困。配合放、化疗有一定的增效作用，对于中晚期肾癌患者具有一定的抗恶病质和止痛作用。

（2）复方苦参注射液：具有清热解毒、抗癌散结之功效。静脉滴注，一次10～20 mL，用0.9%生理盐水250 mL稀释后应用，每日1次，儿童酌减，全身用药总量250 mL为一疗程，一般可连续使用2～3个疗程。适用于肾癌毒热内蓄等癌瘤。

（3）榄香烯乳注射液：具有扶正抗癌作用。静脉滴注，每次0.2～0.5 g，每日1次，每5～10天为一疗程。榄香烯属细胞毒类抗癌中药，对肾癌有较好的疗效。

4.针灸治疗

（1）肾癌患者尿血、腰痛等，选中极、关元、气海等穴以通调水道；膀胱俞、肾俞、足三里、三阴交等穴以益气健脾、补肾祛邪。用平补平泻法。

（2）肾癌放、化疗后出现骨髓抑制者，选用足三里、关元、肾俞等穴以健脾补肾、补气生血；出现恶心、呕吐，选用内关、足三里、中脘、胃俞等穴以调和脾胃，降逆止呕。用平补平泻法。

（3）肾癌晚期患者体质虚弱者，选用足三里、肾俞、关元以补肾强身。用补法。

5.穴位注射

取三阴交、昆仑、足三里等穴，以复方丹参注射液 2 mL 稀释于 5 mL 生理盐水之中，每次分别注射 1 mL，每日或隔日 1 次，连续 10 天为一疗程。休息 5 天后再开始下一疗程。适用于肾脏肿瘤疼痛和血尿有条索状血块、排尿困难者。

（三）西医治疗

1.外科手术治疗

（1）手术治疗原则

①手术要尽早、及时。

②最大限度地清除肿瘤组织，最大限度地保护正常组织。

③注重围手术期治疗及手术后的综合治疗，巩固手术成果。

（2）适应证

预期生存期短的或并发症多的、会导致手术风险较大的局限性肾癌患者，应首先密切观察，部分局限性肾癌患者也可考虑密切观察而暂缓手术。部分Ⅳ期患者仍可从手术中获益。如确诊时发现可切除的肾原发肿瘤合并孤立转移灶的患者、根治性肾切除后出现孤立复发或转移灶的患者均可考虑手术治疗。

（3）禁忌证

①临床晚期肾癌伴多发转移的患者。

②高龄患者，有严重心、脑、血管、呼吸及内分泌系统等全身疾患，无法耐受手术的患者。

（4）手术方法

①根治性肾切除术：是肾癌最基本的治疗方法，手术范围包括切除病肾、肾周脂肪、肾周围筋膜和同侧肾上腺。据报道，其 5 年和 10 年生存率分别为 52% 和 49%。

②区域性淋巴结清扫术：根治性肾癌切除的同时应做区域性淋巴结清扫，可以降低局部肿瘤复发率，提高生存率，并有助于正确的临床分期诊断。

③单纯肾切除术：单纯肾切除术的生存率仅为 3.3% 和 7.1%。目前仅用于：晚期肾癌做姑息性切除，可缓解局部症状，如疼痛、出血、发热等；全身情况差，不能耐受根治手术者。

2.化学治疗

化学治疗原则：肾癌对化疗药物不敏感，联合化疗较单药疗效好。晚期肾癌的化疗效果不理想，缓解率在 0～34%。据报道，肾切除术前行动脉灌注化疗加肾动脉栓塞可提高生存率。吉西他滨是肾癌常用的化疗药物，吉西他滨联合多柔比星治疗伴有肉瘤样分化的肾癌可获得一定的疗效。常用化疗方案如下：

（1）单药化疗方案

UFT（优福定）。

（2）联合化疗方案

①MVB方案（VLB、MTX、BLM、CF）。

②AVMB方案（ADM、VCR、MP、BCG）。

③ABVCB方案（ADM、BLM、VCR、CTX、BCG）。

④MVP方案（VLB、MTX、PEP、CF）

3.放射治疗

放射治疗原则：对于局部肿瘤复发、区域或远处淋巴结转移、骨转移或肺转移患者，姑息放疗可达到缓解疼痛、改善患者生存质量的目的。目前肾癌放射治疗的疗效不够满意，主要用于手术前、后的辅助治疗以及晚期肾癌的姑息治疗。（1）术前放射，能使肿瘤体积缩小，局部水肿及血管减少，有利于手术切除，术前放疗剂量一般为45～50 Gy。（2）术后放疗对Ⅱ、Ⅲ期肾癌或病变已扩展到邻近器官并切除不彻底的患者，可减少局部复发。术后放疗剂量约40～50 Gy。术后2～4周伤口愈合即可放疗。（3）姑息性放疗：不能手术切除的晚期肾癌，放疗可缓解症状并能减轻肾癌转移的局部疼痛。

4.免疫治疗

肾癌对该治疗的敏感性明显优于放、化疗，目前临床上已广泛应用免疫疗法治疗肾癌。高剂量的重组干扰素为肾癌的基本用药，推荐阶梯式递增方案：3 MU/d，1周；6 MU/d，1周；以后改为9 MU/d，8～10周，共12周。高剂量IL-2治疗在一小部分肾癌患者中获得了长期CR或PR，因此可作为PS评分好、脏器功能正常的晚期肾癌患者的一线治疗选择之一。

5.靶向治疗

靶向药物治疗目前已成为肾癌主要的一、二线治疗。目前我国已上市的可用于治疗肾癌的分子靶向药物有舒尼替尼、索拉非尼和贝伐珠单抗。分子靶向药物治疗的疗效优于免疫治疗，也是晚期肾癌治疗的首选。舒尼替尼常用推荐剂量为50 mg，每日1次。治疗4周停2周为一个周期。常见不良反应为手足综合征、高血压、腹泻、白细胞减少、高尿酸血症。索拉非尼常用推荐剂量为400 mg，每日2次。常见不良反应为手足综合征、乏力、白细胞减少、高血压、血小板减少。

6.激素治疗

男性肾癌的发病率高于女性，可能与一部分患者的激素水平有关。临床上应用孕激素或雄激素可使部分肾癌患者缓解。甲黄体酮500 mg，口服，每日2次；或甲地黄体酮160 mg，口服，每日1次。

7.支持治疗

支持治疗仍是转移性肾癌的主要治疗手段，包括孤立性肺转移灶、脊髓压迫或承重骨骨折的手术；姑息性放疗合并双膦酸盐治疗疼痛性骨转移等。

（四）疗效标准

1.WHO实体瘤疗效判定标准

（1）完全缓解：可见肿瘤消失并持续一个月以上。

（2）部分缓解：肿瘤两个最大的相互垂直的直径乘积缩小50%以上并持续一个月以上。

（3）稳定：肿瘤两个最大的相互垂直的直径乘积缩小不足50%，增大不超过25%并持续一个月以上。

（4）恶化：肿瘤两个最大的相互垂直的直径乘积增大超过25%。

2.生活质量评价标准

手术和放、化疗治疗后的疗效评价以生活质量改善为标准，采用EORTC（欧洲癌症治疗研究组织）-QLQ-C30量表第三版（见附录1），该表为自评式生活质量表，共30个项目，包括6个功能量表：躯体功能、角色功能、认知功能、情绪功能、社会功能、总体健康状况。它从机体功能、心理状态、社会状态和自觉状态等多个角度对患者进行评价。

评价方法：于治疗前和各个观察周期分别将上述六个评价项目的各分值相加，得出各个项目的总得分，疗效百分比=（治疗前总得分−治疗后总得分）÷治疗前总得分×100%。

显效：积分减少≥75%。

有效：50%≤积分减少<75%。

稳定：25%≤积分减少<50%。

无效：积分减少<25%。

（宋亚中　金宇）

# 第十八章　膀胱癌

## 一、概述

膀胱癌是发生于膀胱黏膜的恶性肿瘤，是泌尿生殖系统最常见肿瘤，据统计，该病占全部恶性肿瘤的3%，居泌尿系统肿瘤首位，构成膀胱的各种组织均可发生肿瘤，共可分为两大类：从上皮组织发生的肿瘤（膀胱移行上皮癌、腺癌及鳞状上皮癌）；从间叶组织发生的肿瘤。膀胱癌好发年龄为50～70岁，男女之比为4：1。

中医学有关膀胱肿瘤症状的描述，最早见于《黄帝内经·素问·气厥论》："胞移热于膀胱，则癃，溺血。"清林佩琴著《类证治裁》曰："溺血与血淋异，痛为血淋，不痛为溺血。"中医认为膀胱肿瘤属于"溺血""溲血""血淋""尿血""癃闭"等范畴。

## 二、西医病因病理

### （一）病因

膀胱癌的病因至今尚未完全明确。与之相关的高危因素有特殊环境、长期吸烟、慢性感染、特殊药物等。

1.环境因素

长期接触芳香类物质，如染料、皮革、橡胶、油漆等，主要为染料中间体和橡胶塑料防老化剂。如萘胺、4-氨基联苯、联苯胺等化学致癌物质。

2.吸烟

烟草燃烧时产生β-萘胺，能阻断色氨酸正常代谢，从而增加膀胱癌的发生率。

3.慢性感染

埃及血吸虫病，膀胱结石的长期刺激及尿路梗阻，均可诱发癌肿。

4.药物影响

如长期使用环磷酰胺、大量服用非那西汀类药物，可致膀胱肿瘤的发生。

### （二）病理

1.发病机制

（1）基因学说

基因突变在膀胱癌的发生中起了重要作用。有资料显示：化学性致癌物质如芳香族的2-萘胺、1-萘胺、联苯胺、糖精、环己氨基酸钠、非那西丁等，经代谢可形成具有高度亲电子基团的形式，从而可与DNA特定位点结合形成加合物引起突变。这一过程中，细胞色素氧化酶P450的同工酶P450 1A2（CYP1A2）使芳香胺脱甲基，激活潜在的致癌作用，导致膀胱癌的发生。

（2）代谢失常学说

内源性色氨酸代谢异常与膀胱癌的发生关系密切。内源性色氨酸代谢失常，不能转化为无害烟酸，则中间代谢产物中有几种是邻羟基酚类物质，这些物质的蓄积和反复作用可引起膀胱癌。

2.病理分类

（1）大体分类：①原位癌；②非浸润性癌；③浸润癌。

（2）按细胞类型和起源分类：

1）恶性膀胱上皮肿瘤：①尿路上皮移行上皮肿瘤；②腺癌；③鳞状细胞癌；④脐尿管癌；⑤透明细胞癌；⑥小细胞癌；⑦未分化癌。

2）膀胱非上皮肿瘤：①平滑肌瘤；②血管瘤；③横纹肌肉瘤；④平滑肌肉瘤。

### 三、中医病因病机

膀胱癌的发生与外感毒邪、饮食所伤、情志不调、久病劳伤等相关。①外感毒邪相袭，由表入里，阻遏阳气，久则郁而化热，热壅气滞湿阻，气滞则血瘀乃成，湿热下注膀胱，热邪与浊瘀胶结，久而发为癥积。②饮食不节，饥饱失常，恣食膏粱厚味、肥甘辛辣之品，嗜烟喜酒，损伤脾胃，脾失健运，津停不行，滞而成湿，湿郁化热下注膀胱，损伤尿路脉络乃成本病。③七情失调，抑郁不畅，忧思郁怒，以致肝郁气滞，气机不调，津停不行乃停滞成痰湿。痰气交阻于络，瘀血乃生。致痰、气、瘀相互搏结，日久变生积块。④素有脾胃不足、先天肾元亏虚、年老久病体弱，或劳累过度、房事不节等均可导致脾肾亏虚。脾主运化水湿，肾主水，脾肾亏虚，水液代谢失常，则水湿内生，三焦气化失司，阻络生瘀而发本病。

膀胱癌病变在膀胱，涉及肺、脾、肾、三焦等脏器。肾与膀胱相表里，肾虚而外感风寒湿热，诸邪致肺、脾、肝、三焦、膀胱功能失调，正气虚损，邪乘于肺，肺热气壅，脾虚邪热，浊阴不降，小便闭塞不通，肝气郁结，气机不利致三焦气化功能失调，最终积聚成痰成块，瘀阻脉络，乃致膀胱癌的发生。膀胱癌病属正虚邪实，以局部表现属实，全身表现多虚，脾肾不足为本虚，湿热、气滞、瘀血、热毒胶结是标实，邪毒乘虚而入，阻滞经脉，气血津液运行不畅，结为癌肿。发病早期以邪实为主，中期则虚实夹杂，后期亦往往以正虚为主，兼夹邪实。

### 四、诊断

**（一）病史采集**

1.询问与膀胱癌发生有关的病史，如职业环境、长期吸烟、特殊药物服用等。

2.症状：包括膀胱内症状、膀胱外症状、全身症状等。膀胱内症状包括血尿（肉眼或显微镜下）、膀胱刺激征（尿频、尿急、尿痛等）、尿潴留等。膀胱外症状包括腰痛、腹痛等。全身症状包括发烧、下肢浮肿等。

**（二）临床表现及体查**

1. 血尿：无痛性、间歇性肉眼或显微镜下血尿为典型症状，有时可伴有血块。凡40岁以上成年人出现不明原因的无痛性肉眼血尿，应考虑本病的可能性。

2. 膀胱刺激征：当肿瘤坏死、出血、感染或肿瘤发生在膀胱三角区时，可引起尿频、尿急、尿痛等膀胱刺激症状。

3. 排尿困难：当肿瘤发生在膀胱颈部或血块堵塞可造成排尿困难，甚至出现尿潴留。

4. 肿瘤的浸润、转移症：晚期膀胱癌发生盆底、膀胱周围转移，如浸润至尿道、前列腺、直肠等可出现相应的临床症状，如腰痛、腹痛、发烧、下肢浮肿等。若远处转移至肝、肺、骨时可出现相应的临床表现。

**（三）实验室检查**

血常规、尿常规、肝功能、肾功能、血电解质，出血时间、凝血时间，尿细菌学培养+药敏实验。

**（四）辅助检查**

1.肿瘤标记物〔癌胚抗原（CEA）、膀胱癌相关抗原（BTA）、尿纤维蛋白降解产物（FDP）〕。

2.尿道分泌物涂片癌细胞检查。

3.泌尿系统X线检查（如膀胱造影、静脉肾盂造影等检查，可了解肿瘤侵犯的情况）。

4.膀胱B超可发现1 cm以上的肿瘤，并可了解浸润深度。CT或MRI检查主要用于了解膀胱癌浸润程度和有无淋巴结转移。

5.ECT全身骨显像：检查有无骨转移。

6.膀胱镜检查：膀胱镜检查可以了解肿瘤发生的部位，单发或多发及形态。镜下病理检查可作为确诊的主要依据，并有助于明确治疗方式，经尿道手术还可行膀胱全切除术。

7.活组织检查：在膀胱尿道镜检查引导下的细针穿刺组织学和细胞学诊断可明确膀胱癌的病理特性和临床分期。

（五）诊断要点

1.病史

凡年龄在40岁以上，且出现无痛性肉眼血尿者；既往有膀胱结石或泌尿系感染者，均应高度重视，并进一步检查确诊。

2.临床表现

间歇发作的无痛性肉眼血尿，无论是否伴有镜下血尿，均应进行全面细致而深入的检查以明确诊断。

3.化验检测

（1）免疫学及血清学检测

癌胚抗原（CEA）、膀胱癌相关抗原（BTA）及尿纤维蛋白降解产物（FDP）等的异常升高，对膀胱癌的诊断有一定的参考价值。

（2）影像学检查

膀胱B超、盆腔CT、膀胱镜检查有助于膀胱癌的早期诊断及盆腔转移的诊断。

（3）病理学诊断

在膀胱尿道镜检查引导下的细针穿刺组织学和细胞学诊断可明确膀胱癌的病理特性与临床分期。

（4）细胞学诊断

患者尿脱落细胞中膀胱癌细胞阳性，可明确诊断。

（六）临床分期

目前国内外公认的膀胱癌分期标准是美国肿瘤联合会（AJCC）2010年第7版分期标准：

1.TNM分期

（1）原发肿瘤（T）分期

$T_x$：不能评价原发肿瘤。

$T_0$：未见原发肿瘤。

$T_a$：非浸润性乳头状瘤。

$T_{is}$：原位癌。

$T_1$：肿瘤侵及上皮下结缔组织。

$T_2$：肿瘤侵及肌层。

$pT_{2a}$：肿瘤侵及浅肌层（内侧半肌层）。

$pT_{2b}$：肿瘤侵及深肌层（外侧半肌层）。

$T_3$：肿瘤侵及膀胱周围组织。

$pT_{3a}$：显微镜下所见。

$pT_{3b}$：肉眼所见（膀胱外肿块）。

$T_4$：肿瘤侵犯前列腺、子宫、阴道、盆壁、腹壁。

$pT_{4a}$：肿瘤侵犯前列腺、子宫或阴道。

$pT_{4b}$：肿瘤侵犯盆壁或腹壁。

（2）淋巴结转移（N）分期

区域淋巴结是指骨盆腔内的淋巴结，这些淋巴结位于髂动脉分叉处以下。左右侧并不影响N的分期。

$N_x$：不能评价区域淋巴结。

$N_0$：无区域淋巴结受侵的征象。

$N_1$：单侧淋巴结转移，最大径≤2 cm。

$N_2$：单个淋巴结转移，最大径2～5 cm或多个淋巴结转移最大径≤5 cm。

$N_3$：淋巴结转移，最大径>5 cm。

（3）远处转移（M）分期

$M_x$：不能评价远处转移。

$M_0$：无远处转移。

$M_1$：远处转移。

2.TNM临床分期

表24　TNM临床分期表

| 分期 | T | N | M |
|---|---|---|---|
| 0期<br>Ⅰ期<br>Ⅱ期 | $T_{1a}$ | $N_0$ | $M_0$ |
| | $T_a$ | $N_0$ | $M_0$ |
| | $T_1$ | $N_0$ | $M_0$ |
| | $T_{2a}$ | $N_0$ | $M_0$ |
| | $T_{2b}$ | $N_0$ | $M_0$ |
| Ⅲ期 | $T_{3a}$ | $N_0$ | $M_0$ |
| | $T_{3b}$ | $N_0$ | $M_0$ |
| | $T_{4a}$ | $N_0$ | $M_0$ |
| Ⅳ | $T_{4b}$ | $N_0$ | $M_0$ |
| | 任何T | $N_1$ | $M_0$ |
| | 任何T | $N_2$ | $M_0$ |
| | 任何T | $N_3$ | $M_0$ |
| | 任何T | 任何N | $M_1$ |

（七）中医证型

1.湿热下注型

间断尿血，其色鲜红，或小便点滴不畅，灼热短涩，溺时作痛，少腹拘急疼痛，发热心烦，咽干口渴，舌红苔薄黄或黄腻，脉数或滑数。

2.肝郁气滞型

间断性尿血，血色鲜红，小便黄赤不畅或小便不通，情志抑郁不畅或心烦易怒，胸胁胀满，苔薄或薄黄，舌红，脉弦。

3.癥毒内结型

无痛性血尿，时多时少，尿血块色暗，排尿不畅，甚则小便阻塞，完全不通，小腹硬满疼痛，腰腹部肿块，舌紫黯或有瘀点，脉涩。

4.脾胃气虚型

间断发作无痛性血尿，尿血色淡，经久不愈，或小便不畅，小腹坠胀，神疲乏力，气短声低，食欲不振，面色少华，舌淡苔薄，脉细弱。

5.肾气不固型

间歇性无痛性血尿，其色淡红，经久不愈，小便不畅或淋沥不尽，头晕耳鸣，腰膝酸软无力，舌质淡，脉沉弱。

6.肾虚火旺型

间歇性无痛性尿血，其色鲜红，小便短赤不畅，腰膝酸软，头晕耳鸣，乏力盗汗，五心烦热，颧红口干，舌红少苔，脉细数。

### 五、鉴别诊断

（一）西医鉴别诊断

1.泌尿系肿瘤

肾、输尿管等泌尿系肿瘤的主要表现为血尿，血尿特点为无痛性、间歇性全程血尿，与膀胱肿瘤相似。膀胱癌的血尿多伴膀胱刺激症状或排尿困难，血尿呈片状或不规则形，颜色多为鲜红，可伴癌肿坏死脱落而排出腐肉块。肾、输尿管肿瘤的血尿不伴膀胱刺激症状，血尿颜色多呈黯红色，血块多呈条状。肾实质癌肿常伴有腰部疼痛及包块。一般经过B超、CT、泌尿系造影、膀胱尿道镜检查多能区别。

2.泌尿系结核

泌尿系结核多数首先发生于肾脏，以慢性膀胱刺激症状并逐渐加重为主要症状，血尿多出现在膀胱刺激症状之后，特点为终末血尿、量少，常伴低热、盗汗、乏力、消瘦等全身症状。尿液混浊并能查到抗酸杆菌。活组织检查可区别。

3.泌尿系结石

肾、输尿管结石的主要症状是疼痛，血尿轻微，表现为疼痛后镜下血尿或轻微肉眼血尿。疼痛发作一般在活动或劳动后，除伴有感染外一般无膀胱刺激症状。经X线、B超检查可以鉴别。

4.前列腺癌与前列腺增生

前列腺癌与前列腺增生均具有排尿困难，前者癌肿浸润膀胱时可见血尿。直肠指诊、B超、CT及穿刺组织活检可以鉴别。后者血尿多为一过性，当前列腺增生出现血尿时，尿脱落细胞检查、膀胱镜、B超、CT及组织活检可以鉴别。

5.放射性膀胱炎和非特异性膀胱炎

前者有盆腔放射治疗史，多在盆腔肿瘤放射治疗后2年内出现无痛性血尿，膀胱镜检发现膀胱内出现溃疡和肉芽肿，需经组织活检确诊。后者多为已婚妇女，起病急、病程短，主要症状为尿频、尿急、尿痛及尿混浊，血尿多在严重的膀胱刺激症状后出现。

（二）中医类证鉴别

1.血尿（尿血）

膀胱癌血尿又称之为"尿血"，可与赤白浊相鉴别。白浊是指尿窍时流秽浊如脓之物，若流出浊物色赤者，谓之赤浊。此病尿时茎中热痛，如刀割样，与淋证的溺痛类似，但其尿道时流秽浊，有异于淋证。用利尿通淋药投之则愈剧。《医宗必读·赤白浊》说"心动于欲，肾伤于色，或强忍房事，或多服浮淫方，败精流溢，乃为白浊。虚滑者，血不及变，乃为赤浊"，指出了赤白浊的病因。

2.淋证（尿频、尿急、尿痛）

尿频、尿急、尿痛组症属于中医学"淋证"范畴，实证之尿路刺激症状常见尿血、排尿困难或不定期出现膀胱结石，为热蕴膀胱、湿热瘀毒下注，结于膀胱、尿路，或痰浊凝聚郁闭水道而致。虚证表现为尿频急而无尿或少尿，尿痛隐隐或无痛，血尿色清淡，短气乏力，舌淡脉细。为肾虚、肾气不固，膀胱气化开阖，功能失调所致。

3.关格（排尿困难）

膀胱癌排便困难属中医学"癃闭"范畴，有虚证和实证之分。与关格相鉴别：张仲景《伤寒论·平脉法第二》（明刻本）有"关则不得小便，格则吐逆"，指的是小便不通与呕吐并见的病证。而在《诸病源候论·大便病诸候》中认为关格是指大小便不通。大便不通谓之内关，小便不通谓之外格，二便俱不通，为关格。癃闭单纯指小便闭塞不通，没有呕吐及大便不通，二者容易相互鉴别。

六、治疗

（一）治疗原则

手术治疗仍是目前治疗膀胱癌的首选方法，放疗、化疗、免疫治疗和新技术等为辅。中医总的治则为"补虚泻实"，早期以祛邪为主，中期攻补兼施，晚期以补虚为主。鉴于膀胱癌的复杂进程，近年来越来越趋向于中西医结合治疗膀胱癌，针对膀胱癌手术后病人正气不足，可进行中药扶正治疗，针对放化疗进行增效减毒辨证施治。

1.浅表性膀胱癌

浅表性膀胱癌一般是指原位癌及 $T_a$、$T_1$ 期的肿瘤。目前对表浅膀胱肿瘤首选经尿道膀胱肿瘤电切术（TUR-Bt），大多数可以得到有效的治疗。术后为预防肿瘤复发配合膀胱内化疗药物灌注同时应辅以中医药治疗。对于体质虚弱者以扶正培本为主要治疗大法；电切和化疗时以增效减毒、解毒祛瘀为主；术前和术后血尿为主要表现者以活血止血为主；以膀胱刺激症状为主要表现者以清热解毒、化气利湿为主要治疗大法。

2.浸润性膀胱癌

浸润性膀胱癌晚期实施膀胱切除和尿流改道手术者，针对患者本虚特点辅以扶正中药，提高机体免疫力。对术前尿中血块或尿中大量腐肉者，辅以解毒祛瘀中药。

膀胱癌保留膀胱的综合治疗包括膀胱灌注化疗、局部电切、放疗、免疫治疗等。在膀胱癌不同阶段和西医治疗的过程中辅以中医药治疗，如在化疗期间用增效减毒中药；放疗期辅以清热解毒；骨髓抑制发生时辅以益肾填精之中药；贫血时辅以益气养血；以膀胱不利之尿频、尿急、尿痛为主者辅以清利湿热之剂；恶病质者辅以扶正祛邪之中药。

（二）中医治疗

膀胱癌在发展过程中可以出现各种错综复杂的征象。在一般情况下遵循"急则治标，缓则治本"的原则，如肿瘤压迫、坏死及广泛转移破坏其他脏器功能、恶病质时，亦当标本同治。临床上常用的治疗法则包括：扶正祛邪、清热解毒、活血化瘀等。

1.辨证论治

（1）湿热下注型

治则：清热利湿，凉血止血。

方药：小蓟饮子合八正散加减（瞿麦、篇蓄、石韦、滑石、木通、生地、淡竹叶、山栀、当归、小蓟、蒲黄、藕节、甘草梢）。

加减：若见寒热口苦，呕恶，加柴胡、黄芩以和解少阳；若见实热较盛，腹胀、大便秘结，加生大黄、枳壳、芒硝以泻下实热；湿热伤阴者，加知母、黄檗、茅根以清热养阴；腰酸膝软者，加牛膝、补骨脂、菟丝子以补肾。

（2）肝郁气滞型

治则：疏肝理气，凉血止血。

方药：沉香散加减（沉香、石韦、滑石、当归、橘皮、白芍、冬葵子、王不留行、甘草、木香、槟榔、乌药、枳实、制大黄）。

加减：肝郁较甚，加柴胡、郁金、合欢皮以疏肝解郁；内有湿阻而见呕恶、纳呆、苔腻、脉弦滑，加半夏、茯苓、砂仁、陈皮、炒谷麦芽以化湿和胃降逆；肝郁化火而见口干口苦，头痛易怒，便秘，舌红苔黄，加夏枯草、龙胆草、山栀以清肝泻火；肝火扰心，心肝火盛而见心烦易怒，夜寐不安，口舌生疮，加生地、竹叶、黄连、木通、龙胆草、山栀、夏枯草以清心泻肝。

（3）瘀毒内结型

治则：祛瘀散结，解毒通淋。

方药：少腹逐瘀汤加减（当归、赤芍、川芎、五灵脂、桃仁、大黄、芒硝、桂枝、牛膝、石韦、三七、琥珀、龙葵、半枝莲）。

加减：气滞腹胀者，加沉香、乌药、小茴香以疏通气机；瘀热内阻，证见口干不欲饮，苔黄者，加赤芍、生地、山栀以清热凉血。气血两亏而见神疲乏力，头晕心悸，面色不华，加黄芪、白术、熟地、白芍、黄精益气养血。

（4）脾胃气虚型

治则：健脾益气，养血止血。

方药：归脾汤加减（人参、黄芪、白术、茯神、当归、阿胶、炒谷麦芽、木香、大小蓟、仙鹤草、炙甘草）。

加减：若中气下陷而见小腹坠胀者，加柴胡、升麻以益气升阳，或予补中益气汤加减治之；若兼湿阻而见腹胀、呕恶、苔白腻，加半夏、砂仁、蔻仁、陈皮以化湿和胃，人参、黄芪酌减之；兼阳虚而见手足欠温，舌淡，脉沉弱，加干姜、肉桂以温中散寒；若气虚及阴，证见口干、少苔，加北沙参、生地、石斛、玉竹以养胃阴。

（5）肾虚火旺型

治则：滋阴降火，凉血止血。

方药：知柏地黄丸加减（知母、黄檗、熟地、山茱萸、山药、泽泻、茯苓、丹皮、小蓟、茅根、藕节）。

加减：大便秘结，加肉苁蓉、玄参、麦冬养阴补肾，润肠通便；气阴两虚见体倦乏力者，加太子参、北沙参、麦冬以益气养阴；午后低热者，加地骨皮、银柴胡以养阴清热；若肝肾阴虚，则重用熟地、加枸杞子。

2.口服中成药

（1）西黄丸

每次3g，每日2次。清热解毒，和营消肿。用于痈疽疔毒、瘰疬、流注、癌肿。

（2）平消胶囊

每次4~8片，每日3次，消肿散结，清热解毒。对膀胱癌具有一定的缓解症状、缩小瘤体、抑制肿瘤生长、提高人体免疫力、延长患者生命的作用。

（3）参一胶囊

每次2粒，每日2次。培元固本，补益气血。与化疗配合用药，有助于改善膀胱癌患者的气虚症状，提高机体的免疫力。

（4）消坚丸

每次3 g，每日3次，具有化痰软坚、消疲散结、清热解毒的功效。适用于膀胱癌等癌瘤。

（5）复方斑蝥丸

每次服5粒，每日3次，具有破血散结、攻毒蚀疮的作用。适用于膀胱癌。

3.静脉注射中成药

（1）复方苦参注射液

成分：苦参、土茯苓。用法：静脉滴注，一次10～20 mL，用0.9%生理盐水250 mL稀释后应用，每日1次，儿童酌减，全身用药总量250 mL为一疗程，一般可连续使用2～3个疗程。具有清热利湿、凉血解毒、抗癌散结之功效，用于癌性疼痛及出血，适用于膀胱癌毒热内蓄者。

（2）榄香烯乳注射液

静脉滴注，每次0.2～0.5 g，每日1次，每5～10天为一疗程。榄香烯属细胞毒类抗癌中药，具有扶正抗癌作用，可提高化疗药物疗效及减轻其毒副反应作用，能提高机体免疫能力及改善患者的生活质量。对膀胱癌有较好的疗效。

（3）艾迪注射液

静脉滴注，40～60 mL加入0.9%生理盐水或5%葡萄糖注射液250～500 mL中，成人每日1次，与放化疗合用时，疗程与放化疗同步；手术前后使用本品10天为一疗程；介入治疗10天为一疗程；单独使用15天为一周期，间隔3天，2周期为一个疗程；晚期恶病质病人连用30天为一疗程，或视病情而定。具有益气扶正、清热解毒、消瘀散结之功效。适用于正虚邪盛型膀胱癌。

4.针灸治疗

针灸治疗对于改善肿瘤患者的临床症状，减轻放化疗的不良反应有一定辅助作用。

（1）膀胱癌患者尿血、尿频、尿急、尿痛、少腹胀痛、排尿困难等，选中极、关元、气海等穴，疏利膀胱、通调水道；膀胱俞、肾俞、足三里、三阴交等穴，益气健脾、补肾祛邪。用平补平泻法。

（2）放化疗后出现骨髓抑制者，选用足三里、关元、肾俞等穴，健脾补肾、补气生血；出现恶心、呕吐，选用内关、足三里、中脘、胃俞等穴调和脾胃，降逆止呕；出现心悸、气短、不寐、烦躁者，选用内关、神门、四神聪益气调神。用平补平泻法。

（3）膀胱癌晚期患者体质虚弱者，选用足三里、肾俞、关元补肾强身。用补法。

5.外治法

（1）化坚拔毒膜的用法：化坚拔毒膜为天津中医药大学第一附属医院肿瘤科制剂，用棉签蘸药水涂于下腹部，稍干后重复3～4遍。用于下腹紧痛。

（2）大黄、姜黄、郁金研磨，用米醋调糊，外敷于下腹部，每日1次，适用于排尿困难、尿血、腹痛者。

（三）西医治疗

1.手术治疗

根治性手术目前是治疗局限性膀胱癌的首选方法。手术治疗要尽早、及时、最大限度地清除肿瘤组织及保留膀胱。注重围手术期治疗及手术后的综合治疗，巩固手术成果。

（1）手术适应证

①高度恶性的膀胱癌。

②直肠指检膀胱肿块局限，肿瘤与直肠黏膜并无浸润而能推动者。

③无转移症状者。

④病人一般情况良好能胜任手术者。

（2）手术禁忌证

①临床晚期患者，不宜行根治性膀胱切除术，但此禁忌证是相对的，如已出现排尿梗阻症状的患者，可行经尿道膀胱切除术以解除梗阻并配合非手术疗法。

②高龄患者，有严重心、脑、血管、呼吸及内分泌系统疾患，无法耐受手术的患者。

③有盆腔淋巴结转移等远处转移的患者。

（3）手术方法

①局部切除和电灼术

适用于肿瘤仅浸润黏膜下层，恶性程度较低，有蒂或基底较细的膀胱乳头状瘤或乳头状癌。

②部分膀胱切除术

适用于范围较局限的浸润性乳头状癌，位于远离膀胱三角区及颈部区域的肿瘤。

③全膀胱切除术

适用于对于肿瘤范围较大、分散的多发性肿瘤，不宜局部切除者；肿瘤位于膀胱三角区及其周围；或者位于膀胱颈部的浸润性肿瘤，均应采取全膀胱切除术。

④经尿道膀胱肿瘤电切术（TUR–Bt）

是膀胱表浅非浸润性肿瘤首选的治疗方法，具有损伤小、恢复快，可反复进行，几乎无手术死亡率，并保留膀胱排尿功能等优点。此法又通常是诊断和治疗相结合的方法，可避免减少开放性手术。

2.放射治疗

近年来放射治疗很少作为浸润性膀胱癌的首选或唯一治疗。放疗主要用于手术治疗的辅助手段，配合手术进行术前或术后放疗；或病人不适合或拒绝手术，可以采用单纯放疗；某些术后复发而无手术条件的病人，放疗可能取得一定效果；晚期肿瘤病人，姑息性放疗可以起到缓解局部症状的作用。

（1）单纯根治性放疗

浸润性膀胱肿瘤体外根治性放疗方法通常包括总放射剂量为70 Gy（7周，35次）的膀胱照射和50 Gy的骨盆照射。

（2）术前放疗

术前放疗可预防膀胱切除时肿瘤细胞发生种植、扩散。照射方法包括总剂量40 Gy（时间4周以上）和总剂量20 Gy（分5次，疗程1周以上）。

3. 化学治疗

全身用药预防膀胱癌复发的研究不多。化疗药物全身应用多数因严重副反应而受限。膀胱内化疗药物灌注治疗表浅肿瘤或术后预防肿瘤复发历史悠久，经几十年不断探讨，现摸索出比较理想的膀胱灌注治疗方案，化疗药物能迅速在膀胱上皮内达到有效药物浓度，而全身吸收量很少，毒副作用小。

（1）膀胱内化疗药物灌注

丝裂霉素（MMC）、阿霉素（ADM）、吡柔比星（THP）、米托蒽醌（MIT）。

（2）单药化疗

紫杉醇（TAX）。

（3）联合化疗方案

M–VAC方案：甲氨蝶呤（MTX）+长春碱（VLB）+阿霉素（ADM）+顺铂（DDP）。

CMV方案：甲氨蝶呤（MTX）+长春碱（VLB）+顺柏（DDP）。

GC方案：健择（GEM）+顺铂（DDP）。

4.激光与光动力学治疗

（1）Nd：YAG激光治疗

Nd：YAG激光治疗膀胱癌的指征为，①对于直径小于2 cm，肿瘤比较局限、表浅，仅限于黏膜、黏膜下层和浅肌层，特别是有蒂、$T_1$期肿瘤为佳；②肿瘤靠近输尿管口，常规手术可能影响输尿管口的功能；③采用常规手术有禁忌或术后复发，不宜再进行膀胱部分切除的病人，以及年老、全身情况差、不宜膀胱开放手术者。

（2）光动力学治疗（PDT）

目前，国内外采用膀胱镜激光与光动力相结合的光动力作用治疗膀胱癌，是一种安全有效的治疗方法，无任何痛苦，复发率低，治疗后不留瘢痕，开辟了膀胱癌治疗的新途径。其适应证为：①膀胱原位癌；②晚期病例已无法手术者，应用此法可以成功地控制严重膀胱出血，作为晚期肿瘤的姑息疗法之一；③肿瘤表浅，直径小于2 cm；④多次复发肿瘤，手术治疗困难者；⑤多发肿瘤估计经一次照射能全部治愈；⑥对于位置不便于电灼的肿瘤。

5.免疫治疗

（1）卡介苗

卡介苗的给药方法很多，有膀胱内灌注法、膀胱内灌注法加皮内注射法、病灶注射法、皮肤划痕法、腹腔接种法及口服法。下面简要介绍两种常用的给药方法。①口服：卡介苗400 mg，口服，隔日1次，2个月为一疗程，一般服用2个疗程。总剂量为12000～48000 mg。每2周做OT试验，根据结果调整卡介苗用量。卡介苗口服剂量也可根据OT试验，皮肤硬结直径<5 mm（－），6～10 mm（＋），>10 mm（＋＋），分别口服800 mg、400 mg、200 mg。服法、疗程、总剂量同前。②膀胱灌注：卡介苗120 mg，溶于60 mL生理盐水，每周1次，共6次；每2周1次，共6次；每月1次，共6次；以后每2个月1次，维持治疗2年。

（2）干扰素

目前认为，干扰素膀胱灌注直接接触癌肿，可使癌细胞坏死脱落，局部产生淋巴细胞浸润；抑制癌基因表达，增强细胞免疫状态，提高NK细胞活性；增强NK细胞介导的细胞毒性作用，增强机体抗癌肿能力。

干扰素用药方法有肌内注射法、膀胱内灌注法和灌注、肌注联合法，其中膀胱内灌注法较为常用。膀胱内灌注每次给药量有小剂量法（每次$10\times10^6$IU）；递增剂量法（开始每次$50\times10^6$IU逐渐增至$10\times10^8$ IU）；大剂量法（每次$10\times10$MU）。灌注前用生理盐水30～50 mL稀释。置导尿管，排空膀胱将药注入，保留1.5～2小时。每周1次，治疗12周；以后每月1次，共治疗1年。

（3）白细胞介素-2

白细胞介素-2可促进T细胞增殖，导致T细胞的增殖和分化，活化NK细胞，诱导LAK细胞及TIL细胞产生，并促进外周血淋巴细胞产生多种淋巴因子等，在免疫中起到重要作用。用药方法有癌肿及周围注射法、膀胱内灌注、全身应用法，也可与卡介苗联合应用。

6. 介入疗法

介入疗法为膀胱肿瘤重要的辅助疗法，经腹壁下动脉插管进行化疗。其优点是盆腔区域药物浓度高，全身反应小，可使一部分肿瘤缩小、坏死或消失，对膀胱周围组织及其受累的淋巴结或小静脉均有作用。手术前化疗可以提高膀胱部分切除率，对防止术中扩散及术后复发均有效，同时可以作为晚期膀胱癌的姑息性治疗方法。

7. 其他治疗

热压治疗、冷冻治疗、基因治疗在膀胱癌的治疗中同样发挥着一定的作用。

（四）疗效标准

1. WHO实体瘤疗效判定标准

（1）完全缓解：可见肿瘤消失并持续1个月以上。

（2）部分缓解：肿瘤两个最大的相互垂直的直径乘积缩小50%以上并持续1个月以上。

（3）稳定：肿瘤两个最大的相互垂直的直径乘积缩小不足50%，增大不超过25%并持续1个月以上。

（4）恶化：肿瘤两个最大的相互垂直的直径乘积增大不超过25%。

2. 生活质量评价标准

手术和放、化疗治疗后的疗效评价以生活质量改善为标准，采用EORTC（欧洲癌症治疗研究组织QLQ-C30量表第三版（见附录1），该表为自评式生活质量表，共30个项目，包括6个功能量表：躯体功能、角色功能、认知功能、情绪功能、社会功能、总体健康状况等。它从机体功能、心理状态、社会状态和自觉状态等多个角度对患者进行评价。

评价方法：于治疗前和各个观察周期分别将上述六个评价项目的各分值相加，得出各个项目的总得分，疗效百分比=（治疗前总得分-治疗后总得分）÷治疗前总得分×100%。

显效：积分减少≥75%。

有效：50%≤积分减少<75%。

稳定：25%≤积分减少<50%。

无效：积分减少<25%。

（金宇　宋亚中）

# 主要参考文献

［1］张蓓，周志伟.实用中西医结合肿瘤学［M］.第一版.广州：广东人民出版社，2004.

［2］贾英杰.中西医结合肿瘤学［M］.第一版.武汉：华中科技大学出版社，2009.

［3］陈锐深.现代中医肿瘤学［M］.第一版.北京：人民卫生出版社，2003.

［4］侯丽，田劭丹，李平.中西医结合肿瘤学［M］.第一版.北京：北京科学技术出版社，2014.

［5］田华琴.常见恶性肿瘤整合治疗手册［M］.第一版.广州：广东科技出版社，2011.

［6］秦叔逵，马军.中国临床肿瘤学进展［M］.第一版.北京：人民卫生出版社，2011.

［7］陈灏珠，林果为.实用内科学［M］.第六版.北京：人民卫生出版社，2009.

［8］陆再英，钟南山.内科学［M］.第七版.北京：人民卫生出版社，2010.

［9］吴在德，吴肇汉.外科学［M］.第七版.北京：人民卫生出版社，2009.

［10］李永生，李际君，戴殿禄.肿瘤急诊学［M］.第一版.北京：科学技术文献出版社，2009.

［11］吴孟超，郑伟达.原发性肝癌中西医结合治疗学［M］.第一版.北京：人民卫生出版社，2011.

［12］刘新春，程玉峰，李德爱.实用抗肿瘤药物治疗学［M］.第一版.北京：人民卫生出版社，2002.

［13］郝希山，任秀宝.实体肿瘤细胞免疫治疗［M］.第一版.北京：人民卫生出版社，2010.

［14］徐丛剑.妇科肿瘤内分泌学［M］.第一版.北京：人民军医出版社，2008.

［15］王笑民.实用中西医结合肿瘤内科学［M］.第一版.北京：中国中医药出版社，2014.

# 附　录

## 附录1　EORTC-QLQ-C30 (第三版)生活质量调查问卷

我们很希望了解一些有关您的健康状况的一些信息，请独立回答以下问题，并圈出你最适合的答案，答案无"正确"与"错误"之分，您提供的信息我们将绝对保密。

请填写您的姓名：

出生日期（　年　月　日）：

今天日期（　年　月　日）：

| 项　目 | 没有 | 有一点 | 有一些 | 经常有 |
|---|---|---|---|---|
| 1.当您做一些费力的动作，如提沉重的购物袋或行李时，您是否感到困难？ | 1 | 2 | 3 | 4 |
| 2.长距离步行时，您是否感到困难？ | 1 | 2 | 3 | 4 |
| 3.在户外短距离散步时，您是否感到困难？ | 1 | 2 | 3 | 4 |
| 4.在白天，您是否必须卧床或躺在椅子上？ | 1 | 2 | 3 | 4 |
| 5.您是否需要别人协助穿衣、进食、洗漱或上厕所？ | 1 | 2 | 3 | 4 |
| 6.您的工作或其他日常活动是否受到限制？ | 1 | 2 | 3 | 4 |
| 7.您的业余爱好和休闲活动是否受到限制？ | 1 | 2 | 3 | 4 |
| 8.您是否曾感到气短？ | 1 | 2 | 3 | 4 |
| 9.您有过疼痛吗？ | 1 | 2 | 3 | 4 |

**续表**

| 项　目 | 没有 | 有一点 | 有一些 | 经常有 |
|---|---|---|---|---|
| 10.您曾需要过多的休息吗？ | 1 | 2 | 3 | 4 |
| 11.您的睡眠不好吗？ | 1 | 2 | 3 | 4 |
| 12.您曾感到虚弱吗？ | 1 | 2 | 3 | 4 |
| 13.您曾感到没有胃口吗？ | 1 | 2 | 3 | 4 |
| 14.您曾感到恶性呕吐吗？ | 1 | 2 | 3 | 4 |
| 15.您曾呕吐过吗？ | 1 | 2 | 3 | 4 |
| 16.您曾有便秘过吗？ | 1 | 2 | 3 | 4 |
| 17.您曾有过腹泻吗？ | 1 | 2 | 3 | 4 |
| 18.您曾感到疲乏吗？ | 1 | 2 | 3 | 4 |
| 19.疼痛妨碍您的生活吗？ | 1 | 2 | 3 | 4 |
| 20.您是否难以集中注意力做事，如读报或看电视？ | 1 | 2 | 3 | 4 |
| 21.您曾感到紧张吗？ | 1 | 2 | 3 | 4 |
| 22.您曾感到担心吗？ | 1 | 2 | 3 | 4 |
| 23.您曾感到容易动怒吗？ | 1 | 2 | 3 | 4 |
| 24.您曾感到情绪低落吗？ | 1 | 2 | 3 | 4 |
| 25.您曾感到记事困难吗？ | 1 | 2 | 3 | 4 |
| 26.您的身体状况或治疗妨碍了您的家庭生活吗？ | 1 | 2 | 3 | 4 |
| 27.您的身体状况或治疗妨碍了社交活动吗？ | 1 | 2 | 3 | 4 |
| 28.您的身体健康或治疗造成您的经济困难吗？ | 1 | 2 | 3 | 4 |
| 29.您如何评价您过去1周中的整体健康情况？ | 1（很差）2 3 4 5 6 7（很好） | | | |
| 30.您如何评价您过去1周中的整体生活质量？ | 1（很差）2 3 4 5 6 7（很好） | | | |

# 附录2 人体体表面积查阅表

| 体表面积 m²<br>体重 kg \ 身高 cm | 150 | 152 | 154 | 156 | 158 | 160 | 162 | 164 | 166 | 168 | 170 | 172 | 174 | 176 | 178 | 180 |
|---|---|---|---|---|---|---|---|---|---|---|---|---|---|---|---|---|
| 40 | 1.30 | 1.31 | 1.32 | 1.33 | 1.35 | 1.36 | 1.37 | 1.39 | 1.40 | 1.41 | 1.43 | 1.44 | 1.45 | 1.46 | 1.47 | 1.48 |
| 42 | 1.33 | 1.34 | 1.35 | 1.37 | 1.38 | 1.40 | 1.41 | 1.42 | 1.43 | 1.45 | 1.46 | 1.47 | 1.48 | 1.48 | 1.51 | 1.52 |
| 44 | 1.35 | 1.37 | 1.38 | 1.39 | 1.41 | 1.42 | 1.44 | 1.45 | 1.46 | 1.47 | 1.49 | 1.50 | 1.51 | 1.52 | 1.53 | 1.55 |
| 46 | 1.38 | 1.39 | 1.41 | 1.42 | 1.43 | 1.45 | 1.46 | 1.47 | 1.49 | 1.50 | 1.51 | 1.52 | 1.53 | 1.55 | 1.56 | 1.57 |
| 48 | 1.40 | 1.42 | 1.43 | 1.45 | 1.46 | 1.47 | 1.49 | 1.50 | 1.51 | 1.53 | 1.54 | 1.55 | 1.57 | 1.58 | 1.59 | 1.60 |
| 50 | 1.43 | 1.45 | 1.46 | 1.47 | 1.49 | 1.50 | 1.51 | 1.53 | 1.54 | 1.55 | 1.57 | 1.58 | 1.59 | 1.61 | 1.62 | 1.63 |
| 52 | 1.45 | 1.47 | 1.48 | 1.50 | 1.51 | 1.52 | 1.54 | 1.55 | 1.57 | 1.58 | 1.59 | 1.61 | 1.62 | 1.63 | 1.65 | 1.66 |
| 54 | 1.48 | 1.49 | 1.50 | 1.52 | 1.53 | 1.55 | 1.56 | 1.58 | 1.59 | 1.60 | 1.62 | 1.63 | 1.65 | 1.66 | 1.67 | 1.68 |
| 56 | 1.50 | 1.51 | 1.53 | 1.54 | 1.56 | 1.57 | 1.59 | 1.60 | 1.62 | 1.63 | 1.65 | 1.66 | 1.67 | 1.69 | 1.70 | 1.71 |
| 58 | 1.53 | 1.54 | 1.56 | 1.57 | 1.59 | 1.60 | 1.61 | 1.63 | 1.64 | 1.66 | 1.67 | 1.69 | 1.70 | 1.71 | 1.73 | 1.74 |
| 60 | 1.55 | 1.56 | 1.58 | 1.59 | 1.61 | 1.62 | 1.64 | 1.65 | 1.66 | 1.68 | 1.69 | 1.71 | 1.72 | 1.74 | 1.75 | 1.77 |
| 62 | | | 1.60 | 1.61 | 1.63 | 1.64 | 1.66 | 1.67 | 1.69 | 1.70 | 1.72 | 1.73 | 1.75 | 1.76 | 1.78 | 1.79 |
| 64 | | | 1.62 | 1.63 | 1.65 | 1.66 | 1.68 | 1.69 | 1.71 | 1.73 | 1.74 | 1.76 | 1.77 | 1.78 | 1.80 | 1.81 |
| 66 | | | 1.64 | 1.66 | 1.67 | 1.69 | 1.70 | 1.72 | 1.74 | 1.75 | 1.77 | 1.78 | 1.80 | 1.81 | 1.82 | 1.84 |
| 68 | | | | 1.68 | 1.69 | 1.71 | 1.73 | 1.74 | 1.76 | 1.77 | 1.79 | 1.81 | 1.82 | 1.84 | 1.85 | 1.86 |
| 70 | | | | 1.70 | 1.72 | 1.73 | 1.75 | 1.76 | 1.78 | 1.80 | 1.81 | 1.83 | 1.84 | 1.86 | 1.87 | 1.89 |
| 72 | | | | 1.72 | 1.74 | 1.75 | 1.77 | 1.79 | 1.80 | 1.82 | 1.84 | 1.85 | 1.86 | 1.88 | 1.90 | 1.90 |
| 74 | | | | | 1.76 | 1.78 | 1.79 | 1.80 | 1.82 | 1.84 | 1.86 | 1.87 | 1.89 | 1.90 | 1.92 | 1.94 |

# 附录3 人体功能状况评分表

## 1. Karnofsky 评分

**Karnofsky 评分(KPS,百分法)**

| 体力状况 | 评分 |
|---|---|
| 体力状况评分正常，无症状及体征 | 100 |
| 能进行正常活动，有轻微症状及体征 | 90 |
| 勉强可进行正常活动，有一些症状或体征 | 80 |
| 生活可自理，但不能维持正常生活或工作 | 70 |
| 生活能大部分自理，但偶尔需要别人帮助 | 60 |
| 常需人照料 | 50 |
| 生活不能自理，需要特别照顾和帮助 | 40 |
| 生活严重不能自理 | 30 |
| 病重，需要住院和积极的支持治疗 | 20 |
| 垂危，临近死亡 | 10 |
| 死亡 | 0 |

## 2. 体力状况 (Performance Status) 分级标准

**Zubrod – ECOG – WHO (ZPS,五分法)**

| 体力状况 | 评分 |
|---|---|
| 正常活动 | 0 |
| 症状轻，生活自理，能从事轻体力活动 | 1 |
| 能耐受肿瘤的症状，生活自理，但白天卧床时间不超过50% | 2 |
| 肿瘤症状严重，白天卧床时间超过50%，但还能起床站立，部分生活自理 | 3 |
| 病重卧床不起 | 4 |
| 死亡 | 5 |